JN303944

医療心理学の新展開

チーム医療に活かす心理学の最前線

鈴木 伸一 編著

北大路書房

はじめに

　病気を取りまく患者やその家族の苦悩はさまざまだ。これまでの私の臨床活動の中でかかわりをもった方たちの例をいくつかあげてみると，
- ◆「いつも『太りすぎ』を指摘されるので，健康診断が大嫌いなメタボ（メタボリックシンドローム）サラリーマンのAさん」
- ◆「肝臓に影があるといわれて精密検査を受けることになり，不安で夜も眠れない主婦のBさん」
- ◆「血糖値に加えて腎臓の数値も悪くなっていっていることに不安を抱く，糖尿病のCさん」
- ◆「急性心筋梗塞で緊急入院し，手術を受けて退院したが，また発作が起こるのではないかという不安が消えないDさん」
- ◆「半年に1度の定期検査のたびに，再発の恐怖に押しつぶされそうになる早期胃がんの摘出手術を受けたEさん」
- ◆「小児がんと診断された息子に，どう声をかけてあげたらよいかわからずに，日々，悩み苦しむ母親のFさん」
- ◆「不整脈を抑えるために除細動器の植え込みが必要だと主治医に言われたが，機械が身体に入ることをどうしても受け入れることができずに悩んでいる女子大生のGさん」
- ◆「死と向き合うことができず，孤独と恐怖にさいなまれる末期がんのHさん」

などなど……。

　日本は医療先進国といわれているが，それが私たちの安心や生活の質の向上につながっているだろうか。冒頭の例から見てもわかるように，「病気の早期診断・早期治療が可能になること」「治療方法その効果と副作用に関する詳しい情報が提供されること」「新しい治療技術が開発されること」「余命が延びること」などが，わたしたちの「安寧」に必ずしもつながるとはいえないのだ。しかし皮肉なことに，病気にまつわる不安，心配，落ち込みなどは，「病気だからしょうがない」「病気がよくなれば自然に元気になる」と置き去りにされがちである。でもほんとうは，病気になった（を疑われた）人は誰でも「この気持ちをわかってほしい，支えてほしい」と思っている。しかしそれを許してくれる風土も環境も日本には希薄である。多くの人がじっと我慢

はじめに

して，病気が回復するのを心待ちにしている。しかし，その願いは叶わないこともある。あるいは，じっと我慢しているうちに心のバランスが崩れ，病気が回復しても「病気の亡霊」にずっとつきまとわれるようになってしまうこともある。これでよいのだろうか。どんな病気になっても，どこの病院・クリニックに行っても，身体だけでなく，病気を抱えた「心」まで，温かく支えてくれる医療が日本で実現できないだろうか。

そのような国民の強いニーズを背景として，これまで，医療におけるメンタルケアの担い手としての心理専門職（以下，心理士）の国家資格化がずいぶん検討されてきた。「臨床心理技術者の資格制度に関する厚生科学研究事業」に始まり，「臨床心理士および医療心理師法の検討」，さらには，日本学術会議が行なった「医療領域に従事する職能心理士（医療心理）の国家資格法制に関する提言」などがなされてきた。しかし残念ながら平成20年の現在においても，医療における心理士の役割に関する明確な法的根拠は示されていない。これが，医療におけるきめのこまかいメンタルケアシステムの構築を阻んでいる大きな理由の1つであることはまちがいない。

しかし，本質論をいえば「国家資格がないから」という単純な理由だけではない。むしろ，医療において心理士がどのような役割を担い，どのような貢献ができるのかをこれまで明確にアピールすることができなかったことこそが最大の理由なのである。なぜなら，心理士の国家資格がなかったこれまでも，心理士は長年，医療の中で活動を行なってきた。しかしその活動は，「密室で」「患者と2人きりで」「実態がわかりにくい（心理学では常識であっても，他の医療専門職には理解が困難な構成概念を使って説明する）」という印象を抱かれることが多かったようである。医師，看護師，コメディカルスタッフが共通言語を介して相互に情報交換しながら治療を展開していく現代医療システム（チーム医療）において，「心理士がもつ独特の雰囲気や仕事の進め方」は，他の医療専門職（医師や看護師など）にはなじみにくかったのかもしれない。また，一般性や再現性よりも個別性や文脈性を重視した臨床心理学の発想や方略が，20世紀後半から医療の主流になったEBM（Evidence Based Medicine：エビデンスに基づく医療）の潮流になじまなかったことも原因であるといえるだろう。結果として，医療におけるメンタルケアの重要性は高まっているにもかかわらず，その担い手として心理士の立場は医療の中に定着しなかった。もちろん，個人レベルで言えば，たいへん有能な心理士が病院の中で有機的に活躍し，質の高い全人医療を展開している施設もあるが，それを心理士の一般化された業務体系として位置づけるまでにはいたらなかったのである。

たとえば，平成18年に施行になった「がん対策基本法」においては，がん診療連携拠点病院の指定要件に「医療心理に携わる専任者」を1人以上確保することが明記されているが，医療心理に携わる専任者の役割や業務内容については定義されていない。また，平成20年から生活習慣病予防のために40歳以上の成人に義務化された「特

定健診・特定保健指導」では，行動科学に基づく保健指導を行なうことが明記されているが，行動科学（心理学）の専門家である心理士が保健指導にどのように関与するべきかについては述べられていない。さらに，平成18年に施行された「自殺対策基本法」に基づき平成19年にまとめられた「自殺総合対策大綱」においては，自殺の予防のために地域，職場，学校におけるストレス管理や心理的ケアを行なうことの重要性が明記されているが，ここにおいても心理士がどのような役割を果たすべきかについては示されていない。このように現代社会が抱えるいくつもの重要な課題において，心のケアや心理学的知識の必要性は大いに高まっているにもかかわらず，心理士（心理学）はそれらの問題に対応すべく明確な立場を構築できていない現状にあることを，危機感をもって受け止めなければならない。

　それでは，医療におけるメンタルケアの担い手としての心理士の役割を明確にしていくためには，何が必要なのであろうか。それは，医療における医療のための心理学を確立して，『医療心理学』として新たな飛躍と発展を遂げていくことに他ならない。具体的には，①チーム医療を基盤としたメンタルケアのあり方とその中での心理士の役割を明確化し（専門性の確立），②心理士の有効性を担保する基礎および臨床研究を推進（エビデンスの蓄積）していくことが重要である。また，医療心理学を実践する質の高い若手の養成に向けて，③医療で働く心理士が必要とするスキルのミニマムエッセンシャルについての共通認識の確立と，卒後研修を含む養成システムの整備を行なうことも急務であろう。

　本書はこのような理念に立ち，わが国の医療現場の第一線で行なわれている先進的な取組みの紹介を通して，医療心理学とは何かを考え，医療心理学をどのように展開していくかを考える具体的な手がかりとなることを意図してまとめられた。具体的には，本書の第1部では医療において心理士がどのような役割を果たすべきかに関するミニマムエッセンシャルをまとめてある。医療システムにおいて心理士が有効に機能するためには何が必要か，すなわち「医療心理学の基本的発想とは何か」が述べられているので，従来の臨床心理学の常識にとらわれることなく，新たな気持ちで読み進めていただきたい。

　第2部は，主要な疾患，あるいは診療科における医療心理学研究の現状，当該領域における心理士の役割と課題，臨床実践例などについてまとめてある。この本が出版される現時点においては，これほど広範にかつ詳細に医療心理学の実践がまとめられている書籍は他にないであろう。最先端の医療心理学の実践をしっかりと学んでいただきたい。さらに，第2部の終盤では，医療者－患者コミュニケーションや心理生理学といった，医療の基礎をなす領域における心理学の貢献についてもまとめた。このような基礎領域においても医療心理学の貢献が大いに期待されていることを知っていただきたい。

はじめに

　なお，第2部各章の著者は，いずれも医療現場において現在進行形で最先端の研究および臨床に携わっている実践家ばかりである。また，わが国における医療心理学の発展のために志をともにする Medical Psychologist Network のメンバーでもあり，これまで関連諸学会等でシンポジウムやワークショップなどを企画し，医療心理学の普及に努めてきた仲間である。したがって，いずれの章においても，今まさに「現場」で生じている問題は何かが示され，その解決のためにどのような研究がなされ，どのような実践が展開されているかを知ることができるであろう。本書が医療心理学の発展に寄与することを大いに期待したい。また，本書に刺激されて医療心理学を志す若手が増えることを心より願っている。

　最後に，本書の企画にあたり，多くの先生方から貴重なご意見やご示唆をいただいた。諸先生方に心より感謝申し上げます。また，企画の段階から多くのご助言や励ましのお言葉をいただくとともに，出版にあたり多大なるご尽力をいただいた北大路書房の薄木敏之氏，ならびに編集部の方々に心より感謝申し上げたい。

平成20年9月
著者を代表して　　鈴木　伸一

目　次

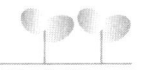

はじめに　i

第1部　現代医療と医療心理学　1

第1章　現代医療と医療心理学 …………………………………………………… 2
第1節　現代医療が抱えるジレンマ　2
第2節　医療における心理学の貢献　4
第3節　まとめ　6

第2章　チーム医療を基盤としたメンタルケアの展開 ………………… 7
第1節　メンタルケアの構成要素　8
　1．心理学的評価・アセスメント　8
　2．心理的苦痛の緩和　9
　3．自己管理行動の形成と促進　9
　4．病気の受容や社会適応のための支援　9
　5．家族のケア　10
第2節　チーム医療に求められる心理士の役割　11
　1．コメディカルスタッフとしての役割　11
　2．媒介者としての役割　12
　3．コンサルタントとしての役割　13
第3節　医療現場で働く心理士に必要とされるミニマムエッセンシャル　14
　1．チーム医療の理解　14
　2．医療システムの理解　14
　3．患者のニーズと医療スタッフのニーズの両立　15
　4．実践活動だけでなく，普及活動にも力を入れる　16
　5．日常的ケアと専門的ケアのすみ分け　17
第4節　まとめ　18

第2部　医療心理学の実際　19

第3章　がん医療 ……………………………………………………………………… 20
第1節　はじめに　20
　1．がんへの罹患と医療心理学　20

目　次

　　　2. サイコオンコロジーと緩和ケア　20
　　　3. サイコオンコロジーとがん対策基本計画　21
　第2節　がん患者の心理的問題　22
　　　1. がん患者の精神症状　22
　　　2. がん患者の精神症状のスクリーニング　24
　　　3. 身体症状　25
　第3節　がん患者の心のケア　25
　　　1. 心理士によるがん患者の心のケアの位置づけ　25
　　　2. がん患者への心理療法　26
　　　3. がん患者に対する心理療法の効果　29
　第4節　がん医療における医療心理学の今後の課題　31
　　　1. 研究　31
　　　2. 専門家の養成　31
　　　3. チーム医療　32

第4章　心臓疾患　　　　　　　　　　　　　　　　　　　　　　　　　33

　第1節　心疾患と「心（こころ）」　33
　第2節　心疾患に関する医療心理学的研究　33
　　　1. 疫学的研究としての医療心理学　34
　　　2. 心疾患患者の心理社会的問題と医療心理学　35
　　　3. 病態管理行動の形成と医療心理学　37
　第3節　心疾患患者への医療心理学的アプローチの実際
　　　　（チーム医療で行なう不安・うつ症状の管理と認知行動療法）　37
　第4節　心疾患医療における医療心理学の課題　41

第5章　糖尿病　　　　　　　　　　　　　　　　　　　　　　　　　　42

　第1節　糖尿病治療に対する意欲や自己管理を妨げる患者の心理的問題　42
　　　1. 糖尿病の発症が患者の心理状態に及ぼす影響　43
　　　2. 患者の心理状態が糖尿病治療に及ぼす影響　43
　　　3. 患者を取り巻く家族のサポート　43
　第2節　心理の立場から：ジョスリン糖尿病センターから学ぶチーム医療と心理士の役割　44
　第3節　生涯自己管理の視点から心理教育的介入を考える　46
　第4節　糖尿病患者教育に生かす集中的心理教育プログラム　48
　第5節　症例に見る心理教育の介入　51
　　　1. 症例A（A氏特有の思い込みや病気の受けとめ方に注目した介入）　53
　　　2. 症例B（インスリン自己注射に対する情緒的症状に注目した介入）　55
　第6節　今後の治療における課題　56

第6章　腎疾患　　　　　　　　　　　　　　　　　　　　　　　　　　57

　第1節　慢性腎疾患とサイコネフロロジー　57
　第2節　腎不全患者と心理的問題　57
　　　1. 腎不全保存期　57
　　　2. 末期腎不全期〜透析の場合　58

3. 末期腎不全期〜移植の場合　59
　第3節　腎移植医療におけるメンタルケアプロトコル　63
　　　1. 意思確認までのプロセス　63
　　　2. 意思決定プロセスの援助　64
　　　3. 第三者による意思確認面接　65
　　　4. 移植医療における心理的支援の位置づけ　65
　　　5. 心理的援助のポイント　66
　第4節　腎疾患患者への心理的支援の実際　67
　第5節　腎不全医療の中で心理士に求められるもの　69

第7章　小児医療　………………………………………………………　70

　第1節　小児医療における医療心理学　70
　　　1. はじめに　70
　　　2. 小児医療における心理的支援　70
　第2節　小児医療でみられる心理学的問題とその支援　71
　　　1. 小児医療全般にみられる心理学的問題　71
　　　2. 特定の身体疾患にかかわる問題と心理学的介入　74
　第3節　小児医療における心理学的支援の実際　76
　　　1. 長期入院患児とその家族を対象とした心理的支援システム　76
　　　2. 介入の実際（症例）　77
　第4節　今後の問題　79

第8章　アレルギー疾患　………………………………………………　80

　第1節　アレルギー疾患における医療心理学的問題　80
　　　1. アレルギー疾患とは　80
　　　2. 医療心理学的問題　80
　第2節　アレルギー疾患における医療心理学的研究　81
　第3節　医療心理学的支援の実際　83
　　　1. 小児におけるアレルギー疾患　83
　　　2. 当科で行なっているチーム医療　83
　　　3. 心理士の役割　84
　　　4. 症例を通して考える　86
　第4節　医療心理学の役割と今後の課題　89

第9章　脳外傷・脳血管障害　…………………………………………　91

　第1節　脳外傷・脳血管障害後にみられる問題—高次脳機能障害　91
　　　1. はじめに　91
　　　2. 高次脳機能障害に対するクリニカルパスとスタッフの役割分担　92
　第2節　心理的介入における留意点と課題　94
　　　1. 神経心理学的視点から　94
　　　2. 臨床心理学的視点から　96
　第3節　臨床心理学的視点をふまえた実践例　98
　　　1. 感情コントロールを目指した集団認知行動療法　98

目　次

　　　2. 社会復帰支援における心理的サポートと心理教育　99
　　　3. 家族への心理教育と環境調整　100
　第4節　終わりに　101

第10章　プライマリケア　…………………………………………………102

　第1節　プライマリケアの時代　102
　第2節　うつ病治療におけるプライマリケアの役割　103
　　　1. プライマリケアにおけるうつ病治療　103
　　　2. コモン・メンタル・ディスオーダーと地域治療モデル　104
　　　3. プライマリケアはシステム治療の時代へ　106
　第3節　プライマリケアに活かす医療心理学　107
　　　1. 改訂学習性無力感と認知的素因−ストレス理論　107
　　　2. ホープレスネス理論による抑うつ発症の予測　108

第11章　生活習慣病予防と行動変容　……………………………………111

　第1節　生活習慣病予防に果たす医療心理学の役割　111
　第2節　健康行動に関する心理学的理論・モデル　112
　　　1. 学習理論　112
　　　2. 社会的認知理論　113
　　　3. 健康信念モデル　114
　　　4. 計画的行動理論　114
　　　5. 行動変容ステージモデル　116
　　　6. 生態学モデル　117
　第3節　健康行動に関する心理学的理論・モデルに基づく実践研究　117
　　　1. 過体重・肥満成人を対象としたプログラムの開発と実践　117
　　　2. 集団教室型身体活動推進プログラムの開発と実践　118
　　　3. 情報技術を活用したプログラムの開発と実践　119
　第4節　生活習慣病予防における医療心理学の役割と今後の課題　120

第12章　高齢者医療　………………………………………………………122

　第1節　高齢化の現状と高齢者医療　122
　　　1. 日本の高齢化の現状と高齢者の健康　122
　　　2. 高齢期の疾患の特徴と学際的アプローチの重要性　123
　第2節　高齢者医療におけるチームアプローチ　124
　　　1. 高齢者医療でのチームアプローチ　124
　　　2. 医療チームでの心理士の技術　125
　第3節　高齢者医療における心理士の活動の実際　126
　第4節　まとめ　131

第13章　介護予防—運動器疾患による痛みの自己管理　………………134

　第1節　介護予防の重要性　134

1. わが国における介護予防の現状　134
　　　2. 介護予防における運動器疾患対策　135
　第2節　膝痛管理と運動療法　135
　　　1. 膝痛を有する高齢者の増加　135
　　　2. 膝痛管理に対する運動療法の有効性　136
　第3節　膝痛管理と認知行動療法　137
　　　1. 認知行動療法に基づく慢性膝痛の理解　137
　　　2. 慢性膝痛の自己管理に関連する要因　137
　　　3. 慢性膝痛の自己管理を促進させる心理的支援　145

第14章　心身医療　　148

　第1節　心身医療が抱えているおもな医療心理学的問題　148
　　　1. 心身医療とは　148
　　　2. 心身症の定義　148
　　　3. 心身症を臨床心理学的にアセスメントする必要性　149
　　　4. 心身症を実証主義的心理学の観点から説明する必要性　149
　　　5. 心身症に対する効果的な心理療法の開発の必要性　150
　第2節　心身医療領域における医療心理学的研究　150
　　　1. 心身症に対する臨床心理学的アセスメント・ツール　150
　　　2. 心身症を理解するための実証主義的心理学的モデル　151
　　　3. 心身症を対象とした心理療法　151
　第3節　臨床実践の紹介　152
　　　1. 心身医療科において心理士に求められていること　152
　　　2. 介入プロトコル　152
　　　3. 心療内科と精神科の連携を援助するインターフェースの役割を行なった症例　153
　　　4. 心療内科内のチームの中で心理療法を担当した症例　155
　第4節　心身医療における医療心理学の役割と今後の課題　156

第15章　精神医療　　158

　第1節　精神医療における諸問題　158
　　　1. はじめに　158
　　　2. 精神医療の現場　159
　第2節　精神医療における心理士の役割　160
　　　1. 心理検査　160
　　　2. 心理療法　161
　　　3. リエゾンにおける心理士の役割　162
　第3節　精神医療における医療心理学的実践の紹介　163
　　　1. うつ病の増加　163
　　　2. うつ病の一般的症状　163
　　　3. うつ病に対する心理学的介入　163
　　　4. うつ病に対する心理学的介入の実際
　　　　　―広島大学病院精神科における集団認知行動療法プログラム　164
　第4節　精神医療における医療心理学の課題　167

目　次

第16章　患者−医師間のコミュニケーション：SHAREとは …………169

　　第1節　サイコオンコロジーとは　169
　　第2節　緩和ケアにおけるサイコオンコロジー　170
　　　　1．レベル1：すべての医療者　170
　　　　2．レベル2：心理的知識を有する医療者（がん専門看護師，ソーシャルワーカー）　170
　　　　3．レベル3：訓練と認定を受けた専門家（心理士）　172
　　　　4．レベル4：精神保健専門家（精神科医，心理士）　172
　　第3節　コミュニケーションとは　172
　　第4節　がん医療における悪い知らせの際の効果的なコミュニケーション　173
　　　　1．起―面談　176
　　　　2．承―悪い知らせを伝える　177
　　　　3．転―今後のことを話し合う　178
　　　　4．結―面談をまとめる　178
　　第5節　がん患者の心理的苦痛　179
　　第6節　抑うつのスクリーニング　180
　　第7節　抑うつの診断　182
　　第8節　抑うつの治療　182
　　第9節　終わりに　182

第17章　心理生理学と脳科学 ……………………………………………184

　　第1節　精神医療における心理生理学的アプローチ　184
　　　　1．心理生理学とは　184
　　　　2．心理生理学で用いられる生理指標　185
　　　　3．精神医療における心理生理学の役割　187
　　第2節　精神疾患に関する心理生理学的研究―fMRIを用いた研究　189
　　　　1．fMRI研究の実践　189
　　　　2．アレキシサイミア　189
　　　　3．摂食障害　190
　　　　4．うつ病　191
　　第3節　心理生理学の今後の課題　193

引用文献　194
人名索引　211
事項索引　212

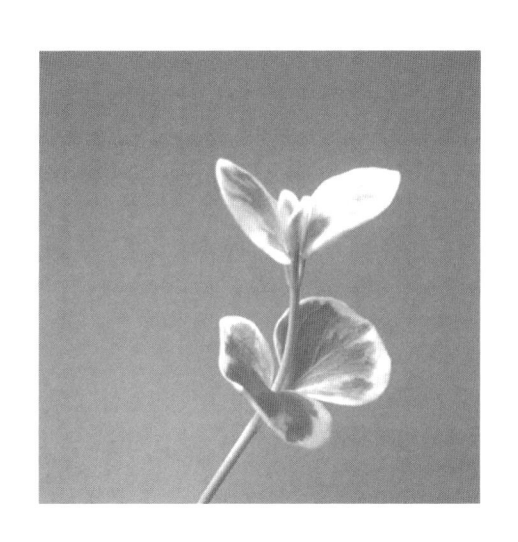

第1部
現代医療と医療心理学

第1章 現代医療と医療心理学

第1節 現代医療が抱えるジレンマ

　現代医療は，これまで多くの先人たちの努力によって進歩・発展を遂げてきた。その結果として，かつては死の病といわれた病気も，今では十分な改善が見込めるようになっているものが少なくない。しかし一方で，いまだその原因や治療法の手がかりすらも見いだすことができない病気が依然として多く存在しているのも事実である。
　このような絶え間ない「病」との闘いの中で，現代医療は，臓器，細胞，遺伝子というより微細な方向に焦点が当てられるようになり，バイオテクノロジーをはじめとする最新の科学技術を駆使した治療法（先端医療）が次々と開発されるようになった。このような医療の方向性は，「病の克服」という点からいえばけっして否定されるものではないし，飛躍的に進歩した現代医療の恩恵を受けた人も少なくないはずである。しかし一方，地域医療の崩壊や医療事故の増加，医療への不信感や医療保険制度への不安の増大など，医療が抱える問題は山積しており，医療システムとして本質的に成熟してきているとはいえない現状がある。
　全人的医療とは，「病」そのものを診るのではなく，病気を抱えた人の身体的，心理的，社会的側面を診るとともに，その人およびその人をとりまくさまざまな要素を幅広くとらえながら実践していく医療のことである。このような理念がわが国の医療に導入されたのはけっして最近のことではない。しかし，「誰が」「何を」「どのように」実践することが全人的医療であるかが明確に議論されないままにこれまできたために，この理念が現代医療において本質的に定着しているとはいいがたい。たとえば，2006年に行なわれた日本の医療に関する意識調査（江口，2006）によれば，「患者1人ひとりの性格や立場，本人の希望といった個別状況に応じた医療が行なわれているか」という問に対して，医師では42.8％の者が「十分に行なわれている」と回答したが，一般国民では16.1％にとどまり，全人的医療に対する認識は医療者と国民との間で大きくズレていることが浮き彫りにされたのである。

一方，全人的医療への国民のニーズは確実に高まっている。飛躍的に進歩した現代医療は，さまざまな病気の生命予後（死亡率や治癒率など）を大きく改善したが，その反面，検査や治療に伴う新たなストレスや不安を生み出すことになった。「インフォームドコンセント」の名のもとに患者は心の準備もないままに「悪い知らせ」を伝えられ，「病気を治すため」に大きな苦痛を伴う治療が行なわれ，「再発を防ぐため」に定期的に検査がくり返される。これらのことは，医療者からみればごくあたりまえの常識であり，「患者のため」にほかならない。しかし患者からしてみれば，言いようのない不安や恐怖，衝撃や絶望を生じさせる出来事にもなり得るのである。表1-1は，身体疾患を有する患者におけるうつ病の発症率を示したものである。各疾患における発症率は，身体疾患をもたないものに比べてかなり高率であり，病気への罹患や治療に伴うさまざまなストレスが患者にとっていかに大きな精神的負担になっているかがうかがわれる。したがって，先端医療を進めていくうえでは，あらゆる場面において患者の心情を推し量る姿勢や，十分に配慮したことばかけ，あるいは治療に伴う患者の苦痛への対応などにも重点をおいた全人的ケアを実践していくことが必要なのである。

 それでは，全人的医療は誰が担うべきなのだろうか？　現代の医療システムから考えれば，医師や看護師だけでなく，患者を取り巻くさまざまな専門職を含めたチームが全人的医療を行なっていく必要があるといえるだろう。しかし，現代のチーム医療において，全人的医療を行なっていく際に必要な「人間理解」という専門性を担保できる専門職はいるのだろうか。もちろん，医師，看護師，そのほかのコメディカルスタッフが人間理解の意識をもちながら各自の専門性を発揮することは非常に重要であるが，「人間理解」の専門職がチーム医療に参画しなければ本質的な全人的医療は実

表1-1 ● 身体疾患患者におけるうつ病の発症率（Wise & Rundell, 2002）

悪性腫瘍	20-38（%）
冠動脈疾患	16-19
脳卒中	27
認知症	11-40
糖尿病	24
てんかん	55
血液透析	6.5
HIV感染症	30
甲状腺機能異常	31
多発性硬化症	6-57
Parkinson病	28-51
慢性疲労症候群	17-46
慢性疼痛	21-32

第1部　現代医療と医療心理学

現できない。これまでの医療の中で全人的医療が十分に実践されてこなかった理由もこの点が大きいように思われる。「人間理解」の専門職がチーム医療に参画することによって，患者の心理社会的側面への理解とケアを治療の各段階に組み込むことが可能になる。このような「人間理解」という専門性を有している学問領域は心理学にほかならない。

　本書では，全人的医療の担い手としての心理士がチーム医療の中で行なっているさまざまな先進的な取り組みを紹介し，医療における心理学の役割と今後の可能性を考えていき，「医療心理学」の確立に向けた方向性を指していく。

第2節　医療における心理学の貢献

　心理学は医療にどのような貢献ができるだろうか。図1-1は，心理学がこれまで医療をフィールドとして，あるいは医療関係者と連携して行なってきた研究や実践の概略をまとめたものである。

　第一の貢献は，「人間理解」に関する理論や評価手法に基づく取り組みである。心理学はこれまで，人間の性格特性，行動パターン，気分・感情状態，知能などを理解するための有用な評価技術（心理測定尺度や面接法）を開発してきた。これらのツールはすでに医療の中で広く普及しており，患者の心理社会的状態の評価に活用されている。

　さらに精神医学の領域では，うつ病や不安障害などといった精神疾患の病態解明の

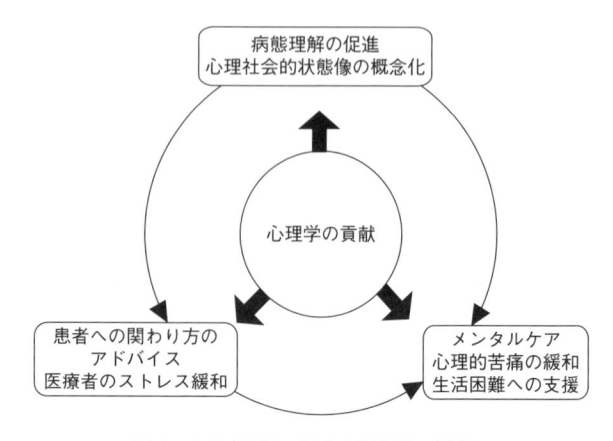

図1-1●医療における心理学の貢献

中心：心理学の貢献

・病態理解の促進　心理社会的状態像の概念化
・患者への関わり方のアドバイス　医療者のストレス緩和
・メンタルケア　心理的苦痛の緩和　生活困難への支援

ために，特定の精神疾患の生物・心理・社会的特徴に関する認知・行動科学的理論モデルがさかんに検討されるようになっている。また，精神疾患に関連した認知・感情状態と脳活動との関連について，機能的磁気共鳴映像法（fMRI）やポジトロン・エミッション・トモグラフィー（PET），近赤外線分光法（NIRS）などといった最新生体撮像技術を用いて検討されているが，その解析結果の分析に認知心理学や神経心理学の専門家が大きく貢献している（第17章を参照）。一方，がん医療などをはじめとする先端医療の現場では，新たな医療技術の導入や新薬の開発における効果評価の指標として，医学的所見や生命予後の評価に加えて患者の生活の質（Quality of Life: QOL）や治療満足度などの心理指標が加えられるようになっており，その測定および解析を心理士が担うようになっている（第3章を参照）。

　第二の貢献は，患者が抱える心理社会的問題の解決に向けた臨床心理学的取り組みである。この分野は，患者のニーズに直接的に応えうる重要な役割と位置づけることができるが，残念ながらわが国の現状においては，医療における心理士の地位は非常に脆弱である。その理由としては心理士に関する国家資格が規定されていないこと，および心理士が行なう業務が医療保険制度に組み込まれていない点があげられる。これらの医療制度上の問題は，一刻も早く改善していくことが必要であるが，一方で，チーム医療の中で心理士がどのような役割を担うかを明確にし，その実践家の養成と業務の質を担保することもたいへん重要である。本書ではこの点に注目して，第2部では各医療現場における心理士の役割と取り組みの実際について詳細に解説している。各疾患における心理士の役割と機能については第2部の各章を参照していただきたい。

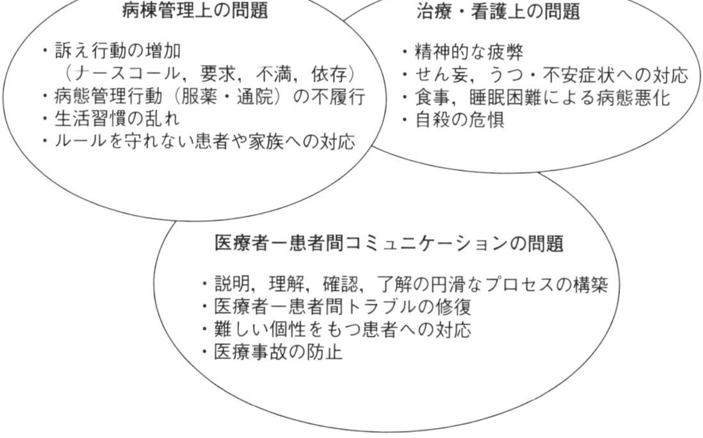

病棟管理上の問題
- 訴え行動の増加
  （ナースコール，要求，不満，依存）
- 病態管理行動（服薬・通院）の不履行
- 生活習慣の乱れ
- ルールを守れない患者や家族への対応

治療・看護上の問題
- 精神的な疲弊
- せん妄，うつ・不安症状への対応
- 食事，睡眠困難による病態悪化
- 自殺の危惧

医療者－患者間コミュニケーションの問題
- 説明，理解，確認，了解の円滑なプロセスの構築
- 医療者－患者間トラブルの修復
- 難しい個性をもつ患者への対応
- 医療事故の防止

図1-2 ● 医療者が患者とのかかわりの中で抱える問題とその周辺

第三はチーム医療への貢献である。図 1-2 は，医療関係者が患者とのかかわりの中で感じるさまざまな悩みや困難をまとめたものである。病気を抱えた患者はさまざまな心理的苦痛を訴える。症状が重篤な患者については精神科的治療を依頼することになるが，日常的な不安やストレス，抑うつ感などについては，病棟スタッフで対応するのが一般的である。しかし，臨床心理学の専門教育を受けていない看護師やコメディカルスタッフでは，話を聞くことや励ましのことばをかけるなどの日常的な対応は行なうことはできても，患者の症状に応じた適切なメンタルケアを提供することはむずかしい。さらに，患者の個別の問題に加えて，病棟ではさまざまな管理上の問題や医療者-患者間のコミュニケーション上の問題が日常的に生じており，そのような問題の解決に苦慮することも少なくない。たとえば，過剰な要求をしてくる患者やルールを守れない患者への対応や，あるいは感情的になりやすい患者への対応に迫られる際や，医療者と患者との間で生じた行き違いやトラブルを修復する際などは，どのように対処したらよいかわからずに苦労している話をよく耳にする。このような局面において，心理士がチーム医療に参画することができれば，患者の心理状態への理解を深め，医療者と患者との間に生じている悪循環を整理することができ，どのように患者に接したらよいかを臨床心理学的視点からアドバイスしたり，適切なコミュニケーション方法を指導していくことができるのである。その結果として，医療スタッフが患者とのよりよい関係性を築くことができ，医療の質の向上につなぐことができるであろう（患者-医師間コミュニケーションについては第 16 章参照）。

第3節 まとめ

第 1 章では，医療が抱える問題点や課題をまとめ，それらの問題解決に心理学がどのような貢献ができるかを概観した。ところで，わが国の医療関連施設では，どのくらいの心理士が活躍しているのだろうか。宮脇（2004）の報告によれば，4,000～5,000 人といわれているが，そのうちの約半数は精神医療関連施設に勤務している。その点からいえば，医療における心理士の役割に関する一般的なイメージは，「心の病気への支援」にかたよっているのかもしれない。しかし，本章で述べたように，身体疾患を抱える患者の多くが強い不安やストレス，あるいはうつ状態を感じており，「心のケア」へのニーズはたいへん強い。しかし，身体疾患患者へのメンタルケア体制の確立は大きく遅れているのが事実である。

このような現状から，本書は精神疾患のみならず身体疾患に罹患した患者にも焦点を当て（むしろ，身体疾患を重点的に），医療で働く心理士の基本的な役割を解説し，心理士の専門性とは何かという点を明確にしていくことをねらいとしている。

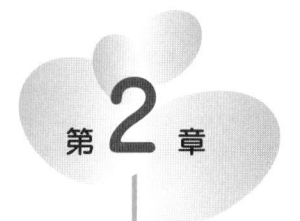

第2章 チーム医療を基盤としたメンタルケアの展開

　医療における心理学の貢献について，メンタルケアは最も重要でかつ期待の大きい役割の1つである。しかし，メンタルケアといっても，それは単に患者の不安やストレスを緩和することだけではない。実際には病気や治療に伴うさまざまな生活上の問題への支援を担うことになる。図2-1は，患者が抱える心理社会的問題を示したものである。メンタルケアの対象としては，①不安や落ち込み，ストレスといった情緒的問題，②病気を抱えながら生活していくうえでのさまざまな困難や課題，③退院後の生活や社会復帰，家族との関係，経済的問題などといった社会適応上の問題などが想定される。

　そこで本章では，患者が抱えるこれらの問題に対して心理士がどのような対応を行なっていくかについて解説していく。

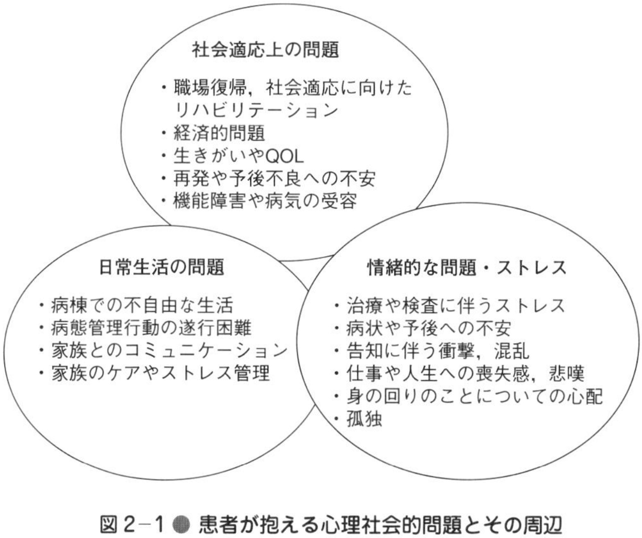

社会適応上の問題
・職場復帰，社会適応に向けたリハビリテーション
・経済的問題
・生きがいやQOL
・再発や予後不良への不安
・機能障害や病気の受容

日常生活の問題
・病棟での不自由な生活
・病態管理行動の遂行困難
・家族とのコミュニケーション
・家族のケアやストレス管理

情緒的な問題・ストレス
・治療や検査に伴うストレス
・病状や予後への不安
・告知に伴う衝撃，混乱
・仕事や人生への喪失感，悲嘆
・身の回りのことについての心配
・孤独

図2-1 ● 患者が抱える心理社会的問題とその周辺

第 1 部　現代医療と医療心理学

第 1 節　メンタルケアの構成要素

1. 心理学的評価・アセスメント

　精神医療の現場では，患者の精神症状（うつ症状，不安症状等），パーソナリティ，病態水準，知的能力などの評価に関して，心理士がその一翼を担っている（第 15 章を参照）。また，小児医療の現場では，発達障害の鑑別や療育指導の効果測定などにおいて，知能検査や乳幼児発達検査などを用いた評価を心理士が行なっている（第 7 章を参照）。さらに脳外科などにおいては，脳外傷や脳血管疾患に伴って生じるさまざまな機能障害（高次脳機能障害：失語，記憶障害，遂行機能障害等）の評価や認知症患者の機能評価などに心理士が活躍している（第 9 章参照）。

　Sturmey（1996）は，心理アセスメントで用いられる一般的方法として，面接，行動観察（直接観察法），痕跡的産物の調査（服薬後の包装，食べカスや吸殻など），心理測定（標準化された自己報告），セルフ・モニタリング（自己報告法），心理生理学的測定（心拍や血圧，筋の緊張などを測定機器を介して導出する）などをあげている。表 2-1 はこれらの主要な方法を概説したものである。心理士は，アセスメントのねらいや患者の状態に応じて，いくつかの方法を組み合わせながら情報収集をし評価を行なっていく。

表 2-1 ●アセスメントに用いられる主要な方法（鈴木・神村，2005）

◆ 面接法
　面接場面におけるクライエントの言語報告から情報を収集する方法。主訴の把握，問題歴，生育歴，家族歴，生活状況，関連する問題の聴取，受診歴などクライエントの問題の概要を把握する。特定の問題の把握や診断を目的として，質問項目や質問の順序，質問方法などが構造化され，それらに従って面接を進めることで，一定の情報を得ることができる面接法として構造化面接がある。代表的な構造化面接としては，SCID（Structured Clinical Interview for DSM-IV）や M. I. N. I.（Mini-International Neuropsychiatric Interview）がある。

◆ 心理測定法
　心理検査，知能検査，パーソナリティー検査，症状（気分や身体症状）の測定などさまざまな測定尺度が開発されている。カットオフポイントによる判定，プロフィール診断などが可能なものが多い。

◆ セルフモニタリング
　クライエントの生活場面の情報を収集するためにクライエントの問題や生活状態にあわせてフォーマットを作成し，そのフォーマットに従ってクライエントが自己観察した結果を記入する方法。

◆ 行動観察
　行動の生じる場面，頻度，持続時間など，生活場面におけるターゲット行動に関する情報を直接観察することを通して得る方法。自己報告が困難なクライエントにも適用することが可能。また，行動の観察のみならず，環境（状況や周囲の人）との相互作用に関する情報も得ることができる。

2. 心理的苦痛の緩和

　患者は，自分の身体的不調を自覚してから，各種精密検査の受診，病名の告知，治療（入院），およびリハビリテーションにいたるまで，いろいろな局面で不安，恐怖，イライラ，落ち込み，孤独感などさまざまな心理的苦痛を経験する。その程度は軽微なものから精神科的治療を必要とするものまであり，また，その経過も一時的なものから慢性・重篤化するものまでさまざまである。したがって，心理的苦痛の大小にかかわらず継続的にメンタルケアを行なっていくことは重要である。なぜなら，患者の立場からいえば，身体的苦痛と心理的苦痛を区別することはできないし，身体的苦痛が緩和されれば心理的苦痛も緩和されるという単純なものではないからである。また，心理的苦痛が身体症状を悪化させてしまうこともしばしばある。たとえば，心理的苦痛が増大することで，治療へのアドヒアランスが低下して病状が不安定になることや，ストレス反応の影響で原疾患が悪化してしまうこと，さらには不安や落ち込みによって食事や睡眠が減退して身体的に衰弱してしまうこともめずらしくない。したがって，日常的に患者のストレスや心理的苦痛を評価していきながら，必要に応じて対応策を講じていくことが必要となるのである。

　具体的なケアの方法としては，認知行動療法や支持的カウンセリング，あるいはリラクセーション技法などが導入されて効果を上げている。また，苦痛の緩和だけでなく，創作活動や患者の好む活動を通して喜びや達成感が得られるように支援していくことも効果的である。なお，精神医療や心身医療の現場では，より専門的な心理療法が系統的に導入されることもある。

3. 自己管理行動の形成と促進

　患者にとって病状の回復は，心理的安定につながる直接的な要素である。病状を少しでも安定させ，回復に向かわせるためには，患者自身が自分の病気のことをよく知るとともに，病態管理に必要なさまざまなスキル（行動習慣）を身につけることが重要である。具体的には，通院や服薬などの受療行動，食事制限や症状緩和などのセルフケア行動，医師と良好なコミュニケーションを行なうためのスキルなどを身につけることが望まれる。心理士は，患者がこれらの行動を適切にかつ継続的に実行していくことができるようにトレーニングするともに，遂行状況を確認していきながら，自己管理行動が患者の生活場面に定着するよう支援する（第5章，第11章を参照）。

4. 病気の受容や社会適応のための支援

　病状が改善（安定）してきたからといって，すぐに問題なく社会活動ができるわけではない。また，一連の治療が終了したからといって，すぐに再発や病状悪化への不安が消えるわけではない。つまり，医療的に見た「一区切り」が，必ずしも患者の人

生とっての「一区切り」になっているとは限らないのである。しかし残念ながら現行の医療制度においては，治療の終了は継続的なケアの終了を意味している。もちろん定期的な診察や検査はあるにしても，患者の社会適応への支援や病気にかかわる不安やストレスの緩和，あるいは受容プロセスの促進などについての積極的な支援が医療機関で行なわれることは稀である。しかし，これら心理社会的問題への支援に関する患者のニーズは大きく，心理士が貢献できる範囲は大きいと思われる。従来の日本では，上記のような点への支援は，おもに患者会や家族会などの当事者団体が担ってきたが，このような団体からも心理士への期待が高まっており，今後は現行の医療制度枠を超えた領域での心理士の活躍が望まれている。

5. 家族のケア

患者の家族は「第二の患者」ともいわれ，患者とともにさまざまな心理社会的苦痛を抱えることになる。図2-2は，患者の家族が背負う役割や負担をまとめたものである。これを見てもわかるように，家族は看病の負担に加え，治療にかかわるさまざまな役割（医療者との情報交換，治療方針の決定，情報管理）を担ったり，患者以外の家族の世話にも奔走しなければならないなど，多くの負担を抱えることになる。また，家族自身も患者の発病や病状悪化に伴って大きなショックを受けていることも考慮する必要がある。したがって，患者のメンタルケアに加えて，家族のメンタルケアやストレスマネジメント，さらには身体的休息（少しの間だけでも看病から離れることができるような物的・人的支援）のための支援などを心理士が行なっていくことが必要である。また，小児疾患患児の家族支援においては，患児やそのきょうだいへのかか

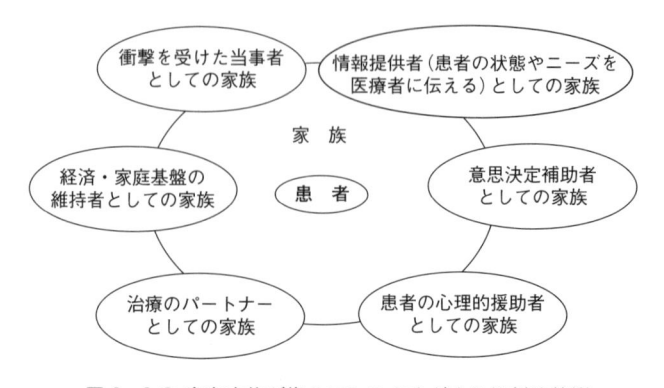

図2-2 ● 患者家族が抱えているさまざまな役割や苦悩

わり方などに関するアドバイス（子育て支援的関与）もあわせて行なうことができるとよい。このようなとき，必要に応じて医療ソーシャルワーカーと連携しながら，地域の社会資源（人的・物的支援や金銭的補助制度など）についても情報提供できるようにしていくことが望まれる。

さらに，患者が亡くなられた場合，治療の終了に伴って医療機関における家族との直接的なかかわりも途絶えてしまうことが多いが，遺族になられた家族に対しても心理的なケアは一定期間継続できるような体制を整えておきたい。

第2節　チーム医療に求められる心理士の役割

チーム医療とは，まぎれもなく患者にかかわる各専門職が，それぞれの専門性を発揮するとともに，互いに連携して，最良の医療を展開することである。それでは，心理士がそのチーム医療に参画するということは，どのような役割や機能を担うことを意味するのであろうか。この節では，チーム医療に求められる心理士の代表的な役割について解説する。

1. コメディカルスタッフとしての役割

第一の役割は，文字どおりチームの一員として心理士が有している専門性を発揮してチームに貢献することである（図2-3）。具体的には，①患者との面接や心理検査の結果などをふまえて，患者の状態を心理学的に評価すること（心理学的評価），②心

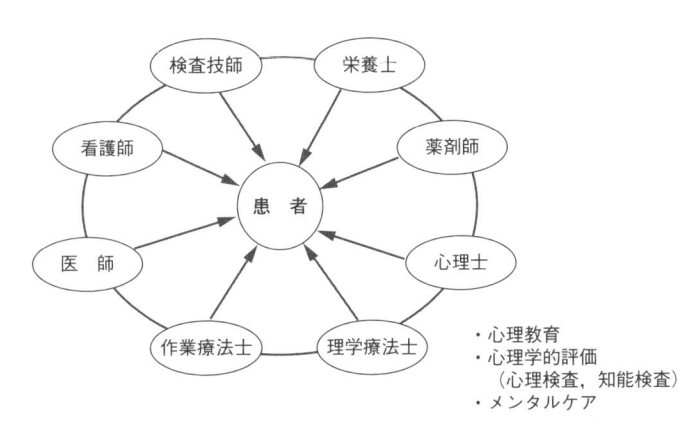

図2-3 ● 専門職の一員としての貢献

・心理教育
・心理学的評価
　（心理検査，知能検査）
・メンタルケア

のしくみについて解説したり，不安やイライラなどへの対応方法について患者に情報提供すること（心理教育），③患者が抱えるストレスや不安などを受けとめ，その緩和のためのケアを行なうこと（メンタルケア），などがあげられる。なお，各診療科に特化した心理士の専門性については，第2部で詳細に解説されているのでそちらを参照されたい。

2. 媒介者としての役割

　医療の中にインフォームドコンセントの理念が積極的に導入されるようになるにつれ，患者には治療上のさまざまな情報が開示されるようになり，患者自身が治療の方向性を判断するように求められる時代になった。しかし，医学的知識（たとえば，特定の治療の成功率や副作用など）に乏しい患者にとっては，いろいろな情報が提示されても何を基準に判断したらよいかがわからずに混乱してしまうことが少なくない。また，理解しづらい部分について医療者に改めて質問したいことがあっても，遠慮や抵抗感などが障壁となって聞けないまま悩んでいることも多い。一方，医療者側は，「情報を伝えた」ということでインフォームドコンセントは達成されたと思いがちであり，「患者に伝える」ということと「患者が理解する」ということの間には大きなギャップがあるのだということに気づいていないこともある。このような患者と医療者との距離を埋める媒介者としての役割を心理士が担うことで，患者に安心感を与え，患者が納得して治療を選択できるように支援していくことができるのである（図2-4）。

　媒介者としての具体的な役割としては，以下のようなものがあげられる。①インフォームドコンセント（担当医との面談など）を行なった後，患者が少し落ち着いたこ

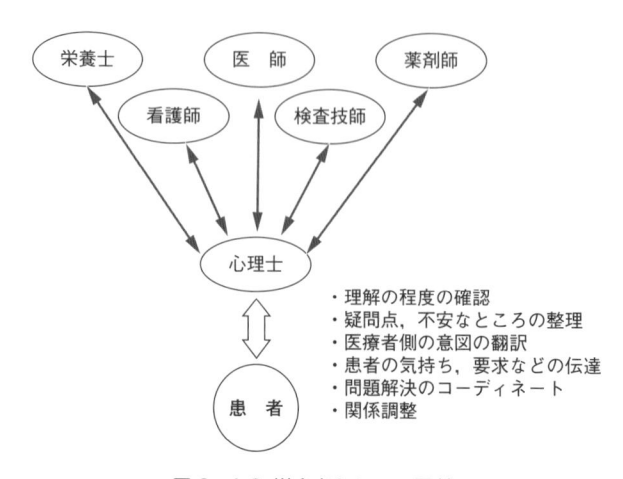

図2-4 ● 媒介者としての貢献

ろを見計らって面談を行ない,どのような説明があったかや(理解度の確認),不安なことや疑問点はないかを確認する,②医療者の態度や言い回しなどで不快に思ったことはないかなどを確認し,必要に応じて医療者側の意図を説明・補足する,③患者の理解度や疑問点,要望や不安なことなどを医療チームにフィードバックするとともに今後の対応などについて話し合う,などの点をあげることができる。

　また,インフォームドコンセントのときだけでなく,日常的に患者と医療スタッフとの「橋渡し役」になることも重要である。そのようなかかわりを行なっていくことで,患者は治療に前向きにかつ主体的に取り組めるようになるので,医療チームが取り組む治療を効果的に進めていくことができるようになるのである。

3. コンサルタントとしての役割

　病棟や外来で生じる患者のさまざまな心理社会的問題をすべて心理士が対応していくことは現実的にはむずかしい。また,身近な病棟スタッフや主治医が対応したほうが望ましい場合もたくさんある。しかし,医療スタッフは当然のことながら心の専門家ではないので,患者に対し,どのような点に配慮して,どのような対応を行なったらよいかがわからずに苦労していることが少なくない。さらには,医療スタッフと患者とのトラブルが生じたときなどは,当事者どうしがやみくもに事態の収拾を図ろうとすることが,よけいに互いの溝を深めてしまうこともある。このような場合,心理士が客観的な視点から状況を見極め,アドバイザー役としてスタッフの役割分担と対応方法をコンサルティング(コンサルテーション)していくことで,医療スタッフへの大きなサポートをすることができる(図2-5)。

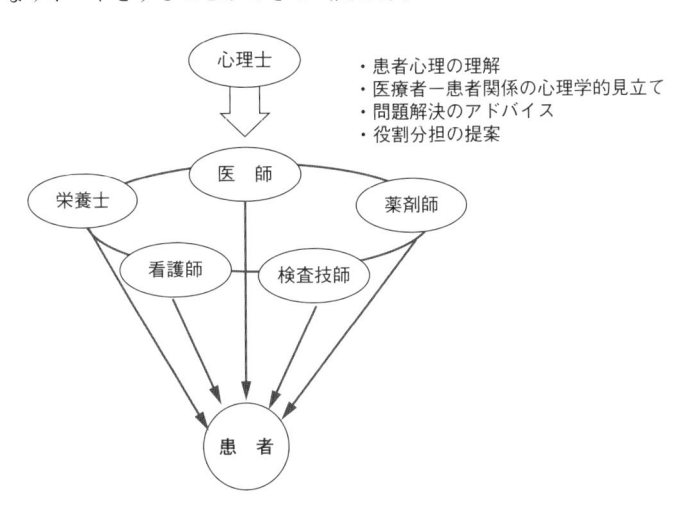

図2-5 ● コンサルタントとしての貢献

具体的には，①医療スタッフと患者とその家族，および周囲の他者(同室の患者など)が，どのような悪循環を形成しているかを見極める，②患者の状態や心情をどのように理解したらよいかをアドバイスするとともに，医療スタッフ側の態度が患者にどのように映っていたか（理解されていたか）を整理する，③問題の解決のために，誰が，どのような役割を担うか，そして，どのような方法でかかわっていくかをアドバイスするということがポイントとしてあげられる。また，この際，医療スタッフ側のメンタルケアやストレスマネジメントを行なう必要が生じることもあるので，その点にも留意しておく。

第3節　医療現場で働く心理士に必要とされるミニマムエッセンシャル

1．チーム医療の理解

　チームの一員として心理士が活躍するためには，専門性に応じた仕事の範囲と責任を十分に認識する必要がある。たとえば，不安や落ち込みを訴える身体疾患患者へのケアを行なう場合，患者の状態がカウンセリングの適用範囲にあるのか，投薬を含めた精神科的な対応が必要な状態であるのかを鑑別しなければならない。たとえば，うつ症状やせん妄症状が認められるにもかかわらず心理士が1人で抱え込んでしまうことは適切ではない。この場合は，精神科との連携を身体科の担当医に提案することが心理士の「役割と責任」ということになる。一方，すでに精神科からの投薬がある患者に対して，心理社会的側面からの支援が必要であると考えられる場合は，心理士として付加的なサポートが可能であることを身体科の担当医や精神科医に提案していくとよいだろう。このように，自らの専門性を十分に理解したうえで，患者の状態に見合う最適な支援はどのようなものかを他職種と話し合いながら考えていく力量が必要である。

　また，他職種や患者とのコミュニケーションにおいては，心理学専門用語を用いずに，相手が理解可能なことばを選びながら会話をするように心がけるとともに，スタッフ間での共通言語をもてるようにしていくように心がけることも大切である。

2．医療システムの理解

　医療というフィールドで仕事を行なっていく以上，医療のさまざまな基礎知識やルールは最低限身につけていなくてはならない。具体的には，病気とその予後に関する一般的な知識，薬剤や治療法の名称とその効用に関する知識，医療保険制度に関する知識，感染症予防のための知識，カルテ等医療情報の管理規則，医療および社会保障

制度にかかわる法規など多岐にわたる。いずれも患者の人権と安全を守り，医療システムを円滑に進めていくうえでなくてはならない知識である。これらの知識は，心理士であっても医療者の一員である以上は「知らない」ではすまされないのである。表2-2は，医療関連国家資格（看護師，理学療法士など）養成課程の医療関連基礎科目として設定されている主要な科目である（資格の種別によって科目設定は異なる）。心理士も医療現場で働くからにはこれらの科目について習得している必要があるといえるだろう。

3. 患者のニーズと医療スタッフのニーズの両立

　チーム医療において求められる心理士の役割は多様である。患者のニーズに応えるためにその専門性を発揮することは言うまでもないが，それと同等に（あるいはそれ以上に）医療スタッフが抱えている悩みや困難の解決をサポートする（医療スタッフのニーズに応える）ことも重要である。

　この両者は，大局的にみればけっして相反するものではないが，日常的には，あるいは一時的にはズレが生じることがある。たとえば，病状への不安から夜間に頻繁にナースコールをする患者がいたとする。患者は心理士に「ナースコールをしても看護師がすぐに対応してくれない」と訴えるかもしれない。一方，看護師は「頻回にナースコールをする患者がいるので困っているのだが，どのように対応したらよいだろうか」と相談してくることもあるだろう。この場合，心理士はどちらのニーズに応えるべきだろうか。患者のニーズに応えるべく，看護師にきめのこまかい対応をお願いするべきだろうか。あるいは，患者に対してあまりナースコールをしすぎるのは問題だから少しは我慢するように話すべきだろか。前者の対応ではチーム医療の一員としての役割を果たしているとは言いがたいし，後者では患者の支援になっていない。つまり，どっちの立場を優先するかというような二者択一的な思考ではなく，その状況で生じている悪循環を理解し，両者のニーズが達成されるべき方法を検討していくこと

表2-2 ● 医療現場で働く心理士が習得すべき医療基礎科目

医学（医療）概論	リハビリテーション科学
解剖学	公衆衛生学
人体の構造と生理機能	健康教育・健康科学論
薬理学	精神保健
病理学	社会福祉・保健福祉行政
栄養・代謝学	生命倫理
免疫・微生物学	病院・医療管理学
病態学（内科系）	疫学・保健統計
病態学（外科系）	医療・保健関係法規

が心理士の仕事といえるだろう。

　具体的には，まずは状況分析をする必要がある。先ほどの例でいえば，頻回なナースコールは，病状への不安や身体的苦痛に加え，すぐに対応してくれないイライラや不安感が背景となっていることが多い。一方，看護師側は，忙しい時間帯に何度もナースコールをされることで，「またか」という嫌悪的な印象を抱いたり，「さっき対応したので大丈夫」などと患者の意図を十分にくみ取れない状態になっているのかもしれない。結果として，患者は「対応してくれない」という思いが募ることになり，頻回なナースコールはエスカレートし，両者の悪循環はさらに強まっていく。したがって，心理士はこのような悪循環を解消するための方策を考えていく。たとえば，患者に対しては，不安の内容を整理しながらその不安を軽減する方法を検討するとともに（病状に関する情報提供や自己対処法の練習など），看護師の事情をていねいに説明していくとよいだろう。一方，看護師に対しては，現在生じている悪循環を説明するとともに，ナースコールへの対応方法の工夫を話し合ったり（たとえば，不安なようすがあるときは，ナースコールがあってから行くのではなく，自分の方からようすを見に行き，声をかける。そのときに，「少し対応できない時間帯もあるかもしれませんけど，時間があいたらまた見に来ますからね」と伝えてあげる，など），日常的な対応を増やすことで患者の安心感を醸成することなどをアドバイスするとよいであろう。

4. 実践活動だけでなく，普及活動にも力を入れる

　現代の医療システムにおける心理士の役割や専門性は定着しているとは言いがたい。言い換えれば，医師や看護師，あるいはそのほかの医療スタッフの中に，「心理士をどのように活用するか」というノウハウや，「心理士はどのようなことができるのか」という専門性についてのイメージは十分に確立されていないのが現状である。一般的には，「患者さんのお話を聞いてくれる人」「心理検査の専門家」などの限定的なイメージをもたれていることが多いようである。しかし，本書の各章で紹介される内容からもわかるように，チーム医療に貢献し得る心理士の役割は非常に大きい。したがって，心理士の専門性を十分に発揮するためには，与えられた（求められた）仕事においてその役割と責任を果すだけでなく，「このようなこともできる」ということをアピールしていくことも重要である。そのためには，待ち受け型の仕事に終始するのではなく，さまざまな医療スタッフや患者と積極的にコミュニケーションを図りながら，彼らのニーズを敏感に感じ取り，そのニーズに対応した活動を提案し，実践していくバイタリティーをもちたいものである。また，病院の中には潜在的なニーズがたくさん存在しているので，いろいろな診療科のスタッフと交流を広げていきながらネットワークを構築していくことも重要であろう。その際に，各病棟や外来で誰がキーパーソンなのか，情報の伝達（報告）はどのようにすればよいか，他のスタッフと連

携をどのようにとるかなど，仕事をするうえでの基盤づくりをすることも重要な仕事であることを忘れてならない。そのような取り組みを続けていくことで，結果的に全人的医療や患者のニーズに応える質の高い医療を実現することができるのである。

5．日常的ケアと専門的ケアのすみ分け

　心理士が扱う患者の心の問題は，患者の闘病生活において日常的かつ持続的に生じている問題がほとんどであり，一時的に対応すればよいというものはむしろ少ない。また問題のレベルも，深刻な問題ばかりでなく，患者の誰もが抱くような一般的な不安やストレスにいたるまでさまざまであり，そのような問題に対してもきめのこまかい対応を行なっていくことが求められている。

　患者が抱くさまざまな種類やレベルの問題に対して適切なメンタルケアを行なうためには，心理士が看護師と同じように各病棟や診療科に複数配置され，治療の開始から終了にいたるまで日常的に患者にかかわることができるような体制を整えることが理想である。しかし，現行の医療制度ではそのような体制は実現しない。現実には，ごく少数の心理士が多くの診療科の多くの患者のさまざまな心理社会的問題を支援していかなければならない。

　このような現実の中であっても質の高いメンタルケアを実現するためには，心理士がすべての問題を抱え込み，全部自分で解決するというような発想をもつことは，かえって支援を受けることができる患者の数を限定してしまい，さらに個々の支援の質を低下させてしまうことになりかねない。そのようなことにならないために必要なことは，「専門的ケア」と「日常的ケア」をすみ分けし，日常的ケアを各病棟や外来のスタッフにバトンタッチしていくことである。具体的には，患者の抱えている苦痛を受けとめるとともに，悪循環の解決に向けた具体策を提案し，患者が解決策に取り組めるよう支援していくところまでは心理士がしっかりと担っていく。その後は，患者の状態を見ながら徐々に周囲のスタッフに役割を移譲していき，心理士が直接的な支援を担当しなくても，同様のケアが継続できるようにしていくとよいだろう。そのためには，日常的な活動において，心理学的理解の枠組みや行動科学の理論，さらには具体的な介入方法の原理・原則などについての情報を他のスタッフと共有することを通してスタッフの対応能力を高めていく必要がある。また，日常的ケアを移譲した後も，カンファレンスなどを定期的に行ない，その患者の状態を確認しながら必要に応じて付加的な支援を行なっていくと，ケアの継続性を担保できるとともに，スタッフの技術向上を図っていくことができる。

第4節　まとめ

　本章では，チーム医療を基盤としたメンタルケアシステムにおける心理士の役割における基礎的な構成要素についてまとめてきた。しかし，実際の医療現場で仕事を進めていく際には，患者が罹患している病気の種類や重症度などによって心理士に求められる専門性や役割は大きく異なる。そこで第2部では，主要な疾患や診療科別に章を構成し，患者の抱える心理社会的問題の特徴や心理士の役割，現状の問題点と課題などをまとめていくことにする。

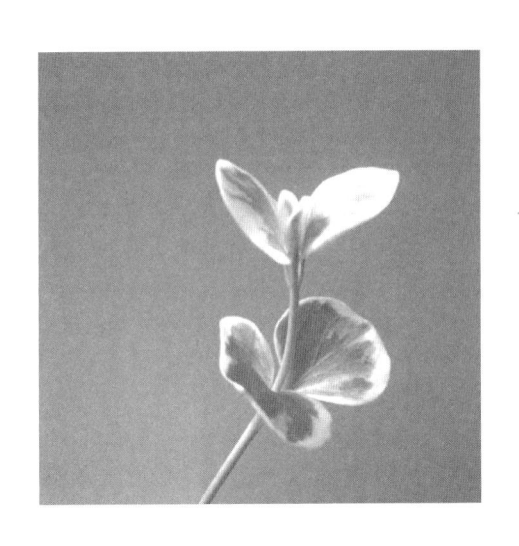

第2部
医療心理学の実際

第3章 がん医療

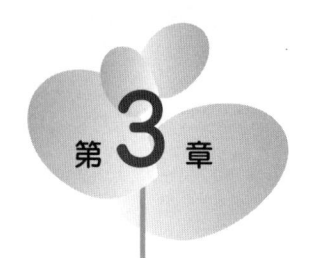

第1節 はじめに

1. がんへの罹患と医療心理学

　年間52万人ががんに罹患し（国立がんセンターがん対策情報センター，2008），生涯では男性の2人に1人，女性の3人に1人ががんに罹患するとされる。がんへの罹患は人生において非常に大きなストレスイベントとしてとらえることができる。がん診断時の病名告知は心理的に非常に大きなインパクトを与えるイベントであり，ストレス対処の過程の出発点となる。しかし，がんの場合はその後の外科手術，抗がん剤治療，放射線治療，そして終末期医療と身体的にも精神的にも大きな負担となる治療が待ち受けており，2次的，3次的なストレスイベントに遭遇し，その都度対処が求められることになる。このようにがん医療における人間の心理・行動的側面は，長く続くストレス対処の心理学的過程である。よってがん医療においても心理学的なモデルを提示して，問題の理解やそれへの対応の仕方について考えていくことが重要であり，医療心理学の展開が可能な領域であるといえよう。このようながん医療における医療心理学はこれまでサイコオンコロジー（Psycho-Oncology：精神腫瘍学）として発展してきた。

2. サイコオンコロジーと緩和ケア

　サイコオンコロジーは，精神医学，心理学をはじめ腫瘍学，免疫学，内分泌学，社会学，倫理学，哲学など，あらゆる科学的手法を駆使してがんの人間学的側面を明らかにすることを目的としており，特に，①すべての病期にある患者やその家族・介護者の情緒的な反応，②発症率や死亡率に影響を与える心理的・行動的・社会的因子を扱う領域であると定義されている（Holland & Rowland, 1989）。

　歴史的には，1967年に近代ホスピスの始まりとされるセント・クリストファーホスピスが開設されたころからがん患者の治療だけではない「ケア」が取り組まれるよ

うになった．1977年には，ニューヨークにあるスローン・ケタリング記念がんセンターに精神科が開設された．わが国では1973年から淀川キリスト教病院にホスピス・プログラムが開始され，1981年には聖隷三方原病院に初めてのホスピス病棟が開設され，1992年に国立がんセンターに精神科が開設された．1986年には日本臨床精神腫瘍学会（現日本サイコオンコロジー学会）が結成され，1995年には第2回国際サイコオンコロジー学会が神戸で開催された．現在，日本サイコオンコロジー学会には，700人近い会員がおり，その半数が医師である．しかし精神科医，心療内科医，心理士といった心の医療の専門家の割合はそれほど高くない．しかし世界的には，カナダなど心理学をバックグラウンドにする専門職がサイコオンコロジーの中心となっている国もある．

　2002年に導入された緩和ケア診療加算では，世界で初めて，一般病棟における緩和ケアチームの活動に精神科医の参加が必須となった．また，一般病棟における緩和ケアチーム加算の制度が導入された．緩和ケアとは，以前は治癒不能な状態の患者および家族に対して行なわれるケアとして定義されていたため，終末期医療と同義であるととらえられてきたが，現在は生命を脅かす疾患に起因した諸問題に直面している患者と家族の生活の質（Quality of Life: QOL）の改善と定義され（日本ホスピス緩和ケア協会，2008），緩和ケアが必要な患者に対して早期から適応すべきであると考えられている．緩和ケアチームとは，ホスピス・緩和ケア病棟など独自の病床をもつ施設とは異なり，一般病棟に入院するがん患者を対象に，患者や家族のさまざまな症状に対するケアを担当する医療チームのことで，通常，身体症状の緩和を専門とする緩和ケア医，精神科医，専従の看護師によって構成される．緩和ケアチームの役割としては，終末期の緩和ケアだけでなく診断時から始まる緩和ケアを実践し，普及させることにある．

3. サイコオンコロジーとがん対策基本計画

　2007年4月にがん対策基本法が施行され，それに基づき厚生労働省が定めたがん対策基本計画（厚生労働省，2007）では，75歳未満がん死亡率の20％削減と並び患者家族の苦痛を軽減してQOLを維持向上させることが明記された．これにより，ますますサイコオンコロジーと緩和ケアの重要性が高まったといえる．さらに，厚生労働省が「がん診療連携拠点病院の整備について」として提示している地域がん診療連携拠点病院の指定要件の中には緩和ケアの提供体制の項があり，さらにその中に「緩和ケアチームに協力する薬剤師及び医療心理に携わる者をそれぞれ1人以上配置することが望ましい」という記述がある．つまりがん患者とその家族のQOL向上のために，心理学に携わる専門家の医療チームへの配置が望まれていることが明示されているのである．現在，この条件があることにより地域がん診療連携拠点病院の認定を目指す

病院において心理士の採用が進んでいる。しかしがん患者の心理的問題やそれに対する適切な対応の仕方がまだ十分に体系立って整備されておらず，医療心理学という学問がどのような心理学的知識や技術を提供してがん医療に貢献するのかに関し答えを出していくことが急務となっている。

次節以降では，これまでの研究で明らかにされているがん患者の心理的問題を整理し，心のケアとして用いることのできる心理学的技術についてまとめ，医療心理学に課せられた課題の明確化を試みる。

第2節　がん患者の心理的問題

1. がん患者の精神症状

Derogatisらは，3つのがん専門診療施設において，DSM-Ⅲに基づいた精神的問題の有病率を調査したところ，32％が適応障害，6％がうつ病，4％がせん妄の診断基準を満たしたと報告している（図3-1, Derogatis et al., 1983）。

わが国におけるがん患者を対象とした調査においても，適応障害が8～35％に，うつ病が4～9％に認められている（Akechi et al., 2004）。これらの報告からがん医療において特に問題となり，心理士が出会う頻度の高い精神症状は，適応障害，うつ病，せん妄である。これらは患者のQOLを大きく低下させる要因となり，適切な治療や対応が必要である。以下でこれらについて解説する。

（1）適応障害

がん患者の精神症状として最も高率なのが適応障害（adjustment disorder）である。

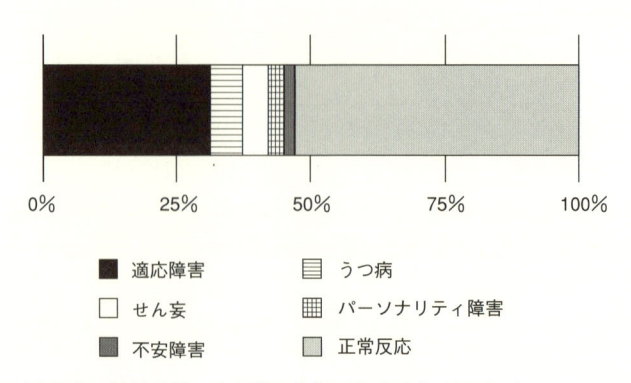

図3-1 ● がん患者の精神症状：全病期の入院／外来患者215名 （Derogatis et al., 1983）

心理社会的ストレスに対して起こる抑うつ・不安などの心理的反応や行為の障害である（高橋ら，2006）。適応障害の診断の基準は，①はっきりとした心理社会的ストレスに対する反応で，3か月以内に発症する，②ストレスに対する正常で予測されるものよりも過剰な症状，③社会的または職業（学業）上の機能の障害，④不適応反応はストレスが解消されれば6か月以上は持続しない，⑤他の原因となる精神障害がない，となっている。がんへの罹患とその病名告知は大きなストレス源となり，誰しも心理的衝撃を受けるが，通常よりも心理的反応の程度が強いか，長期化する，日常生活から社会生活にいたる社会的機能に障害を与える，などの場合には適応障害という診断が用いられる。よって，正常な反応と連続した反応であり，診断基準が曖昧である。後述するうつ病，大うつ病の診断がつかないが，専門的な対応が必要とされる場合などに用いることができる。サイコオンコロジー領域での心理士に対応を求められる頻度が高いのがこの適応障害と診断されうる患者となると考えられる。

(2) うつ病

うつ病は，抑うつ気分・意欲興味の低下のいずれかもしくは両方と，睡眠障害・食欲低下・思考集中力の低下・倦怠感・希死念慮・焦燥感・自責の念のうち5つ以上が2週間以上持続した場合に診断される（高橋ら，2006）。がん患者の場合，うつ病の診断基準にある睡眠障害や食欲低下などは，がん自身あるいは薬の副作用などがん治療によって引き起こされているさまざまな身体症状の一部である可能性がある。このため，医療スタッフからは「がんだから仕方がない」「がんの治療の影響」とみなされて，がん患者の抑うつは過小評価される可能性がある。うつ病の危険因子として，若齢であること，過去の情緒障害，アルコール依存の既往歴，低いソーシャルサポート，悪い身体的状況，不十分な疼痛コントロールが指摘されている（Derogatis et al., 1983）。

がん患者の場合，特に終末期においては希死念慮も重要な問題である。わが国の進行肺がん患者を対象とした調査では，15％の患者が「死にたい」「生きる価値がない」「死んだほうがましだ」と回答し，希死念慮が認められた（Akechi et al., 2002）。この希死念慮の予測因子は，うつ状態と痛みであった。別の調査においても希死念慮をもった患者の半数が抑うつ状態にあった（Breitbart et al., 2000）。これらの結果からがん患者の希死念慮は頻度の高い問題である。しかし希死念慮をもつ患者の半数は抑うつ状態でなかったことから，希死念慮をもつ終末期患者は必ずしもうつ状態ではないということがわかる。よって終末期のがん患者の希死念慮はうつ病の状態を常に念頭に置きつつ，別のアプローチも考慮しなければいけないむずかしい状態であるといえる。

(3) せん妄

せん妄は，がんの初期治療時や進行期から終末期に多くみられる器質性の精神疾患

である。軽度の意識混濁に精神運動興奮，錯覚や幻覚などの認知障害を伴う「意識」の障害である。認知症が持続性の認知障害であるのに対して，せん妄は一過性の認知障害である。典型的なせん妄の特徴は，急性に症状が出現し，特に夜間に症状が増悪するなど日内変動があり，注意の集中・維持が困難であることが特徴的である。せん妄を正確に見分けるには，見当識や計算力などの高次認知機能を評価することが重要である。せん妄の有病率は，身体状態が悪くなり終末期になるにつれ上昇する。わが国でも終末期では90％になると報告されている（Morita et al., 2001）。せん妄は，興奮，錯乱状態，夜間徘徊などを伴う過活動型せん妄と，無気力，無表情，傾眠などを伴う低活動型せん妄に分けられる。

せん妄の原因は脳内の神経伝達物質の代謝異常などのいくつかの仮説が想定されているが確かなことはわかっていない。がん患者の場合，治療初期の場合は手術や化学療法など治療に基づく単一要因である場合が多く，終末期では，薬剤，敗血症，脳転移，肝・腎不全，高カルシウム血症，低ナトリウム血症など多要因になる傾向があるが，半数以上は原因がわからなかったという（Bruera et al., 1992）。

2．がん患者の精神症状のスクリーニング

適応障害とうつ病のスクリーニングは，Hospital Anxiety and Depression Scale (HADS; Kitamura, 1993) や，つらさと支障の寒暖計（Akizuki et al., 2003）を用いることが多い。この2つのスクリーニングツールは日本のがん患者を対象としたカットオフ値が算出されている。HADSは，14項目から構成される尺度でおもに身体疾患をもつ患者の抑うつと不安の評価のために標準化されている。HADSの総合計点が42点満点中，11点以上が適応障害および大うつ病のカットオフ値，20点以上が大うつ病のカットオフ値とされている（Kugaya et al., 1998）。つらさの寒暖計は，10点満点の2本の温度計の形をスケールに現在の気持ちのつらさと日常生活への支障の度合いを記入するツールである。身体症状が多く，多項目の質問に回答が困難な患者に対しても用いることができるように，またHADSと同等のスクリーニングの能力をもつようにと開発された尺度である。通常1～2分で回答することが可能である。つらさの得点が4点以上かつ支障の得点が3点以上の場合がHADS11点以上と同等の適応障害および大うつ病のカットオフ値，つらさの得点が5点以上かつ支障の得点が4点以上の場合が大うつ病のカットオフ値とされている（Akizuki et al., 2005）。

これら以外のツールにも気分調査票（Profiles of Mood Status: POMS, McNair et al., 1971）やZung Self-Rating Depression Scale (SDS, Zung et al., 1965) や，状態特性不安尺度（State Trate Anxiety Inventory: STAI, Spielberger et al., 1970）などが心理状態の評価に用いられる。最終的な精神科診断を得るためには，構造化精神科診断（Stractured Clinical Interview for DSM）などを行なう必要がある（高橋

ら, 2003)。一方, せん妄のスクリーニングには, 認知機能の評価方法である, Mini-Mental State Examination (MMSE) が補助的に用いられることが多い (Folstein et al., 1975)。

3. 身体症状

これまでみてきたがん患者, 特に進行がん患者の治療や終末期がん患者の精神症状のケアにおいては, 疼痛, 倦怠感, 吐き気などの化学療法の副作用などの身体症状が大きく影響を与える (Hirai et al., 2002)。緩和ケア病棟に入院しているがん患者350人を対象とした調査では, 疼痛 (痛み, 77％), 倦怠感 (68％), 食欲不振 (76％), 便秘 (52％), 呼吸困難 (50％), 嘔心・嘔吐 (39％), 咳 (39％), 浮腫 (46％), 発熱 (48％), 嚥下困難 (34％), ドライマウス (43％) が高頻度でみられ, 1人につき平均5.7個の症状を入院時に抱えていたと報告されている (Morita et al., 1999)。疼痛をはじめとする身体症状について患者の主観的認識と医療スタッフの認識に違いがあり, 患者の身体症状が過小評価されているという報告もある (Okuyama et al., 2004)。そのため患者の身体症状を患者の立場から評価することが必要であり, MDASI-J (Japanese version of the M.D. Anderson Symptom Inventory) なども開発されている (Okuyama et al., 2004)。

特にがん患者の場合に問題となるのはがん性疼痛である。一般的には急性のがん性疼痛は不安を, 慢性疼痛は抑うつを生み出す原因となりやすく, 軽度の痛みであっても, それが持続した場合は, 患者の苦悩は深く希死念慮に結びつくことが示されている (Akechi et al., 2002)。次に問題となるのは倦怠感である。倦怠感は身体的・精神的消耗を含む衰弱として特徴づけられる主観的症状である。また倦怠感にも身体的側面だけでなく, 心理的側面もあり, 抑うつとオーバーラップすることが指摘されている (Akechi, et al., 1999)。

以上のことよりがん患者の場合, 身体症状に対する心理学的要因の影響や身体症状が精神症状に与える影響の双方向からの注意を怠ってはいけない。がん医療の領域で働く心理士は身体症状を専門とする医療従事者との十分な情報交換が必要であると考えられる。

第3節　がん患者の心のケア

1. 心理士によるがん患者の心のケアの位置づけ

イギリスの Nanotial Iinstitute for Health and Clinical Excellence (NICE) のがん患者の支持療法・緩和ケアマニュアル (NICE, 2004) では, がん患者の心の評価とサ

表3-1 ● がん患者の心の評価とサポートのための専門職モデル (NICE, 2004)

レベル	グループ	評価	介入
1	すべての医療スタッフ	心理的ニードの評価	適切な情報提供，共感的コミュニケーションなど
2	精神保健従事者（MSW，専門看護師など）	心理的苦痛のスクリーニング	問題解決技法などの心理学的技法
3	訓練・認定された専門家（心理士など）	心理的苦痛の査定と精神医学的診断の一部（中程度の不安・抑うつ・怒りなど）	カウンセリングと不安マネージメントなどの理論的根拠のある専門的な心理学的技法
4	訓練された精神保健の専門家（精神科医・心理士など）	精神医学的診断（重度のうつ病・せん妄・不安障害・人格障害など）	精神医学的介入・認知行動療法を含む心理療法

ポートについて4段階にまとめている（表3-1）。これによるとおもに心理士が対応すると考えられるのはレベル3と4とされている。レベル3では，専門的なトレーニングを受けて，心理学の団体から認定された心理士であれば必ず対応しなければいけないレベルである。特に，精神医学的診断はつかないけれども専門家による援助を必要としている患者は多く，緩和ケアチームにおいても心理士が最も力を発揮するレベルであると考えられる。家族に対するケアもこのレベルに含まれ，心理士による対応が求められるものであると考えられる。医療心理学は，このレベルで必至な心理学的知識と技術を体系的に整備する必要があるのではないかと思われる。次項で述べるサポートグループの提供などはこのレベルのサービスであると考えられる。一方で，レベル4においては，精神科医と協働し精神医学的対応を行なう一方で，より専門的な心理学的技法を習得しそれを提供していかなければいけない。レベル3・4において心理士が提供することの可能な心理療法についてはこれまでのサイコオンコロジー領域の研究で，その実施可能性や有効性が体系化されている。次項からは，これまでの研究からサイコオンコロジーで行なわれている心理療法の技法の種類とその有効性について体系的に提示する。

2. がん患者への心理療法

がん患者全般に対しての心理療法については，さまざまな研究によりその有効性が実証的に検討されている。これらを統合的に理解するために，介入技法の様式を体系的に分類した。いくつかのレビュー論文がすでに出されているが，それらを参考にがん患者に対する心理学的介入の独自の体系化を行なった。

がん患者に対する心理療法において用いられている個々の介入方法をおおまかに分類すると，実存的心理療法，支持的心理療法を基盤にするプログラムと，心理教育，認知行動療法を基盤とするプログラムに分けられる（Burton & Watson, 1998）。この中で，構造化の度合いが強いほど，心理教育，認知行動療法を採用する傾向がある。しかし，両者を折衷するものも数多く存在する。そこで，実存的・支持的心理療法から認知・行動療法的アプローチを両軸端とした分類を行なった。構造化の高い順にあげていくと，"心理教育"，"目標設定・問題解決技法"，"リラクセーション・イメージトレーニング"，"認知行動療法"，"支持的表現的心理療法"，"実存心理療法"として提示した。

(1) 心理教育

このカテゴリーは，おもに情報提供を目的としたものである。このカテゴリーに含まれるものは，健康教育（Fawzy et al., 1993），心理教育（Cunningham et al., 1995），治療法に関する話し合い（Kissane et al., 1997），コミュニケーション方法に関する情報提供（Edelman et al., 1999）などである。がん患者の場合，治療や疾患に関する情報を提供することが中心となるが，ストレスや対処行動といった心理学的な内容の情報を提供する場合もある。それぞれの情報についてのマニュアルやテキストに沿って行なわれるため，比較的簡単に実施可能な方法であり，看護介入などの心理療法以外の介入にも広く取り入れられている方法である。

(2) 目標設定・問題解決療法

この方法は非常に多くの研究で用いられているものであり，参加者それぞれに対して治療，ケア，ストレス対処について目標を設定して，その目標に取り組んでいくものや，各参加者独自の問題についてその解決方法を具体的に話し合うものである（Allen et al., 2002; Cunningham et al., 1995; Fawzy et al., 1993; Nezu et al., 2003）。このアプローチは，認知行動療法的な介入を用いる研究では必ず取り入れられているものである。患者の積極的な日常生活を支援し，患者の適応を促進していくことが目的である。

(3) リラクセーション・イメージトレーニング

このカテゴリーには，漸進的筋弛緩法や自律訓練法といったいわゆるリラクセーションプログラムとよばれる介入技法（Cunningham et al., 1995; Edelman et al., 1999; Fawzy et al., 1993），たとえばナチュラルキラー細胞ががん細胞を攻撃するイメージを想定させるような，イメージトレーニングあるいはイメージ療法（Cunningham et al., 1995），催眠訓練（Spiegel & Bloom, 1983），そして，自らの怒りの感情を直接コ

ントロールするような情動管理（Kissane et al., 1997）とよばれるものが含まれる。認知行動療法的な介入を用いる研究に多く取り入れられている。これは，患者が自分自身の体に直接自ら働きかけることをうながし，その場でその効果を体験するという意味で非常に使いやすい介入技法であると思われる。

(4) 認知行動療法

がん患者への認知行動療法として用いられているものには行動的技法と認知的技法があり，これらの組み合わせによって実際の治療が行なわれる。よって，これら2つを厳密に区別することはできないが，文献で取り上げられていた介入技法をここではあえて分類した。まず，行動的技法としては，行動スケジュール表の作成（Greer & Moorey, 1997），行動リハーサル（Edmonds et al., 1999），ホームワーク（Greer & Moorey, 1997），ウォーキングなどの運動（Heinrich & Schag, 1985），そして積極的情動表出（Edmonds et al., 1999; Greer & Moorey, 1997）などがある。認知的技法としては，認知的再体制化（Cunningham et al., 1995; Heinrich & Schag, 1985; Kissane et al., 1997），否定的な自動思考・誤った認知的パターンの同定（Edelman et al., 1999; Kissane et al., 1997），代替となる考えの紹介や誤ったパターンの修正（Edmonds et al., 1999），自己の積極性・強さの強調（Greer & Moorey, 1997），セルフ・モニタリング（Edmonds et al., 1999）などがある。このように非常に多くの技法が，がん患者に対しても用いられている。日常生活の中で，そのほとんどが病気に対処する時間となるがん患者の場合，これらの方法で，患者を手助けすることは非常に大きな影響を与えることになると考えられる。

(5) 支持的・表現的心理療法

支持的・表現的心理療法は，非指示的療法ともよばれるが，心理療法においては最も基本的な技術であると同時に，医療場面におけるコミュニケーションにおいても非常に有用な方法であるとされている（Buckman, 2000）。がん患者の心理療法の介入研究においても最も基本的な技法として用いられている（Cunningham et al., 1995; Edelman et al., 1999; Edmonds et al., 1999; Fawzy et al., 1993; Spiegel et al., 1981）。これらの多くは，ピアサポートグループ，あるいは相互サポートグループ（mutual support group）とよばれるグループ療法の形態で行なわれている。グループでは，メンバーどうしがお互いの発言，存在を尊重し，受容しあうものである。そこでは，肯定的同意（Edmonds et al., 1999），自己表現（Edelman et al., 1999）が促進された。

(6) 実存心理療法

がん患者に対する心理療法において，実存心理療法に基づくものがいくつかあ

る。その最も代表的な研究は，Spiegel らによる研究である（Spiegel et al., 1981）。Spiegel は Yalom の示した理論的枠組み（Yalom, 1980）に従って，転移のあるがん患者に対して，実存心理療法に基づくグループ療法を行なっている。Kissane らは，認知行動療法的アプローチとこの実存的アプローチを折衷した，実存的・認知的療法を提唱している（Kissane et al., 1997）。これらのアプローチはほとんどグループ療法により行なわれている。実存的グループの特徴は，そこで話し合われるテーマにある。たとえば，死や死にゆくことを話題にする（Spiegel et al., 1981），人生を振り返るライフ・レビューを行なう（Linn et al., 1982），死亡率や死の不安に直面する（Edmonds et al., 1999; Kissane et al., 1997），無価値感や喪失の感覚といったテーマについて話し合う（Telch & Telch, 1986）などがある。これらについて共通することは，人間の実存，根元にかかわるテーマについて積極的にグループの中で話題にするということである。

3. がん患者に対する心理療法の効果

がん患者に対する心理療法の効果については 1980 年代から現在までに多数の報告があり，いくつかの結果指標についてメタアナリシスが行なわれて，いくつかの指標については心理療法の有意な効果が示されている。

(1) QOL・抑うつ・不安

がん患者の心理的な影響を含む指標である，QOL，抑うつや不安といった心理的苦痛を結果指標としたメタアナリシスによる検討がなされている。成人がん患者を対象とした心理社会的介入についての 37 の研究について解析を行なった結果，心理学的介入の有意な効果量（0.31）が得られた（Rehse & Pukrop, 2003）。また，認知行動療法の効果について 35 の研究について検討を行なったメタアナリシスによると，認知行動療法に，抑うつ，不安，QOL に対して有意な効果量（それぞれ，1.2; 1.9; 0.91）が得られていた（Osborn et al., 2006）。これらの結果から総じてがん患者に対する心理療法・心理学的介入は，QOL や心理的苦痛の改善に効果があることがわかる。

(2) 疼痛

がん患者の最も問題となる疼痛に対して，認知行動療法を行なった結果についてもメタアナリシスが行なわれている。乳がん患者を対象とした 20 の研究を用いて解析を行なった結果，疼痛に対して認知行動療法の有意な効果量（0.49）が得られた（Tatrow & Montgomery, 2006）。よって認知行動療法の技法を用いた介入ががん患者の疼痛の緩和に対しても有効であることが示されている。

(3) 倦怠感

がん患者の多くが抱えることになる全身倦怠感に対する心理学的介入・活動に対する介入の効果について30の研究を検討した報告によると，約半数で介入群に有利な結果が得られ，心理学的介入に有意な効果量（0.10）が得られていた（Jacobsen et al., 2007）。この結果は，部分的ではあるが心理学的介入ががん患者の倦怠感の緩和によい影響を与えることを示している。

(4) 治療の副作用

がん患者への治療で生じた副作用に対して，リラクセーションとイメージ療法を行なった場合についてもメタアナリシスが行なわれている。15の研究について解析を行なった結果，リラクセーションなどの心理学的介入が，吐き気などがん治療に関連する症状に対して有意な効果量（0.44〜0.55）をもつことが示されている（Luebbert et al., 2001）。

(5) 小児がん患者の心理的苦痛

小児がん患者を対象とした心理学的介入の研究についてもメタアナリシスが行なわれている。12の研究について解析を行なった結果，患者の親の心理的苦痛に対して有意な効果量（0.35）が得られたが，小児患者自身の指標については有意な効果は得られなかった（Pai et al., 2006）。

(6) 生存期間

心理療法の生存期間に対する影響については，たとえばこの分野での有名な研究である Spiegel ら（1989）の研究においては対照群に比べ実存集団心理療法を行なった群では生存期間が2倍に延長されると報告されているが，1062人を対象とした8つの研究の結果を統合すると，1年後と4年後の生存期間，終末期がん患者を対象のいずれの条件においても心理学的介入の有意な効果は認められなかった（Chow et al., 2004）。

以上のことより，がん医療における心理療法には一定の有効性があり，それを用いることについて根拠があることがわかった。しかし，通常のルーチンの医療サービスとして認められるにはまだ十分な研究の根拠が示されているとはいえない。よって引き続き心理療法の臨床研究を行ない，その有効性についての根拠を示していく必要がある。

第4節　がん医療における医療心理学の今後の課題

　これまでがん医療における医療心理学のこれまでの展開を，おもにサイコオンコロジーの分野やそこでの研究を紹介しながら示してきた。本節では，がん医療における医療心理学の今後の課題について述べる。

1．研究

　本章ではこれまで行なわれてきた心理療法の研究で用いられてきた介入方法について紹介し，明らかにされた心理療法や心理学的介入の有効性について提示した。これらの研究はほとんどが欧米でなされた研究である。日本でも，乳がん患者に対するグループ療法の有効性についておもに2つの研究で検討されている（Fukui et al., 2000; Hosaka et al., 2001）が，十分な成果が報告されているわけではない。わが国において有効性や実施可能性について根拠のあるがん患者に対する心理療法・心理学的介入のさらなる開発が求められる。またがん対策基本計画にも明記されているように，患者だけでなく家族に対する心理学的な支援の方法の確立が求められる。

2．専門家の養成

　先に述べたように，地域がん診療連携拠点病院の指定要件の中の「医療心理に携わる者をそれぞれ1人以上配置することが望ましい」という記述により多くの心理士ががん医療の現場に入ってきている。しかし，がん医療だけでなく医療一般に対する知識やそこで有用な技術を必ずしも十分に身につけているわけではない。そこで，日本サイコオンコロジー学会では，2007年度から心理士のための講習会の開催を始めた（日本サイコオンコロジー学会，2007）。講習会の内容は，①向精神薬の副作用について，②化学療法の副作用について，③基本的な心理評価について（精神状態・性格の測定；QOLの測定），④カルテ記載についてのおもに4つであった。医学的知識に関する講演を中心に企画したにもかかわらず，2007年度は7月と11月に2回の講習会を開催し，合計70人の定員を満たして開催することとなった。このことから医学的知識を学習することについての強いニーズがあると思われる。引き続き日本サイコオンコロジー学会では心理士を対象とする研修会，講習会を開催していく予定である。

　このようにがん医療の領域で働く医療心理学を基盤とする専門家の養成は急務の問題となっている。特に，がん治療に関することなどの医学や医療の知識と，精神科診断などの臨床的技術をどこまで学習すべきかなど，専門家養成のためのカリキュラムをどうするかなど検討すべき課題が山積みにされている。カリキュラムを考えるにあたり，本章でみてきたようにできる限り研究で明らかにされている事実に基づいて考えていき，できるだけ多くの実践家と研究者のコンセンサスを得ることが重要である

と思われる。

3. チーム医療

　最後に，がん医療における心理士の働きを考えるうえで最も重要な要素であるチーム医療について触れる。がん医療での心理士の働きは，チーム医療のメンバーとしての働きが前提とされる。協働する他の医療職と情報を共有するということが重要である。医療機関での正確で適切な情報共有のためには，前項の研修会でも取り上げているように心理士が得た情報をどのようにカルテに記載していくかという問題もある。また，ある1人の患者の状態に対して，他の職種のメンバーと共通認識をもつために精神医学的診断に関する知識が必要となる場合が多い。そのうえで，他職種からは見えない心理士独自の査定や見立てをできるだけわかりやすいことばを用いて他の職種に伝えていく必要がある。

　一方，医療現場で活躍する心理士の最大の利点としては，患者と医療者間に生じる絶対的な利害関係からある程度独立して活動できることである。医療において最も重要なことは患者ができる限り信頼できる妥当な情報を得て，自己決定という選択肢を得ることができることである。このために，独立した立場にある者が患者・家族と主治医をはじめとする医療者間の関係調整，すなわちコーディネーションを行なっていくことが必要である。医療における心理士はまさにこのコーディネーションを行なうことが可能な立場にあると考えられる。また時には，患者と家族の間のコーディネーションに力を発揮することになるかもしれない。現在のところ，このような医療心理学の領域における心理士のもつべき技能の1つと考えられるコーディネーションについて体系的に調べられたりまとめられたりしているわけではない。おそらく本書がそのための基点になるのではないかと考えられる。がん医療だけでなく医療心理学全体での発展のためにはこのような視点にたった研究や議論が今後ますます必要になるのではないであろうか。

第4章 心臓疾患

第1節 心疾患と「心（こころ）」

　心臓疾患（心疾患）は，3大疾病の1つにかぞえられ，がん（悪性新生物）や脳血管疾患（脳卒中，脳梗塞など）とならんで死亡原因の上位にあげられている。心疾患とは心臓の病気の総称であり，主要な疾患としては，冠動脈疾患（急性心筋梗塞や狭心症），各種不整脈，心筋疾患（拡張型心筋症や肥大型心筋症），弁膜症などがある。これらの疾患は，その種類や重症度によって状態像はさまざまであるので，心疾患患者が抱える心理社会的問題も多様であるが，心疾患の発症，経過，予後には心理的側面が密接に関与することが古くから指摘されてきた。また，心臓は「心（こころ）の臓」と表現されるように，「心が弾む」「心がときめく」「心が痛む」「胸が締付けられる思いがする」など，心臓はわたしたちの精神活動の所在としても位置づけられてきた。このために，精神的な不調に伴って感じられる「心臓の不調（脈の乱れなど）」が，実質的な心臓の機能とは関係なく，患者の心理社会的な苦痛をつくり出してしまうこともあるのである（パニック障害や身体表現性障害など）。さらには，心疾患を抱えた患者においては，心疾患に伴って生じるさまざまな不安やストレスが，さらなる発作や病態悪化を誘発し，それらの状態がさらなる不安を増大させるなどといった悪循環を形成してしまうことさえある。
　本章では，このような心疾患に関連する医療心理学的問題を展望するとともに，心疾患に伴う患者の心理社会的苦痛を緩和するためのメンタルケアの実際について紹介していく。

第2節 心疾患に関する医療心理学的研究

　心疾患に関する医療心理学的研究の歴史を概観すると，その内容は，おもに心疾患

の発症・経過・予後にかかわる心理社会因子の解明をねらいとした疫学的研究と，心疾患患者が抱える心理社会的問題や生活の質（Quality of Life: QOL）の改善に焦点を当てた臨床学的研究に大別することができる。

1. 疫学的研究としての医療心理学

疫学的研究として，まず脚光を浴びたのは冠動脈疾患のリスクファクターとしての心理・行動特性に関する研究である。Rosenman ら（1975）は，冠動脈疾患（CHD）患者にみられる特徴的な心理行動特性（競争心が強く攻撃的で，野望に満ち，目標達成と承認に対する強い欲求をもち，時間に追われながら精力的で活動的な生活をおくる，短気な人）を「タイプ A 行動パターン」として概念化し，このような特徴を示す人は，そうでない人に比べて冠動脈疾患への罹患率が顕著に高い（CHD で 2 倍，心筋梗塞で 5 倍）というデータを発表した。この研究は，心理社会的因子が身体疾患の発症や予後に大きな影響を及ぼすことを示唆した報告として，大きなインパクトを与えた。しかし，タイプ A 行動パターンと CHD との関係については，その後の研究で彼らの知見を支持するデータが十分に示されなかったことから，しだいにタイプ A 行動パターンの下位概念（構成要素）の影響性に関する研究や，タイプ A 行動パターン以外のストレス関連要因の影響性に関する研究へと研究者の関心は移行していった。その結果，現在では以下のような要因が主要な冠動脈疾患の心理社会的リスクファクターとして指摘されるようになっている（詳細は Barsky, 2004 参照）。

(1)「敵意と怒り」

中年男性 2,890 人を対象とした追跡研究（8 年以上）において，怒りの抑制は重大な心事故（急性心筋梗塞など）の有意な予測因子（相対リスク 1.70）であり，この関係はそのほかの生物心理社会的因子を統制した後でも同じであった。

(2) うつ傾向

6 年間～ 40 年間の期間での CHD，心筋梗塞，あるいは心臓突然死の発症におけるうつ病の相対リスクは 1.5 ～ 2 であり，そのほかの危険因子を統制した後でも同じであった。また，うつ病を伴う心疾患患者の心筋梗塞再発率または死亡率への相対リスクは，心疾患の重症度を統制した後でも 1.5 ～ 1.6 である。

(3) ソーシャルサポートの欠如

心筋梗塞に罹患する前の生活において情緒的サポートが少なかったと報告した患者は，そうでない患者に比べて，梗塞の重症度，合併症，およびそのほかの社会経済的因子を統制した後でも 6 か月後の死亡率が 3 倍高い。

(4) 職務ストレスとパーソナルコントロール

スウェーデンの成人男性 1,257 人を対象とした長期研究（14 年間）を実施した結果，作業への自己裁量度の低さは冠動脈疾患での死亡率への独立した危険因子であり，年齢，喫煙，運動，および社会的階級を統制した後でも死亡率への相対リスクは 1.83 であった。さらに作業への自己裁量度が低く，社会的サポートも低い労働者では，相対リスクは 2.62 であった。

2. 心疾患患者の心理社会的問題と医療心理学

各種心疾患は，その重症度にもよるが，突然の発作によって強い苦痛や死への恐怖を感じたり，心肺機能の低下や運動・食事制限などによって日常生活機能や就労状態の大きな変化を余儀なくされることがある疾患である。このことから，患者は不安やイライラ，落ち込みなどのさまざまなストレスを経験することになる。多くの患者場合，これらのストレス症状は病態の改善とともに収束していくが，一部の患者においては，ストレス症状はむしろ増大する方向に変化し，不安障害やうつ病へと発展していく。

たとえば，欧米のデータによれば（Barsky, 2004），臨床的に意味（深刻な）のあるうつ症状は心筋梗塞患者の 40％〜65％にみられ，大うつ病性障害の診断基準を満たす者は 20％〜25％いると報告されている。また，別の報告では，心筋梗塞を経験した患者の 31.5％が，入院または退院後 1 年以内に大うつ病性障害を経験したと報告している。筆者らが日本において行なった研究においても，循環器内科に入院した約 200 人の患者のうち，軽症のうつ症状を示した患者は全体の 27％，中等度以上のうつ症状を示した患者は 14％であった（鈴木ら，2007）。また，循環器内科の外来を受診している患者約 2,000 人を対象として行なった調査においても，大うつ病性障害に該当すると考えられる患者は 10％を超えており（特に心不全患者で高率），わが国においても，心疾患患者のうつ病性障害の発症率が一般人口における発症率よりも顕著に高いことが確認されている。

一方，不整脈患者を対象とした調査によれば，不整脈患者における神経症傾向者の割合は，一般人口にける割合よりも有意に高いことが示されている（鈴木，2003）。また，このような不安症状は，不整脈発作を誘発し，その結果として外出恐怖（広場恐怖）などの生活困難へと発展してくることも示唆されている（Suzuki & Kasanuki, 2004）。

さらに，心疾患の治療においては，心臓補助機器（ペースメーカーや植込型除細動器：ICD）の植込み，各種カテーテル治療，心臓移植など最新テクノロジーを駆使した先端医療が積極的に導入されている。これらの治療法は，心機能の回復や生命予後の改善には効果を上げているが，一方で患者には新たな不安やストレス，戸惑い

第2部 医療心理学の実際

表4−1 ● ICD植込み患者の不安内容

身体的な不快感	
ICD植込み部に違和感を感じる	62.5%
薄着になった時に目立つのではないかと気になる	43.3%
作動への不安	
正常に作動するか不安	37.5%
誤作動が起こることへの不安	43.3%
作動時に生じる衝撃への恐怖感	51.9%
不整脈発作への不安	
致死的な不整脈発作への不安	35.6%

表4−2 ● ICD植込み患者における不安障害の推定有病率

外傷後ストレス性障害	26.6%
外傷体験への暴露	25.2%
外傷の再体験(フラッシュバック)	43.1%
刺激回避と反応性麻痺	48.3%
覚醒亢進	55.0%
広場恐怖	55.4%
発作が起こりそうな場所の回避	66.3%
発作が起こりそうな活動の回避	66.6%
1人でいることへの不安	44.2%

などの心理的負担をかけることにもなっているのである。たとえば、小林ら(2002)が行なった、ICD植込み患者約100人を対象として行なった治療に伴う心理状態に関する研究によれば(表4-1、表4-2)、致死性の不整脈発作が生じることへの不安が減少したことを約半数の患者が報告している一方で、身体的な不快感(40%〜60%)やICD作動への不安(37%〜51%)という新たな不安が生じている患者がいるとともに、依然として不整脈発作への不安を抱えている患者が35%もいることがわかる。さらに、これらの不安に関連した不安障害(PTSDや広場恐怖)の発症率を見ると、PTSDが26.6%、広場恐怖が55.4%になると推定される。これらの結果は、ICDというデバイスが致死的不整脈を抑制してくれる一方で、作動時には非常に強い衝撃(「体内で爆弾が爆発したよう」と表現する患者もいる)を経験することになるという性質をもつ機器であることに由来していると思われるが、ICD植込み後も致死性の不整脈への不安を示す患者が相当数いるということや、患者のQOLを必ずしも改善する結果にいたっていないということは、先端医療の功罪を吟味することや医療的ケアに加えてメンタルケアを行なっていくことの重要性を改めて認識する必要性があること

第4章　心臓疾患

を示している。

3. 病態管理行動の形成と医療心理学

　心疾患の医療心理学的ケアとして，メンタルケアとともに重要となるのは，病態管理にかかわるさまざまな行動形成とその維持のための支援である。心疾患は代表的な生活習慣病として知られるとおり，その発症や経過には患者の生活習慣が密接に関与している。したがって，良好な予後管理を行なっていくためには，喫煙習慣や悪しき食習慣を改善し，良好な食事・運動・休養の習慣を形成していく必要がある。このような生活改善の重要性に関しては，これまでも日常的な診療活動や看護において指導されてきたが，患者の動機づけが高まらないという点や，退院後しばらくは気をつけて生活する患者は多いが，その後はまたもとの生活に戻ってしまうなどの問題点が指摘されてきた。このような現状を背景として，近年では心理行動科学的視点から患者の生活行動を評価するとともに，具体的な改善策を認知行動的アプローチに基づいて提供する取り組みが進められ，効果を上げている。たとえば，木村（2007）は，肥満の患者に通常の運動指導や栄養指導に加えて，心理士によるカウンセリング（食事や運動に関する偏った考え方の修正や行動に対する自信の向上をねらいとした介入）を組み合わせるとともに，各専門職が行動変容に関するミーティングを行ない，認知行動的介入をチーム医療として行なうことが生活習慣の改善に非常に有効であることを示している。なお，これらの取り組みの詳細については，第11章（生活習慣病予防）にて解説する。

第3節　心疾患患者への医療心理学的アプローチの実際（チーム医療で行なう不安・うつ症状の管理と認知行動療法）

　心疾患患者は疾患の種類やその病態に伴ってさまざまなメンタルな問題を抱えることがある。それには，「また発作が起こるのではないか」「病状はよくなっていくのか？」「死んでしまうかもしれない」といった不安や心配，「なぜよくならないのか」「いつまでも仕事を休むわけにはいかない」といったいらだちや焦り，「もう以前のようには生活できない」「地位も仕事も失ってしまった」といった落ち込みや抑うつ感などさまざまなである。これらの心理反応は，病状の回復とともに軽減していくことが多いが，病状が回復してもなお不安や抑うつ感が持続・悪化し，不安障害やうつ病の発症にいたる患者も少なくない。また，病状の回復が期待できない患者の場合は，情緒不安定な状態が心臓状態をさらに悪化させてしまうこともある。

第2部　医療心理学の実際

このような患者に対しては，看護師が日常的なかかわりの中で支持的に情緒面をサポートしたり，担当医が必要に応じて抗不安薬等を処方するなどの対応を行なうことが一般的である。また，症状が重篤な場合は精神科にコンサルテーションを依頼し，症状に応じた薬を処方してもらうこともある。しかし，不安や抑うつ症状の緩和には薬物療法に加えて，不安症状や抑うつ症状のセルフ・コントロール能力を高めることが予後の改善に有効であることから，近年，これらの患者に認知行動療法（不安や抑うつ症状の改善に有効な心理療法として広く受け入れられている）を導入する取り組みが行なわれはじめている。

図4-1は，東京女子医科大学病院の循環器内科の病棟で展開されている認知行動療法プロトコルを示したものである。プロトコルの概要を解説すると，病棟において不安や抑うつ感などを強く訴え，睡眠や食事，日常生活行動などに支障をきたしている患者がいる場合，まず，病棟スタッフ間で情報交換を行ないメンタルケアプログラムを導入するべきかどうかの検討が行なわれる。その際，精神科医の助言を得ながら，精神科的対応（薬物療法など）が必要であるかも判断される。その結果，認知行動療法の適用が妥当であり，患者本人の同意も得られるようであれば，プロトコルへの導入となる。

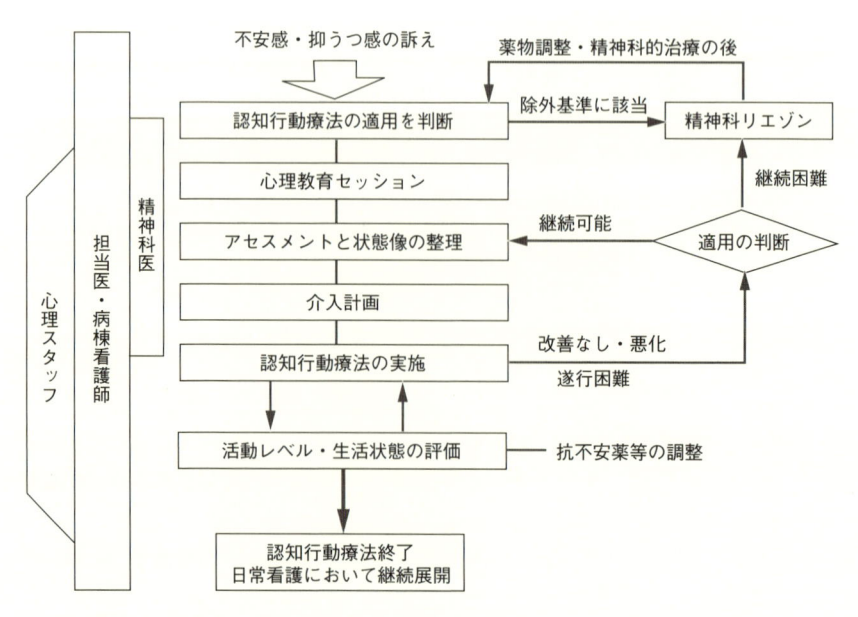

図4-1 ● 不安・抑うつを訴える患者を対象としたメンタルケアプログラム

第4章　心臓疾患

　プロトコルの第1段階では，患者に不安症状や抑うつ症状の特徴とその形成・維持・増悪の心理メカニズムについて説明するとともに，症状の改善のためにどのような対応が必要であるかという認知行動療法の概要についての説明が行なわれる（心理教育セッション）。次に，患者の症状およびその経過を詳細に把握するための面接が行なわれるとともに，患者には生活場面における症状の記録（セルフ・モニタリング）を行なってもらい，不安症状や抑うつ症状の変化の特徴について自己理解をうながす。さらには，各種心理検査を実施し，詳細な状態把握へとつなげていく（アセスメントセッション）。そして，このようなアセスメントによって得られた患者の情報について病棟スタッフと心理士（必要に応じて精神科医も同席）が意見交換をしながら患者の状態像の整理を行ない，介入計画を立案していく。

　介入計画が決定したら，その情報を患者と共有するとともに，心理士が中心となって介入が進められていく。具体的な介入内容は患者の主症状や状態像によって異なるが，不安が主訴となっている場合は，基本的に①不安コントロールスキルの習得，②不安場面（不安が引き起こされる状況）の整理，③不安場面における対処法の検討，④不安場面への段階的接近，⑤成功体験の蓄積と不安に関連した過剰な考え方の修正というプロセスをくり返し行ないながら活動性を向上し，日常生活への自信を取り戻していくという手順で行なわれる。一方，抑うつ感を主訴とする場合には，①一日の活動計画を立てて，少しずつ生活のリズムを整えていくとともに，②抑うつ気分の変化と気分に関連した考え方のパターンを整理していく。そして，③気分の落ち込みに関連したうしろ向きな考え方の特徴を把握するとともに，どのように考えることで気分が楽になるかを探索していき，④そのような考えを生活の中でできるだけ意識して思い浮かべることができるように練習していくという手順で行なわれる。

　チーム医療における役割分担としては，心理士は介入全般の統括や具体的な手順の指示，さらには患者の心理状態の変化を把握しながらそれに応じた介入方針の調整などを行なう。一方，病棟看護師は，患者が取り組む生活課題（不安場面への段階的接近や活動計画の実行）のうながしやサポート，実施後の振り返りやポジティブなフィードバックなどを担う。さらに担当医は，認知行動療法の経過において心臓の状態に危険な兆候はないかを確認しながら，どの程度の負荷（身体活動の強度や時間など）が適切であるかを判断し，患者にかかわる各スタッフからの情報を統括してスタッフおよび他科（たとえば精神科）との連絡・調整を担う。

　以上のような介入を行ないながら，不安症状や抑うつ症状，さらにはそのような症状に伴う生活上の問題を継続的に観察評価していき，改善が認められてきたら，精神科医と相談しながら薬の減量や介入の終了を判断していく。しかし，認知行動療法において患者が獲得した自己管理スキルはその後の入院生活や退院後の生活において患者自身が継続的に実施できるように日常看護の中で支援していく。以下に本プロトコ

ルを用いて対応した症例をあげておく。

【症例】 30歳，女性，独身，会社員
【心疾患】 特発性心室頻拍（失神を伴う重症不整脈）
【主訴】 いつ発作が起こるか不安で何もできない。怖くて病棟から出ることができない。
【プロトコル導入までの経過】 失神を伴う重症不整脈と診断され，内科的治療および薬物療法が施行された結果，とりあえず症状が安定するようになり，一時退院となった。しかし，自宅では，「いつ発作が起こるか」「発作が起きたら死ぬのではないか」といった強い不安が一日中あり，家に1人でいられない，トイレや風呂の扉を閉められない，怖くて眠れないという状態であった。強い不安の影響もあって退院3日後に再入院となった。再入院後も強い不安は消失せず，病室から離れられない，トイレや風呂に1人で入れない，眠れない，怖くて1日の大半を泣いて過ごすなどの症状がみられることから，主治医の依頼により認知行動療法が導入された。
【認知行動療法の経過】 まず，不安について理解を深めるために，①不安症状の特徴，②不安と回避行動の悪循環，③不安の悪循環から抜け出すためのポイント，④認知行動療法の進め方についての心理教育を行なった。また，患者の不安がどのような場面で生じているかを明確にするために，不安を感じた状況，そのときの不安の強さ，頭に浮かんだ考え，そのときとった行動の内容についてのセルフ・モニタリング（不安の記録）を行なってもらった。その結果，この患者は「脈の乱れ」をきっかけとして，発作への不安や死への不安が生じており，その不安は，医療者の少ない場所や援助を求めにくい場所（トイレ，風呂，エレベータなど）に行くほど強まることが明らかになった。

そこで，活動範囲を少しずつ拡大していきながら，不安への対処の仕方を身につけるとともに，「過剰に心配しなくても，自分が予想していたようなこと（発作や死など）は起こらない」ということを経験し，日常生活への自信を回復していくことを目標とした。まず，病院の中で取り組むためのスモールステップの目標を立てることにした。具体的には「売店」→「病院周辺の散歩（地図上に目標ポイントを設定）」→「1時間程度の外出（つき添いあり・なし）」→「一時帰宅」という目標を立て，段階的に挑戦していくことにした。

なお，課題に取り組む際には，心理士と患者はどのような場所で，どのような不安が生じるかを整理し，どのような準備や対処法が必要かを話し合いながら行なった。また，一連の取り組み内容について，看護師，医師などにも趣旨を伝え，患者の取り組みを病棟スタッフが見守り，応援できる体制を整えるとともに，リスクマネジメントとして，活動する際には心臓の状態を遠隔モニター可能な装置を装着するとともに，

発作が生じた際の対応をあらかじめ決めておくことで，患者の安心感を確保するようにした。さらに，課題に取り組んだ後では，自分のうまくできたところをリストアップするとともに，なぜうまくいったか。どのような点に有効であったかを整理した。その結果，しだいに「気をそらす対処」「不安を打ち消す対処」「周囲の人に気づいてもらう対処」が不安のコントロールに有効であることを患者自身が理解できるようになり，課題にも積極的に取り組めるようになった。

　以上の取り組みを行なった結果，約1か月後には病院の周辺を散歩できるようになり，その後，1時間程度の外出も可能になった。さらに3か月後には一次退院ができるところまで回復し，その後も経過は順調で大きな不安なくすごせるようになった（この症例の詳細については，鈴木，2001を参照）。

第4節　心疾患医療における医療心理学の課題

　本章では，心疾患を取り巻く医療心理学的諸問題について概観した。心疾患の発症，経過，予後には心理社会的問題が密接に関与しており，それらをマネジメントしていくことが重要であることが指摘されている。しかし，循環器医療（心疾患の治療）の現状は，本章で述べた全人的医療よりはむしろ，さまざまなテクノロジーや医療技術を駆使した先端医療への展開が急速に進んでいる。先にも述べたように，これらは患者の生命予後を改善してきたが，一方で，患者に新たなストレスや心理的負担をかけることもなっている。本章で紹介したようなメンタルケアが心疾患の治療システムに組織的に導入されることではじめて，患者の本質的なQOLは改善されると考えられる。それには，チーム医療を基盤としたメンタルケアプロトコルのさらなる検討と，それを担う心理士の養成と技術向上が急務である。

第5章　糖尿病

第1節　糖尿病治療に対する意欲や自己管理を妨げる患者の心理的問題

　これまで，糖尿病治療にかかわってきた多くの治療者は，患者の努力だけで行動変容，自己管理することの維持のむずかしさを目のあたりにしてきた。患者の中には，医師に治療をまかせて自分の問題行動に気づかないまま治療を続けている場合もある。また，糖尿病やその予備群に属する人のうちかなりの割合の人は，自己管理を患者にまかせ，エビデンスに沿った教育・治療管理を受けていないことも推測される。したがって，糖尿病症状の悪化や自己管理の維持を妨げる要因を明確にすることによって，その後に起きる問題の適切な対処とともに，予防的側面からも早期対応をしやすくなる（Rubin & Peyrot, 1992）。

　また，糖尿病治療にチーム医療が重要であるという認識は高まりつつあるが，心理面のケアに対する注目度はまだそれほど高くない。実際に心理士による治療への積極的な参加は限られており，心理社会的側面に注目した教育を提供している施設も多くはない。心理的ケアを求める場合は，合併症の悪化による糖尿病症状以外の不安，うつ傾向などの心理的症状が伴ったとき，あるいは，特別に心理側面からのケアが必要であると医師が判断したときが一般的である。

　糖尿病治療をめぐる心理的ケアを考える際に，患者の心理的問題が糖尿病治療に与える影響は，糖尿病が患者の心理に与える影響と，患者のメンタルヘルスが糖尿病に与える影響を考えることができる。これらの事柄からの影響は，糖尿病治療の重要な要素として指摘されている（Anderson & Mansfield, 2003）。

　本章では，糖尿病治療における心理的支援に焦点を当て，生涯の自己管理をめざした学習強化に向け，心理教育的介入をどのように用いるのかについて述べ，次に患者の状況や症状に応じた介入を行ない，治療効果を高めた症例を紹介する。

1. 糖尿病の発症が患者の心理状態に及ぼす影響

　糖尿病の発症によって病気に対する誤った思い込みが，患者の心理状態にどのように影響を与えるのか。特に2型糖尿病と診断された患者とその家族の中では，極端に日ごろの食生活を変え，食べすぎることだけが糖尿病の原因であるという誤った思い込みや，そのことに対する不適切な家族の対応で自己管理の維持が困難になることが多い。また，自分の生活様式を無理にコントロールさせることより，生活全体に意欲の低下が起こりやすい環境を自らつくってしまい，治療からドロップアウトしやすくなる。このように，一度挫折のエピソードを経験した患者はその思い込みから，治療を放置し自己管理の維持を妨げるような悪循環をくり返す傾向がある（金, 2006）。そのほか，何事でも完璧にしないと落ち着かない患者は，病気に対する不安感を募らせ，がんばりすぎるあまりに，燃えつき状態に陥りやすくなる（Polonsky, 1999）。逆に病気によるストレスが多い生活からくる慢性的疲労が続くと，治療を中断したり，食べることでストレスを紛らわせたりし，ますます症状が悪化する。また，怒りなどの否定的感情は食行動の乱れを引き起こし，食異常行動を起こしやすい。特に，糖尿病合併症として避けられない神経障害，腎不全，糖尿病網膜症，失明などによる患者の心理状態に及ぼす影響は，糖尿病の進行程度・状況・病気の受けとめ方により，その反応は患者個々によってさまざまである。

　以上のように，自己管理ができない背景に隠されている患者の心理状態に気づかずに治療を進めると，患者が求めるニーズに適切な対処ができないとともに，自己管理にも悪影響を及ぼす。

2. 患者の心理状態が糖尿病治療に及ぼす影響

　一方，糖尿病と同時にうつ状態・不安障害などの心理的症状を抱え，自己管理が困難になる場合がある。たとえば，気分の落ち込みによる不安状態が続き，意欲の低下とともに積極的に自己管理に取り組もうというやる気が出ない。また，不安を感じる状況や場面によって回避行動や予期不安が伴う場合もある。特に，不安障害などの症状と低血糖による身体的違和感・心理的症状の初期症状の区別は困難なため，専門医による早期治療が望ましい（金, 2006）。しかし，患者自身がこれらの症状に気づかず訴えない場合，心理的症状を見逃し，気づくのが遅れてしまう。患者本人にさえ，十分に理解できないこれらの心理状態は，患者の苦しみはもとより，糖尿病をさらに悪化させる要因につながることを十分に認識する必要がある（金, 2005）。そのほか，うつ，摂食障害，依存症などの症状にも目を向け，適切な早期対応が求められる。

3. 患者を取り巻く家族のサポート

　糖尿病治療に医療従事者以上に重要な役割をするのが，患者とそれを支える家族で

ある。特に合併症を抱えている患者の家庭内の葛藤は、身体的な苦しみだけではなく、合併症による不安などの複数の心理的問題も重なり、数多くの専門家の治療が同時に求められる場合もある。また、子ども・高齢者が糖尿病であるときの家族の慢性的疲労や心理的ストレスは、家族全員に深く影響を与える。患者とその家族の生活の質（Quality of Life: QOL）を高めることが、患者の自己管理の維持にもつながる（Glasgow et al., 1997; Wysocki et al., 1997）と理解しても、問題が表面化したときの対応に追われ、これらの患者を支える家族の心理的ケアまで目を向ける余裕がないのが現状である。

次に、家族による援助が過剰であったり、あるいは、いやな思いにさせたりするまちがったサポートは、糖尿病セルフケアへの意欲を妨げる要因につながる。金ら（1998）は慢性疾患患者を対象とし、ソーシャルサポートと健康行動に対するセルフ・エフィカシー（自己効力感）との関連の調査を行なった結果、日常生活における情動的サポートは逆にセルフ・エフィカシーを低下させてしまうことが明らかにされた。すなわち、悩んでいる問題を解決してくれるといった行動的サポートは患者にとっては治療に対する意欲を高めるが、状況によって精神的に支援してくれたり、気を配ってくれたりする情動的サポートは、かえって患者の依存性を高める可能性があると報告している。したがって、患者を取り巻く家族や周囲の適切なサポートは、治療を進める際に非常に重要な役割をする（Wysocki et al., 2006）。また、まちがった家族のサポートを防止し、家族による肯定的なサポートを提供するためには、患者の家族に肯定的な援助モデルをつくり、家族間の問題に対処できる指導が必要である（Anderson & Mansfield, 2003）。

第2節　心理の立場から：ジョスリン糖尿病センターから学ぶチーム医療と心理士の役割

　糖尿病治療は、糖尿病専門外来で受けるか、一般医で受けるかによって治療の内容が多少異なる。また、治療の水準も施設により少々異なっているため、どこで初期治療を受けたかによってその後の患者の自己管理に大きく影響を及ぼす。

　ここで、糖尿病教育内容の標準化された治療を積極的に取り入れ、実践する施設として注目されているジョスリン糖尿病センター（Joslin Diabetes Center: 以下、ジョスリン）での患者教育に対するそれぞれの専門分野の役割と教育プログラムについて考えてみる。

　ジョスリンはアメリカのマサチューセッツにある100年以上の糖尿病診察と教育の歴史をもつ世界最大の糖尿病センターで、最先端の糖尿病治療や教育、研究など、

第5章 糖尿病

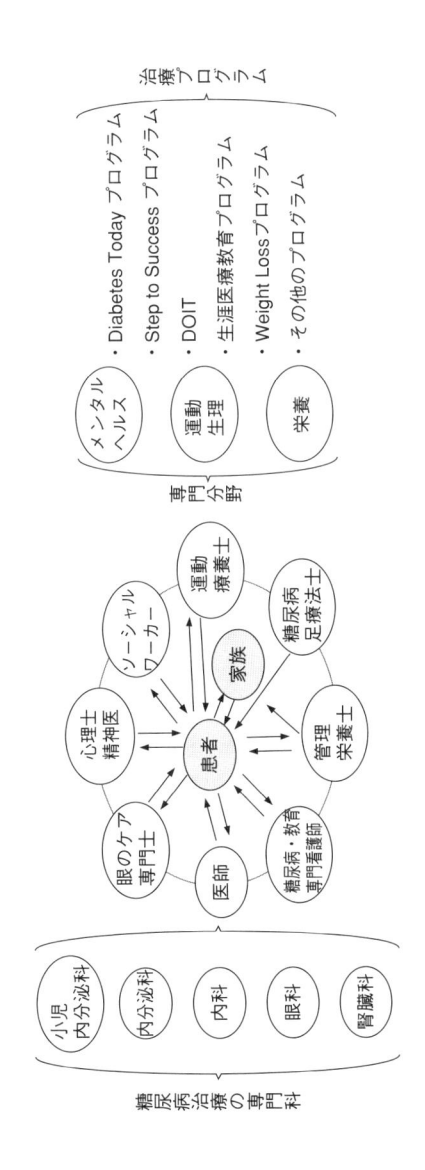

図5-1 ● Joslin Diabetes Center のチーム医療とおもな患者教育プログラム

糖尿病治療の専門科: 小児内分泌科、内分泌科、内科、眼科、腎臓科

チーム構成: 患者を中心に、家族、運動療養士、糖尿病足療法士、管理栄養士、糖尿病・教育専門看護師、医師、眼のケア専門士、心理士・精神医、ソーシャルワーカー

専門分野と治療プログラム:
- メンタルヘルス
- 運動生理
- 栄養

- Diabetes Today プログラム
- Step to Success プログラム
- DOIT
- 生涯医療教育プログラム
- Weight Loss プログラム
- その他のプログラム

第2部 医療心理学の実際

世界の糖尿病治療をリードしているところである。筆者は2006年度にアメリカのボストン大学の心理臨床教育機関である Center for Anxiety and Related Disorders at Boston University へ在外研究の機会を得た。認知行動療法のプロセス研究（from Research to Practice）が実際に臨床場面でどのように実践されているのかを学ぶのが目的であった。在外研究期間中にジョスリンを何度も訪ね、そこで働く医療チーム、特に、糖尿病をめぐる心理的問題およびメンタルヘルスケアに対するチーム医療のシステムにたいへん興味をもった。図5-1に示しているように、ジョスリンの大きな特徴は、医師1人の指示によって治療が行なわれているのではなく、おもに、糖尿病専門看護師をはじめ、他のコメディカルチームと連携し治療方針を決め、治療を進める。また、コメディカルチームの専門性は非常に高く、メンタルケアおよび合併症などによる患者やその家族の全体的な生活を支えるサポートなどが精神科医・心理士によって積極的に行なわれている。

そのほか、糖尿病治療の専門科をはじめ、メンタルヘルスなどの専門分野が揃っており、数多くのユニークな教育治療プログラムを提供していた。たとえば、2型糖尿病と診断された患者を対象とする Diabetes Today プログラム、より安定した維持ができるようにする Step to Success プログラム、糖尿病の自己管理スキルの向上を目指す集中的なプログラム（Diabetes Outpatient Intensive Treatment Program: DOIT）、生涯医療教育プログラム、女性のための Green Mountain Weight Loss プログラムなどである。特に3日半の糖尿病外来集中プログラム DOIT は人気があるプログラムである。いずれにせよ、各プログラムでは、段階的に目標を達成するための工夫が行なわれており、生活習慣を変えるための患者個人の考え方や行動、家庭内の習慣、心理学的問題など、目標達成に影響を及ぼす数多くの項目が含まれる。このようにジョスリンはチーム医療がシステム化し、糖尿病の治療とともに、患者個人が抱えている問題を含めて総合的な治療を行なっていると考えられた。

これからの糖尿病治療のチーム医療は、糖尿病治療の各分野の専門性を見つめ直し、コメディカルの役割分担と連携のあり方を探っていかなければならないだろう。

第3節　生涯自己管理の視点から心理教育的介入を考える

糖尿病患者の行動変容の過程に応用されている行動変容ステージモデル（transtheoretical model）は、前熟考期、熟考期、準備期、実行期、維持期の5段階に分類し（Prochaska & Velicer, 1997; Prochaska & Norcross, 2006）、行動の変化を1つのプロセスととらえ、行動変容過程の説明に多く利用されてきた（Prochaska et al., 1994; Ruggiero, 2000）。また、糖尿病を自己管理する能力を患者自ら見つけ出す

のを助け，その力を使っていくように支援するエンパワーメント（empowerment）理論を用いたカウンセリングなどで糖尿病の自己管理の効果を高めてきた（久保，2006, Funnell et al., 2007）。しかし，糖尿病治療を生涯自己管理という視点から見ると，一時的に行動変化があるように見えてもそれを支える患者を取り巻くさまざまなものを体系化されないまま介入が進むと，必ずしも自己管理の維持につながらない可能性もあり得る。つまり，患者の環境を変えて行動を改善するためには，構造的なアプローチが必要となる。さらに，患者の考え方を変えて行動変容を求める場合には糖尿病と診断された後から，いかに患者が自分の考え方や生活習慣に気づき，問題意識をもっているか，また，治療者は患者の症状や状況にあわせて適切な働きをどのように行なうかである。したがって，糖尿病治療にかかわる治療者は，お互いの自分の専門職での経験以外のところにも視野を広げ，患者のライフスタイルやメンタルヘルスに注目したうえで，治療が必要である（Hampson et al., 2001）。たとえば，落ち込みや病気に対する焦りなどの感情の動きは，セルフ・エフィカシーを低下させ，行動を変えようとする段階にドロップアウトしてしまう（金，2002）。患者の特性や症状の状況を見極め，受け入れる患者の年齢や性格特性によってものごとの受けとめ方，考え方に対する反応も異なることを認識することは非常に重要である。

　以上のように，生涯自己管理のためには，糖尿病患者教育や学習強化に向けて新たな計画を講じ，患者のモチベーションを育て心理教育的介入をどのように用いるか，その工夫が求められる。糖尿病患者教育では，治療に対するやる気を引き出し，行動変容による自己管理を維持させることが求められるが，より重要なことは，まず，自己管理を無理なく続けるしくみづくりと，自己管理をしようとする患者の意識づくりである。つまり，介入を通し，自己管理に対する意識を変える手助けをしながら，患者が効率よく自己管理を続けることができるしくみづくりを学ぶことである。

　そこで，認知行動療法（Cognitive Behavior Therapy: CBT）では，糖尿病患者の「わかっていてもやめられない」「不安・怒りなどのネガティブな感情」などといった考え方や感情の背景に「認知」といわれる患者個人の考え方の習慣（癖）や感情が複雑に関連していることに目を向ける。そして，糖尿病患者教育にCBTによる指導が目指すのは，行動変容であり，糖尿病に対する不適切な思い込みの改善（認知的変容），教育的働きかけ（心理教育）を重要視し，治療に対する動機づけを高める（金，2004, 2007）。そして，無理なく続く習慣化させるしくみづくりと自己管理を維持できるようにアセスメントを行ない，患者の手助けをする。

第4節　糖尿病患者教育に生かす集中的心理教育プログラム

　CBTに基づいた教育プログラムは，糖尿病の診断後3か月から6か月の間に集中的に行なうことがより効果的で（金・谷口，1999），特に，糖尿病と診断され数年間治療を行なっている患者や，治療を放置し自己管理ができない患者の場合は，その症状や状況にあわせて，配慮すべきところにもっと注意を向け，対応することが重要である（金，2007）。
　プログラムは患者の学習能力と状況に応じ，表5-1に示されたように基本的に次の5段階に分け，行動変容や自己管理をめざす。

(1) 準備段階

　準備段階では，患者が自分の生活習慣に気づき，意識を変えるきっかけをつくる情報収集の窓口になる。この段階では，おもに患者が抱えている問題や，ニーズを具体的に把握するため，それぞれの枠組み（考え方，行動，感情，環境など）から得られた情報をわかりやすく整理し，構造化して理解する（金，2004）。また，メンタルヘルス上の問題，生活上のストレス，糖尿病に対する思い込みなどをきめこまかく引き出す。この段階では患者とのやりとりの作業を通し，問題意識を高める事前学習を行なうとともに，問題解決の手がかりを見つけるデータベースを作成する。また，患者の発達段階へのエピソードも同時に考慮する。

(2) 心理教育段階

　心理教育段階では自分の考え方，感情，行動習慣のしくみを知ることがねらいである。この段階では患者の認識のズレを把握し，怒りをめぐる葛藤などの不快な感情やイライラ感などの感情を表わす手がかりを見極め，病気に対する意欲や患者のモチベーションを育てる。情緒が混乱すると認知的能力が低下し，適切な介入ができなくなることもある。不安，否認，罪悪感などの糖尿病診断時に患者が抱く感情，特に否認は，これから行なう糖尿病治療に必要な情報を与えるタイミングに配慮するために非常に重要である（Anderson & Mansfield, 2003）。

(3) 環境整理段階

　環境整理段階では，外部からのストレス要因を管理できるようにそのしくみをつくる。この段階では，家族と職場の仲間との人間関係など，外部からのストレスの有無を確認しながら，サポートシステムをつくる。家族の生活様式や病気による家族関係の変化などの情報を引き出し，家族を治療に参加させるサポートの有無を確認する。そのほか，患者と家族に対して情報提供のタイミングと患者の自己管理学習能力を考

(4) 認知・行動変容段階

認知・行動変容段階では，気になる考え方や行動・習慣を修正・改善する。ここでは，問題となるネガティブな考え方・行動に積極的に働きかけ，問題解決の対処法を学ぶ。

表5-1 ● 認知行動療法に基づいた集中的心理教育プログラムの構成要素

段　階	各段階の目標	方法と内容
1．準備段階	①自分の問題に気づき，自己管理に対する意識を高める。 ②問題解決の手がかりを見つける。 ・情報収集と情報整理 ・領域別に問題リストの作成 ・生活上のストレスの把握	面接とホームワークを通して得られた情報を領域別に分け問題リストを作成し，構造化して理解する。 このとき，患者の好き嫌い，苦手，得意分野を把握する。 患者の特性，感情の出し方について話し合う。 また，家族の生活様式，家族関係の変化，サポートの有無，発達段階による過程などの情報を収集し，整理する。
2．心理教育段階	①患者の認識のズレ（考え方や行動）を把握。 ②物事の受け止め方の把握。 ③生活習慣の仕組みを知る。 ④感情を表わす手がかりとその動きを把握。 糖尿病に対する思い込み，診断時に抱く感情など。	生活様式を変えなければならないときに何が問題なのか。 どのような感情をもっているのか，怒りをめぐる葛藤などの感情を表わす手がかりを見極める。 自己管理の大切さに対する教育と，治療に対する意欲を高める。
3．環境整理段階	①家族や患者を取り巻く人間関係などの外部からの慢性的ストレス要因を把握し，サポートシステムを作る。 ②ストレス反応の認知の仕方を理解する。 ③治療に関する経済的負担の有無など。	周囲のサポート，人間関係などを中心に外部からのストレスの有無を確認しサポートシステムをつくる。 たとえば，よく会う友人・家族・職場での人間関係・隣人の関係・外食相手，糖尿病の治療を受けている周囲の人・過去の治療経験，治療者の対応と治療の満足度など。
4．認知・行動変容段階	①問題となるネガティブな考え方・思い込み・行動に積極的に働きかけ，考え方と生活習慣の改善。 ②問題解決の対処法を学ぶ。	疾患の症状や状況を把握し，事前段階（1～3段階）を十分に把握した上で進めることが望ましい。 また，患者個々の問題解決に必要なノウハウを提供し，適切な対処法を提供する。
5．自己管理の学習・維持段階	①新しい対処スキルの学習（評価，専門スタッフの活用：看護師など）。 ②対処行動の評価とその評価による見直しを行なう。	教育内容の理解度を確認し，日頃，どのような対処をしてきたのか，今まで身につけてきた対処法を見つめ直し，患者の日常生活で実行しやすい自己管理を学ぶ。

第 2 部　医療心理学の実際

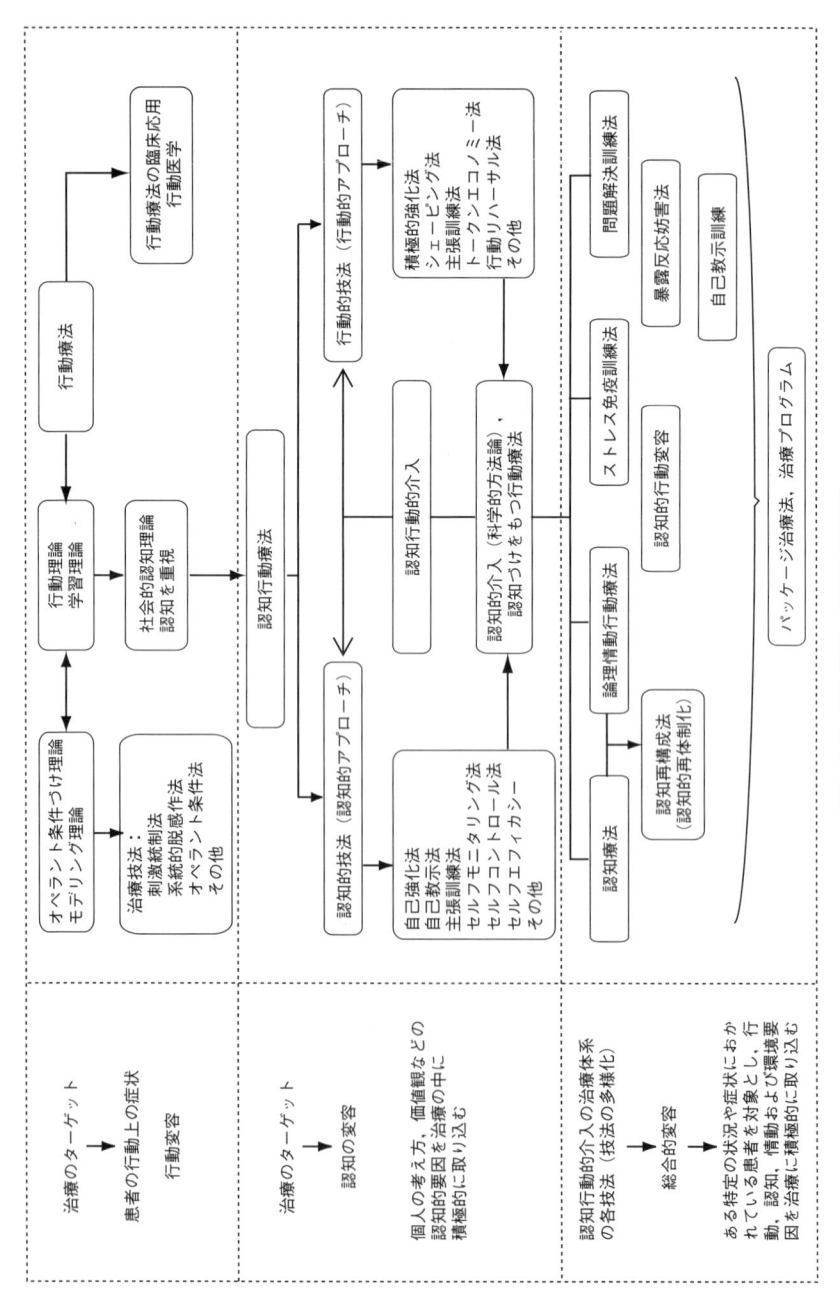

```
                                            ┌─ 行動療法の臨床応用
                                            │   行動医学
                                            │
                    ┌── 行動療法 ──┐
                    │              │
        ┌───────────┼──────────────┤
        │           │              │
   オペラント条件づけ理論    行動理論       社会的認知理論
   モデリング理論         学習理論        認知を重視
        │                              │
   治療技法：                           │
   刺激統制法                           │
   系統的脱感作法                       │
   オペラント条件法                     │
   その他                               │
                                        ↓
                                  認知行動療法
                                        │
                    ┌───────────────────┼───────────────────┐
                    ↓                                       ↓
              認知的アプローチ                          行動的アプローチ
                    │                                       │
              認知的技法（認知的アプローチ）            行動的技法（行動的アプローチ）
              自己強化法                                積極的強化法
              自己教示法                                シェービング法
              主張訓練法                                主張訓練法
              セルフモニタリング法                      トークンエコノミー法
              セルフコントロール法                      行動リハーサル法
              セルフエフィカシー                        その他
              その他                                        │
                    │                                       │
                    └───────────→ 認知的介入 ←──────────────┘
                                認知行動的介入（科学的方法論），
                                認知づけをもつ行動療法
                                        │
        ┌───────────┬───────────┬───────┼───────┬───────────┬───────────┐
        │           │           │       │       │           │           │
     認知療法    論理情動     認知的     認知行動  ストレス    問題解決    暴露反応
                 行動療法    行動変容   変容     免疫訓練法   訓練法      妨害法
                    │                                                     │
              認知再構成法                                              自己教示訓練
              （認知の再体制化）

                         パッケージ治療，治療プログラム
```

・治療のターゲット → 患者の行動上の症状
　行動変容

・治療のターゲット → 認知の変容
　個人の考え方，価値観などの認知的要因を治療の中に積極的に取り込む

・認知行動的介入の治療体系の各技法（技法の多様化）→ 総合的変容
　ある特定の状況や症状におかれている患者を対象とし，行動，認知，情動および環境要因を治療に積極的に取り込む

図 5-2 ● 行動療法，認知行動療法

この段階では、患者のどの部分を改善すればどのようによくなるかを明確化する必要がある。また、途中でドロップアウトしやすい場面への適切な対応についても考える。たとえば、自分の能力以上にがんばりすぎてしまい、1つの目標を達成すればやる気を失う傾向がある患者は、目標達成後に次の目標に向かって進めるより、意識的に気分転換する方法のフィードバックをする。動機づけが高い患者は、自分から変化を求めて何ができるかを考える傾向があるので、目標達成に対する評価へのフィードバックなど、治療者からの積極的なかかわり方が必要である。糖尿病患者教育にCBTの技法を用いられる場合は、患者の状況や症状、治療目標によって複数の心理技法を効果的に組み合わせて治療が行なわれる。図5-2に示したように、CBTは多数の理論と諸技法から成り立っている。

(5) 自己管理の学習・維持段階

自己管理の学習・維持段階では、新しい対処法の学習および、その中から自分に合う対処法を身につけ、習慣化させるといった指導を段階的に行なう。

この段階では、教育内容の理解度を確認し、今まで行なった対処法や新しく身につけた対応について再評価し、できなかったところは専門スタッフの援助を受けながら進めることが望ましい。

以上のように、糖尿病患者教育にCBTに基づいた心理教育プログラムが有効であると考えるおもな理由は次の3つがあげられる。

1つ目はエビデンスに基づいた治療や教育ができる。患者個人の症状や状況に関するデータベースが構築され、患者だけではなく、医療従事者に対してもエビデンスに基づいた治療ガイドラインなどの提供ができる。

2つ目は、患者とのかかわりを積極的に行なうことで事前にドロップアウトを予防・予測できる。領域別に情報を構造化する過程での患者とのやりとりで何を改善しなければならないのか自己管理への目標が明確であることで、問題解決のための適切な対処法を学びやすい。3つ目は、継続的なアセスメントによって、行動変容に及ぼす要因を明確にし適切な評価をくり返しながら治療方針を進めていくことで、再発予防につながるといったことがあげられる。

第5節　症例に見る心理教育的介入

表5-2に示したうつ状態が糖尿病治療に悪影響を及ぼした症例と糖尿病症状の悪化で不安状態に陥った症例を通し、各症例の症状や状況に基づき、行なわれた心理教育的介入について述べる。

表5−2 ● うつ状態が糖尿病治療に影響を及ぼした症例Aと糖尿病症状の悪化で不安状態に陥った症例B

症　例	うつ状態より，糖尿病の自己管理が困難である40代後半の男性（症例A）。	インスリン自己注射に対する不安と治療への切り替えを拒否する50代後半の男性（症例B）。
初診時の主訴	・何もやる気が起きない，疲れを感じやすい ・自己管理が困難（内科医による） ・全身倦怠感とともに1か月前から睡眠障害 ・頭痛・頭重感	・不眠 ・強い不安症状とうつ症状を訴える ・インスリン自己注射に対する不安といらだち
症状に気づいてからの期間	40代前半に2型糖尿病と診断され，3年間治療を放置。その後，仕事のストレスに加え，食行動の乱れが続く。うつ症状にはまったく気づいていない様子。	40代後半に2型糖尿病と診断。特に治療は受けていない。その後50代前半にペースメーカー装着手術を受け内服中である。HbA1c 13.3％。インスリン導入目的で2週間の教育入院中に強い不安症状とうつ状態に陥る。
初診時の状況 生活上のストレス	・うつ症状が糖尿病の合併症の悪化であると思い込んでいる。 ・課長に昇進するとともに単身赴任。ほとんど休まず仕事中心の生活をしている。 ・仕事のトラブルで部下が突然仕事をやめる。その後情緒不安定になる。全身倦怠感，不眠，気分の落ち込みで糖尿病合併症への不安を主訴に内科を受診。ストレスの多い生活からくる慢性的な疲労感が続く状態。	・複数の慢性疾患（心筋梗塞，糖尿病，高血圧など）への自己管理に対するいらだちと自信の喪失。 ・行動制限による日常生活のQOLの低下。 ・B氏の意志に関わらず，インスリン注射治療に変更（拒否的感情）。 ・不安・うつ症状，感情などの情動的反応が起こる背後に糖尿病症状の悪化と重なり合うようになり，情緒不安定になっている。
糖尿病に対する思い込み 面接場面の印象	・不規則な食生活と糖尿病ケアをしなかったことに対する後悔と身体症状を訴える。 ・合併症に対する不安などで動揺している様子。 ・ストレスなどで非常に疲れている様子。	インスリン自己注射をすることで外出できないという思いこみと不満。思ったことができないことに悩み，イライラしたりする。インスリン自己注射することに過剰に反応する。
対処行動	仕事のストレスで暴飲暴食。一人暮らしのため食事をしながらテレビを見るなど生活習慣の乱れ。	日常生活上の些細な苛立ちなどから感情の起伏も激しい。
家族・サポート有無	・妻は仕事をしながら，子供の世話（家事）で忙しいので，自分（夫）の世話をする余裕がない（A氏の考え）。 ・単身赴任（1〜2か月に一度家に帰る）。	妻はパートの仕事でB氏ひとりで過ごす時間が多い。
病気に対する認識 来院したきっかけ	全身倦怠感，不眠などで糖尿病合併症への不安を主訴に内科を受診。落ち着かない，飲酒量の増加で同僚の勧めで受診。	内分泌科糖尿病外来へインスリン導入目的で2週間の教育入院。退院2日前に強い不安症状とうつ状態に陥る。内分泌科医の依頼で心療内科受診。

表5-3 ● 認知再構成法を用いた介入（症例A）

	ABC図式の理解	A氏の状況
A	悩みのきっかけとなるストレスフルな出来事や経験（Activating Event）	①糖尿病症状の悪化（血糖コントロール困難，HbA1c 9.4％）による合併症。 ②睡眠，頭痛などの身体症状。 ③昇進とともに単身赴任，新しい環境への適応，部下との人間関係など，非常にストレスフルな状況に追い込まれている。
B	Aの出来事の受け止め方 ①信念（Belief）：不合理な考え方 ②認知の仕方 ・ある考え方の背景にある思い込み（スキーマ） ・ネガティブな結論に固執する（体系的な推論の誤り） ・ある場面に直面したとき，自動的に頭の中に思い浮かんでくる否定的な考え方（自動的思考）	A氏の考え方の特徴と受け止め方 →自分の生活習慣の問題点を十分に把握しておらず，過剰な信念と思い込みが強い。 ①身体症状は糖尿病の悪化であると思い込んでいる。自分がうつになることは理解できず，主に身体症状を訴える。 ②睡眠，頭痛，胃の不快感などの身体症状を治してほしい。 ③家族に心配をかけることを気にして相談していない。 ④仕事で非常にストレスフルな状況に追い込まれている。
C	結果（Consequence） Aの経験の結果として起こるネガティブな感情や悩み	①糖尿病と診断されたときに頑張りすぎて，燃えつき状態に陥り，自己管理に失敗した経験がある。 ②治療を放置したその背景には，自覚症状を感じないのに，自己管理を続けることに疲れている。 ③治療過程で担当医が変わり，治療を続ける意欲がなくなった。 ④うつ状態が糖尿病コントロールを悪化させ，お互いに影響し合って一連の悪循環になっている。 ⑤身体症状の増悪（胃の不快感，口が乾く，倦怠感，疲労感，頭重感，睡眠障害など）。 ⑥対人関係を避ける。

1. 症例A（A氏特有の思い込みや病気の受けとめ方に注目した介入）

　身体症状が全面に出てうつ気分（うつ状態）が隠れ，糖尿病が悪化したという思い込みで一般内科を受診し，心理的症状の早期発見が遅れ，心理的・身体的症状の両方を悪化させる要因となった症例である。ここでは，教育プログラムの認知・行動変容段階での介入を中心に述べる。

　症例Aは単身赴任，長期にわたる仕事上のストレスなどによるうつ状態が，過去に診断を受けた糖尿病の合併症であると思い込み，血糖コントロールができないことに悩んで自分を責め続けてきた背景がある。表5-3に示したように，具体的な生活様式と訴える症状を把握した結果，A氏特有の思い込みや病気の受けとめ方に注目し，認知再構成法（cognitive restructuring）を適用した。治療のターゲットは，心理教育段階をふまえ，自己管理ができない悩みや合併症の心配によって，身体症状の増悪

第 2 部　医療心理学の実際

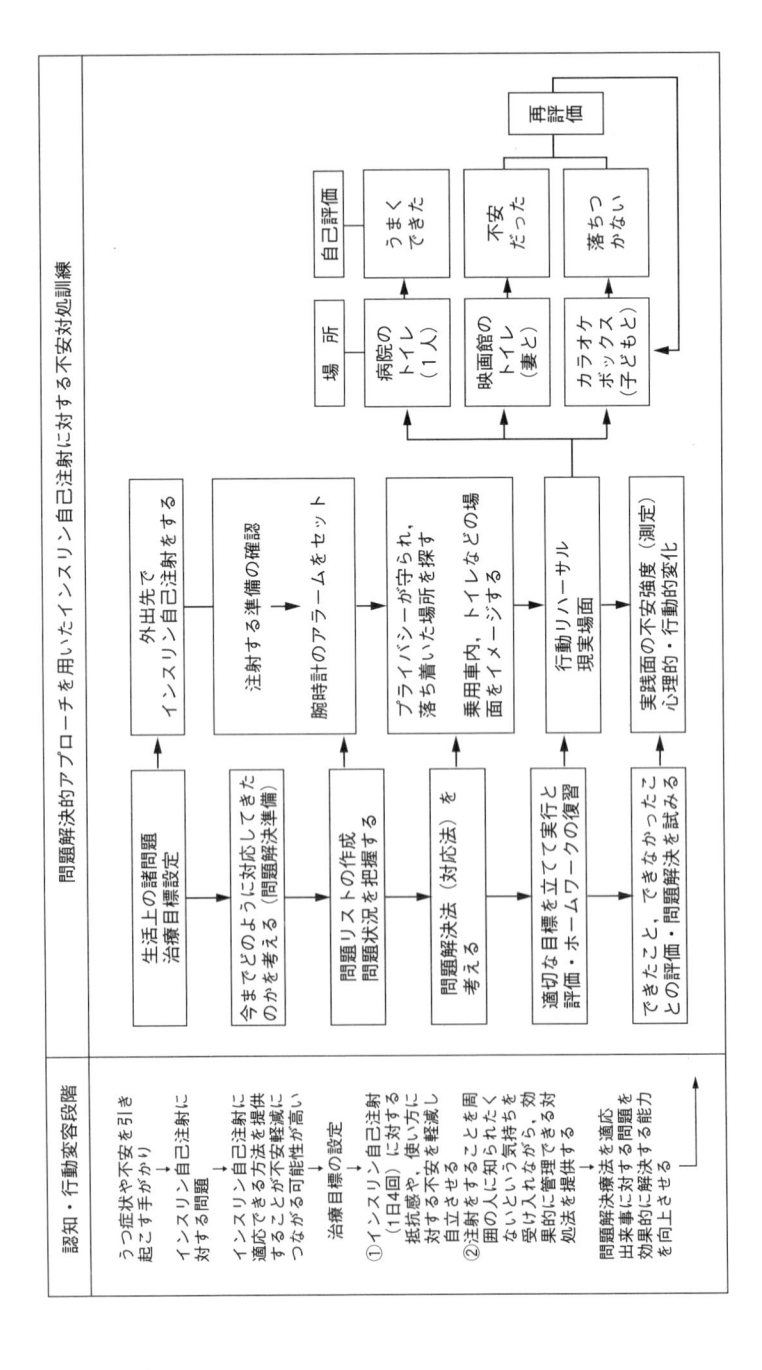

認知・行動変容段階	問題解決的アプローチを用いたインスリン自己注射に対する不安対処訓練
うつ症状や不安を引き起こす手がかり	生活上の諸問題　治療目標設定
インスリン自己注射に対する問題	外出先でインスリン自己注射をする
インスリン自己注射に適応できる方法を提供することが不安軽減につながる可能性が高い	今までどのように対応してきたのかを考える（問題解決準備）
治療目標の設定	問題リストの作成　問題状況を把握する
①インスリン自己注射（1日4回）に対する抵抗感や，使い方に対する不安を軽減し自立させる	問題解決法（対応法）を考える
②注射をすることを周囲の人に知られたくないという気持ちを受け入れながら，効果的に管理できる対処法を提供する	適切な目標を立てて実行と評価・ホームワークの復習
問題解決療法を適応し出来事に対する問題を効果的に解決する能力を向上させる	できたこと，できなかったことの評価・問題解決を試みる

行動フロー:
- 注射する準備の確認 → 腕時計のアラームをセット
- プライバシーが守られ，落ち着いた場所を探す
- 乗用車内，トイレなどの場面をイメージする
- 行動リハーサル　現実場面
- 実践面の不安強度（測定）心理的・行動的変化

場所:
- 病院のトイレ（1人）
- 映画館のトイレ（妻と）
- カラオケボックス（子どもと）

自己評価:
- うまくできた
- 不安だった
- 落ちつかない

→ 再評価

図 5−3 ● インスリン自己注射に対する不安への対応（症例 B）

や自己管理が困難であることを受けとめ，①自分の生活習慣の問題点を十分に把握しておらず，過剰な信念と病気に対する誤った思い込みに焦点を合わせる，②うつ状態のために生じる落ち込みや不安などの心理的要因を改善する。そして生活の乱れからくる生活習慣に直接働きかけることで問題解決の連鎖を起こしやすくするという治療の理解を求めた（図5-3）。

A氏のようにうつ症状が糖尿病と合併した場合，①糖尿病治療と同時に，治療を妨げる心理的問題に目を向け，早期治療を心がけること，②うつ症状が糖尿病と合併した場合，糖尿病の悪化がうつ症状を招いたのか，うつ状態が糖尿病コントロールを悪化させたかを見極め，早期介入を行なうことが重要である。

2．症例B（インスリン自己注射に対する情緒的症状に注目した介入）

症例Bの不安やうつ状態などの症状は，血糖コントロールの悪化（教育入院時の検査値：血糖値 316 mg/dl, HbA1c13.3%, 体重 80 kg），さらに，インスリン自己注射の治療への切り替えによる情緒的症状の増悪がみられたと推測される。また，退院後のインスリンの自己注射などのセルフケアに関する不安や戸惑いが，互いに影響し合って自信喪失の原因になったと考えられる（退院時：血糖値 169 mg/dl, HbA1c11.9%, 体重 78 kg）。ここでは，B氏が抱えている問題を効果的に解決する能力を向上させることが，不安やうつ症状を軽減する可能性が高いと考え，認知・行動変容段階で問題解決療法（problem-solving therapy）を取り入れた。この技法は問題を解決する能力を高め，身につけた対処スキルを長期にわたって持続させることをねらいとする。図5-3に示したように，心理教育段階をふまえ，インスリン自己注射手技練習は，薬名を覚えるところから始め，生活場面に実践できるよう心がけた。くり返して実践することより，インスリン自己注射に少しずつ自信をもつようになり，問題を客観的に見つめる心の余裕ができた。その後，治療に対する不安のレベル（自己評価）も軽減し，徐々に行動にも変化がみられた。

B氏のように糖尿病治療によって不安・うつ状態に陥った場合，①患者が訴えるニーズに注目し，B氏の抱えている問題を構造化し把握することより，身体症状や不安を引き起こす手がかりを明確化すること，②日常生活にも目を向け，自分の病気と正しく向き合うことができる対処法を提供する。特に，B氏の場合は，ニーズに注目し，抱えている問題を共感するだけではなく，身体症状以外の日常生活にも目を向け，それに応じ積極的援助を行なったことが，不安とうつ症状の軽減につながり，自己管理の意欲も高まったと考えられる。

第6節　今後の治療における課題

　より効果的な教育を提供するためには，ベストな患者教育環境を構築し，プロセス重視より結果を出す指導へ，早期発見・治療とともに，早期介入を行ない行動変容できる援助が求められる。同時に，心理教育側面からのアプローチのさらなる強化が必要である。患者にとっても，糖尿病ケアを日常的な習慣にしてしまうためには，再発防止に向けた環境整備，治療に対する自己管理のための地道な努力が長期にわたり求められる（Ruggiero et al., 2000）。

　ここで紹介した症例A・Bのように，治療の初期段階から，患者のおかれている状況を理解し，これから起こり得る問題行動を予測し，自己管理の能力を向上させる援助こそが，結果的に心理的症状の軽減や，QOLの改善につながる（Boardway et al., 1993; Steed et al., 2003）。つまり，ふだんから患者自身が自分の体の変調を気軽に訴えるしくみをつくることより，周囲は患者の健康状態を初期に把握し，援助しやすくなる。また，患者に必要な教育をどのように提供し，どのような効果が得られたか，その評価を行なうことで，必要に応じさらなる教育・支援を提供できる可能性が高まる。

　今後心理教育的介入の効果をより高めるためには，どのような視点で患者とかかわっていくべきなのかを考えるとともに，特に治療者は望ましい行動を習慣化させるしくみづくりを積極的に治療の中に取り込むなど，患者が無理なく続けられる工夫が求められる。同時に，患者中心の治療を目指し，少しずつ実践を積み重ねて続けていく努力も必要である。

第6章 腎疾患

第1節 慢性腎疾患とサイコネフロロジー

　腎臓は全身の臓器でつくられた老廃物を濾過し，きれいな血液を心臓へと戻す機能をもち，生命維持には欠かせない。その腎臓の機能が何らかの原因によって低下した慢性腎不全は長期の食事療法や服薬治療を必要とする。徐々に腎機能が低下し，末期腎不全にいたる可能性もある。いわば人生全般に及ぶ疾患である。また「末期腎不全」になると，生命を維持するために透析療法（血液透析・腹膜透析）あるいは腎臓移植が必要となる。

　腎不全患者にとって腎機能の保存的治療，透析や移植といった高度医療とかかわりながら，自分の人生をどのように送っていくかということは重要なテーマである。こうした疾患の特性を背景に，腎疾患領域における心理学的・精神医学的問題への取り組みはサイコネフロロジー（psychonephrology）とよばれるリエゾン・コンサルテーション精神医学分野で発展した。しかし，この分野での心理士の活動はあまり知られておらず，腎疾患患者に対して十分な心理的援助が行なわれているとはいいがたい。

　東京女子医科大学病院では泌尿器科・腎臓外科・腎小児科と神経精神科（精神科医・心理士）が協働して，生体腎移植における移植者（レシピエント）ならびに臓器提供希望者（ドナー）へのメンタルケアシステムの構築に取り組んでいる。その経験から本章では，腎疾患患者の抱える心理的問題をまとめ，高度医療の中での心理士の役割について述べる。

第2節 腎不全患者と心理的問題

1. 腎不全保存期

　腎機能の低下はみられるものの自覚症状は少ない腎不全保存期の治療の中心は，塩

分やタンパク質などの摂取制限を含む食事療法と服薬となる。腎不全の悪化をくいとめ，透析や移植への導入を先延ばしにすることが課題である。患者は疾患と生活管理に関する知識とモチベーションをもつことを求められる。病気の悪化への不安を抱え，医療者から指導や注意を受ける立場となり，生活や検査数値をうまくコントロールできない場合には自責感などを経験することもある。

2．末期腎不全期～透析の場合

（1）透析の実際

末期腎不全による透析患者数は2006年には26万人を超え，高齢患者や糖尿病を原疾患とする患者が増えている（日本透析医学会，2007）。透析は生命維持に有効なだけでなく，本人にとって経済的な負担が少ないため，日本では選択されることが多い。しかし，多くの合併症が発生し，合併症による死の危険性をはらむ，負担の大きな治療でもある。また，この治療特有の制約の多さから，患者はそれまでのライフスタイルを大きく変更する必要がある。

（2）透析患者の抱える心理的問題

透析患者は尿毒症など身体状態に起因する器質性・症状性の精神障害だけではなく，透析や療養生活のストレスに起因する反応性の精神障害を呈する。しかし，透析患者に出現する精神障害の頻度はまだ十分に明らかになっていない（松木ら，2006）。この領域における心理学的問題を表6-1にまとめた。

表6-1 ● 透析患者の心理的問題　（堀川，2007を改変）

透析導入期	維持透析期
それまでの生活の中断 人工臓器に対する葛藤 疾病受容の問題 　・1級障害者 　・頻繁な通院 　・外観の変化（シャントなど） 健康の喪失 健康に支えられていた自信の喪失 透析に伴うさまざまな制限 　・食事・水分制限 　・長時間の拘束による時間の制限 　・社会生活の中断や役割変化 　・透析後の疲労など身体的制限 死の恐怖	医療による束縛 　・生活の変更（社会的役割・家族関係） 　・セルフケアの必要性 透析を含む生活への適応 　　（体調の安定が得られることも） 医療者との関係 透析患者同士の関係 自分の立場や価値の再構築 死の恐怖，合併症への恐れ

1) 透析導入前〜透析導入期：透析忌避の心情

　透析に忌避感情をもつ患者は少なくない。人工臓器に対して多くの人が感じる「機械につながれる」「機械によって生かされる」という負のイメージが，どんなに身体がつらくても透析だけは避けたいという心理につながっていることも多い。また，保存期から治療を継続してきた患者にとって透析導入は，自分の努力が報われなかった結末であり，自分の健康の喪失として受け入れざるを得ないものでもある。それまでの治療の中で「食事制限がきちんとできなければ透析になってしまう」という「脅し」をうけたために，透析への否定的な印象を固めてしまう人も残念ながら存在する。

　末期腎不全となり，透析が治療のプロセスの一部に見えてきたら，医療者は透析の実際の手順や，透析によって期待できる身体的苦痛の緩和などを患者と共有し，患者が不安ながらも透析を受け入れることができるように準備を始める必要があろう。回復のむずかしい病気だからこそ，腎不全とともにどう歩んでいくか広い視野をもつことが，患者にも医療者にも重要なことなのである。

2) 透析維持期

　血液透析では決まった透析施設に週に数回通い，血管に透析針を留置した状態で，何時間もベッドで過ごす。処置に伴う痛み，自由の制限，透析施設という狭いコミュニティの中でのスタッフや患者どうしの関係は透析患者のストレス要因となる。もちろん，療養仲間と良好な関係を築く患者も多い。しかし特に若年者は自分の祖父母の年代の患者に囲まれて，自分自身の異質さを感じざるを得ないこともある。一方，腹膜透析は自宅で行なえるものの，毎日自分で透析の準備や処置をする必要があり，医療者も療養仲間も近くにいない孤独感も生じる。自宅での負担が大きく，家族の理解と本人の努力が不可欠である。

　さらに，この透析維持期にも水分制限や食事の管理が必要となり，患者には何重もの我慢が科せられる。こうした多くの制限と拘束は職場でも家庭でも，生活上のさまざまな障壁を生じさせる。残業ができない，力仕事ができないといった理由から職場での配置転換を経験したり，家庭内でも通院の送り迎えや食事療法に関するサポートを必要とするなど，病者としての役割が大きくなる。疾患とともに生きる生活や役割の再構築が重要である。

3. 末期腎不全期〜移植の場合

(1) 腎移植の実際とその特殊性

　日本の腎移植は年々増加し，2006年には1,136例が実施された。海外では献腎移植がさかんだが，日本では臓器移植法施行以降も脳死臓器移植は増加していない。1万人以上の献腎・脳死下腎移植希望者に対して，2006年の移植施行は197例のみで，

第 2 部　医療心理学の実際

待機期間が 10 年以上となることも少なくない（日本臓器移植学会広報委員会，2007）。移植待機患者は誰かが亡くなることで自分の移植の希望がかなうという複雑な期待の中で，いつ終わるかわからない透析生活を続ける。そして，いざドナーが現われたとたんに非常に短時間で「今ここで移植をするか」の大きな決断に迫られることになる。

こうした献腎移植のむずかしさからこれまで日本では健康な生体からの臓器提供に頼った生体間移植が主流で，特に親子間で多く行なわれてきた。近年の手術技術の向上や免疫抑制剤の開発が夫婦など非血縁関係での移植の安全性を高め，日本の腎移植医療を支えている。

東京女子医科大学病院では，日本でも有数の腎移植症例数と優良な成績を保っている。移植された腎臓がレシピエントの体内で機能し続ける割合（生着率）は 1 年間で 95％近く，5 年間で 83％，10 年間を経ても 70％近い（日本臓器移植学会広報委員会，2007）。これは医療の発展による目覚しい成績といえるが，移植から 10 年後には 4 ～ 5 人に 1 人は再び透析に戻らざるを得ない現状を示してもいる。

臓器移植の中でも腎移植にはいくつかの特徴がある。まず，心臓や肺は臓器移植以外で生命危機の回復が望めず，移植できたとしてもその移植臓器が廃絶すれば死を免れない。また，生体ドナーの臓器を切り分けて提供することが可能な肝臓も，多くは急性の劇症肝炎などでレシピエントの生命にかかわるため，移植のすばやい決定と対応が必要である。一方で腎臓移植は，2 つの腎臓の 1 つを提供するもので，生体ドナーのリスクは肝移植に比べて圧倒的に低い。また，透析を行ないながら移植をする時期を選択することができ，移植が不成功となっても再び透析を行なうことで生命を維持できる（細木ら，2002）。つまり腎移植は生体ドナーからの提供が可能で，移植以外の代替医療によってある程度の生命予後が保証される分，医療を受ける側の選択肢が多い。患者個人のさらなる QOL の向上や希望するライフスタイルによって，透析から離れて過ごすことのできる時間を人生のどの時期におくのか，移植を行なう時期も含めて選択しうるものでもある。

(2) 生体腎移植レシピエントの抱える心理的問題

疫学的調査では腎移植前後にレシピエントが何らかの精神障害を呈する頻度は 16.5 ～ 48.6％とさまざまで（小林ら，2006），構造化面接による調査では移植手術直前には 26％，移植後半年には 21％のレシピエントに大うつ病や不安障害が認められた（堀川・小林，2006）。米国の大規模研究では，移植後平均 2 年程度経過した腎移植患者の 1.34％が精神障害のために入院を要したという報告がある（Abbott et al., 2003）。

1) 腎移植前

腎移植は身体的侵襲が大きく，免疫抑制剤などの薬剤使用が不可欠なことから，器質性，症状性の精神障害も多いが，それ以外にも心理的な問題を示すさまざまな要因

表 6-2 ● 腎移植レシピエントの抱える心理的問題（春木，2006 を改変）

移植前	移植後
ドナーが現れるかの不安	拒絶反応や合併症への不安
ドナーに対する心配・自責感	透析再導入への恐れ
倫理的問題によるゆらぎ	免疫抑制剤の継続と副作用への不安
手術自体への心配	ドナーや家族との関係の変化
移植腎の生着と拒絶の恐れ	周囲の期待から来るプレッシャー
周囲（家族/知人/医療者）の懸念	透析仲間・スタッフとの疎遠
透析からの開放への期待	（より健康な人間として）社会復帰することへの不安

があげられてきた。前述したように，生体腎移植は健康なドナーの存在によって成立する特殊な医療である。移植に対する価値観や倫理観はさまざまであり，必ずしも周囲の一致した理解と応援を得られるわけではない。レシピエントは移植決定まで，表6-2にあげたようなさまざまな問題と対峙することになる。

2）腎移植後

移植により腎機能が回復しても，免疫抑制剤の定期的服薬とセルフケアは欠かせない。中西ら（2002）は移植後のレシピエントのストレスが，①拒絶反応・感染症の可能性，②副作用による外見の変化，③就労の制約，④移植への葛藤，⑤医療費の負担の5因子に分けられ，「拒絶反応・感染症の可能性」と「移植への葛藤」が精神的健康の不良に直接影響することを明らかにしている。

腎移植後のうつ病は特に拒絶反応の強い例や移植不成功例では重症化する傾向があり（春木，2006），移植した腎機能の悪化はドナーへの強い罪責感を生んだり，透析生活へ戻ることへの強い恐れを生じさせる。また移植後の身体経過は順調であるにもかかわらず，抑うつ症状が出現する状態は，逆説的うつ病（paradoxical depression）として知られている（春木，2006）。移植前からの心理的問題（ドナーに対する負責感，罪悪感など）が移植後に顕在化することもある（福西，1999）。

こうしたことが起こる背景には，腎移植がそれまでのレシピエントの透析中心の生活を大きく変えるという事実がある。透析施設で形成した人間関係からは疎遠になり，家族内では「家族から臓器（健康）をもらった」という特殊な医療下で生じる心理的な関係性の変化があり，社会的には病者としての自分から「今までより健康な人間」としての役割への変化やそれに伴う周囲からの期待とプレッシャーがある。こうした生活の変化への適応を促進することも移植医療を円滑に進めるうえで，重要な意味をもつ。

(3) 生体腎移植ドナーの抱える心理的問題

生体腎移植ドナーの精神医学的問題はこれまで十分検討されていないが，ドナーが移植後にうつ病や適応障害を発症したという報告はまれではない。

1) 腎移植前

そもそもドナーは健康体で自発的な意思をもって臓器提供を申し出ることが前提とされているが，その意思はその人の置かれた状況から生まれてくるもので，家族関係や生活状況の影響を受けざるを得ない。表6-3には生体ドナーの経験する心理的問題をまとめた。

ドナー候補者は家族内でドナー選択をめぐる葛藤を経験し，病気で苦しむ家族を救うには自分しかいない，という意識に後押しされて提供を申し出ることも多い。提供理由には，これまでレシピエントに世話になったことへの感謝，健康な体に産めなかったことへの謝罪，社会的困難からの回復に対する期待，などさまざまなことが述べられる。レシピエントの苦痛そうなようすをもう見たくないから，という思いを吐露する候補者もいる。

生体腎移植がいかに安全に行なわれるようになったとはいえ，腎提供の身体的侵襲は大きい。ドナー候補者はレシピエントにもっと健康で幸せであってほしいと望むこととは別に，自分自身の人生において，臓器を提供する意味を考える必要がある。医療者はドナー候補者が決断にいたった経過を受けとめ，支持することも大切である。

表6-3 ● 腎移植ドナーの抱える心理的問題（春木，2007を改変）

ドナーになることが決まるまで	移植術後（臓器提供後）
誰がドナーになるか ・家庭内緊張，家庭内葛藤の存在 周囲からの（無言の）期待 　（家族・レシピエント・医療者から） 断ることで生じる不和への懸念	自身の健康の心配を表出できない ・レシピエントが心配する 医療的フォローアップの少なさ ・自身の健康の心配 レシピエントの健康への心配 腎機能低下時・拒絶時の罪悪感 恩きせ，過剰な期待，干渉，過保護 突き放し ・「もう腎臓をあげたのだから」 ・「いつまでも病人ではない」 周囲の理解の少なさへの不満 ・自分への気遣いが少ない ・なんでも片腎になったためと考えられる
移植術前まで	
手術そのものへの不安 身体脆弱化の不安 死の不安 贖罪感，罪悪感 ・こんな体に産んでしまった ・早く気づいてやれなかった，など 被害感，犠牲感，敵意，攻撃的感情 ・なぜ自分が？　など 報酬要求，補償要求の心理 提供したい気持ちとしたくない気持ち	

2）腎移植後

　移植成功後の抑うつはドナーにもみられる現象である。さらにレシピエントの術後の拒絶反応が強い，または移植が不成功であった場合はドナーも強い影響を受ける（福西，1999）。この背景には表6-3にあげたような事柄や，大きな役目を果たし終えたという荷おろし感もあるだろう。健康になったレシピエントが自分から離れて新たな生活を築くのを見る喜びと寂しさもあるだろう。

　私たちの調査では術前にきちんと情報収集を行なうタイプのドナーは，臓器提供1年後にも精神的に健康な状態を保っている可能性が示された（小林ら，2004）。ドナーに対してどのような情報を提供するか，ドナーとなった人の心身のフォローをいかに行なうかも，満足度の高い移植医療を実現するためには重要な課題である。

第3節　腎移植医療におけるメンタルケアプロトコル

　2006年11月に日本移植学会は，ドナーの臓器提供希望が強制ではなく自発的意思によるものであることを確認する第三者の関与と，意思決定のプロセスを支援するシステムの構築を勧める倫理指針を出した。現在，東京女子医科大学病院の倫理委員会は精神科医および心理士を臓器提供意思を確認する第三者として認定している。

　高橋ら（2008）は大阪大学病院における生体腎移植術前の精神科医による面接について報告しているが，臓器移植における医療ユーザーの意思確認には，まだ定式化された方法はない。またこうしたプロセスに心理士が参加している報告もほとんどない。

　従来，東京女子医科大学病院での移植医療に対するメンタルケアは神経精神科のリエゾン・コンサルテーションの枠組みで行なわれてきた。2000年には心理士が生体腎移植ドナーとレシピエントの術前から術後までのフォローアップを行ない，心理的な適応を促進する要因を明らかにした（小林ら，2004）。2004年以降は心身医療科に腎移植のドナー候補者とレシピエントのための専門外来を設け，精神科医と心理士が面接を行なうようになり，現在は小児から成人まですべてのドナー候補者とレシピエントに対応している。

　心身医療科移植外来の機能は，①ドナー候補者と移植希望者（レシピエント）それぞれの移植医療を受けるかいなかの意思決定プロセスの支援，②臓器提供候補者（ドナー候補者）の提供意思の第三者による確認，③移植前後に生じた心理学的問題への援助，の3つに大別できる。

1. 意思確認までのプロセス

　生体間移植を考えたドナー候補者はレシピエントとともに来院して，移植医から移

植概要の説明を受け，組織適合性検査から移植に向けた数々の検査が始まる。この最初の段階で，移植コーディネーターが各ドナー，レシピエントと面接する。ここは手術までの流れや術前後の生活についての情報提供の場として重要な機能をもつ。同時にドナー候補者には主体的にドナーとなる意思をもって検査に臨んでいるかを確認し，意思確認の第1段階としている。コーディネーター面接で移植に対する強い不安や，家族関係への懸念，それまでの精神医学的問題が明らかになった場合，またドナー候補者やレシピエントが希望した場合は心身医療科に早期紹介となる。コーディネーター面接でおおむね問題なしと判断された場合には，移植術予定日約3か月前に意思評価面接に臨む。

2. 意思決定プロセスの援助

　移植チームとの協働が進む中で，心身医療科移植外来にはコーディネーターだけでなく移植医からもさまざまな問題を抱えたケースが早い段階から紹介されるようになった。

　紹介理由としては「ドナーとレシピエントの関係に問題がある」「ドナーとレシピエント以外の家族の理解や協力が得られない」「どちらか一方だけが積極的（あるいは消極的）すぎる」「精神疾患の治療中・あるいは既往があり，移植に臨んで不安がある」といったことが多い。また，移植に関する情報をどのくらい理解できているか（その能力が十分か）を評価して欲しいといった依頼もある。患者からは「移植に向けての心の準備が整わない」といった相談もある。

　ここでの心理士のおもな役割は移植チームとドナー候補者，レシピエントの足並みをそろえる工夫をすることである。精神科医とともに精神疾患や認知機能の評価をするだけでなく，意見を決めかねている迷いを受けとめたうえで，生活上の問題の整理，

表6-4 ● 意思確認面接で取り上げる事柄

腎疾患の経緯 ・疾患の受容 ・透析への適応・自己管理の良否 ・ドナーの疾患理解	**ソーシャルサポート** ・同居家族・親・子・兄弟の意見 ・職場の対応	**意思決定能力** ・認知機能の低下の有無 **その他の精神科疾患**
腎移植の契機 ・ドナーセレクションの経緯	**移植医療への理解** ・リスクとベネフィット ・情報の過不足	**ライフスタイル** ・喫煙 ・飲酒 ・その他の薬物依存傾向
家族関係・家族内の問題 ・ドナーレシピエントの関係 ・その他の家族との関係 ・経済・労働力のバランス		

解決策の相談，必要に応じた継続面接や家族合同面接を行なう。移植チームとの問題症例の共有はふだんの交流以外に，チーム中心に行なわれる移植カンファレンスで行ない，ドナー候補者やレシピエントの意思が定まらない場合には，移植に向けた準備の中断を提案することもある。

3. 第三者による意思確認面接

意思確認面接はおおむね移植術前3か月前程度に設定され，ドナー候補者とレシピエントそれぞれに行なう。表6-4にあげたような質問を通して，移植について十分な情報を得たうえで自分の生活に見合った冷静な判断ができているか，移植後も必要なセルフケアを行なうことが予想できるか，といったことを評価する。ドナー候補者とレシピエントの話に齟齬がないか，お互いへの自然な感情の表出がみられるかといったことも同時に評価する。

4. 移植医療における心理的支援の位置づけ

レシピエントおよびドナー候補者に対する意思決定の援助は「医療の受け手が十分な情報を得たうえで，周囲からも可能な限りの理解と協力の得られる環境を整え，自分自身が納得のいく決断にたどり着けるよう援助すること」と考える。生体腎移植のように移植を受けるか透析をするか，誰からいつ臓器提供を行なうかを本人たちが自由な意思で決定できる医療の中で，心理士は医療とその受け手の生活を繋ぐ役割となる。医療の受け手が医療のペースに動揺することなく，医学的な側面以外からも医療を受けることを多面的に考える機会を中立的な立場で提供することが重要である。

現在の医療において移植は必ず成功するという保証はできず，またどのくらい移植腎が機能し続けるかも明確な指標はない。危険性を知ったうえで決断した自分自身を肯定的に評価できるように，心理士のそうした役割を移植チームに十分理解し，活用

表6-5 ● 腎移植における心理的支援の役割

移植医療に対する中立的な立場を保持する
移植する選択も移植しない選択も等価とする中立的な立場に立つ
その人の生活・価値観にあった選択を支援する
身体的・医学的観点以外の移植の意義を考える機会を提供する
移植医療全体のリスクとベネフィットを知った上での選択を支援する
包括的な移植医療に貢献する
他部門・他職種との連携の中に存在する
予測できる心理的不適応に対処する
不適応を促進する要因を緩和するための支援をする
不適応ハイリスク例の経過観察を移植チームに提案する

してもらうことも必要である。心理士はその決断に影響する周辺の問題に対応し，医療チームとの連携も行なう。表6-5は2007年に東京女子医科大学で開かれた腎移植フォーラムで移植医療における心理士の役割を提言したものである。

5. 心理的援助のポイント

(1) 情報の選択的抽出から生じる問題

　移植に対して強い期待を抱いている人はドナーにもレシピエントにも非常に多い。面接で「移植がうまくいかない場合」について「まったく考えていない」と即答する人は少なくない。こうした人は移植後の拒絶反応にも動揺しやすい。「知っているけど考えると不安だから考えない」のか，本当に知らない（理解していない）のか，リスクの無視やよい情報の選択的取入れが生じているのかの把握が必要である。面接の中で一般的な生着率を「90％以上はうまくいく」ではなく「〇人に1人くらいは5年位で透析に戻ることもあるようです」というように，より具体的なイメージができるような情報としてそれとなく伝えることもある。

(2) 情報不足から生じる問題

　移植の予定日が近づいても，十分な情報を得られていない人もいる。特にドナーは「とにかくレシピエントの健康回復が第一」という気持ちから，移植医からの説明のレシピエントに関することばかり熱心に聴いていることがある。そうした人がふと「自分（ドナー）の手術はどんな風にするのか」と考えて，心理士の面談であれこれ尋ねてくることがある。この場合は，何についての情報が不足しているのかを整理し，適宜専門スタッフを紹介する。移植やそれに伴う入院生活，退院後の生活についての知識不足についてはコーディネーターに，手術の方法などについては移植医にもう一度説明を行なうように求めることもある。

(3) 関係性の変化に対する不安

　移植を受けることによって，ドナー（あるいはレシピエント）との関係が変化することを懸念する人もいる。夫婦間や親子間で行なわれる移植では「ドナーに頭があがらなくなるのでは」「レシピエントが恐縮してしまって，生活しづらくなるのでは」といった不安も生じる。また，もともとの関係性から，その人をドナーとすることに抵抗を感じる人もいる。関係性について本人たちが口にしない場合でも，ドナーセレクションの経過から両者の関係性をアセスメントし，お互いに十分話し合ったうえでの移植選択であるかを確認する。その中で「透析から解放されること」だけに焦点を当てるのではなく，移植後の自分がドナー（あるいはレシピエント）や家族とともに

どのように生活するイメージを描けるかを考えてもらう。ドナーとレシピエントを取り巻く，その他の家族との関係性にも配慮が必要である。

(4) セルフケア能力の評価

移植後は免疫抑制剤の定期服用だけでなく，体重の急激な増加を防ぐこと，十分な水分補給，感染予防などは移植腎機能の保持に非常に重要である。そのためレシピエントが移植後にもセルフケアをきちんと行なえるかは移植の成功に大きく影響する。

移植前のアセスメントで，透析中の生活管理に関するコントロール不良，自傷行為や物質乱用を含めた自暴自棄的行動などがある場合などは注意が必要である。本人にも移植をすることの意味，セルフケアの重要性の認識をうながし，移植後にも多くのセルフケアの負荷があることを知ったうえで移植するかを考えてもらう。また，家族にもセルフケアの重要性を理解し，サポートしてもらえるよう準備を進める必要がある。

透析中のセルフケアの問題は透析施設のスタッフや移植医など身体管理の専門家が気づいていることも多い。前述したような事柄が移植後のセルフケアの良否を予測する因子であることを，医療スタッフにも知ってもらう働きかけも必要である。そうすることで移植前後のセルフケアについて，より注意深く観察できるようになる。

また，ドナーも移植後の生活管理が健康維持に重要であり，ドナーが健康でありつづけることを含めて移植の成功であることを伝え，継続的なセルフケアの意識を高めるよう働きかける。

(5) 移植後の生活への適応に対する支援

腎移植レシピエントの多くは30代，40代である（日本移植学会，2007）。慢性腎不全期に仕事をしながら透析に通っている場合，残業をしない，身体的負荷を減らすといった配慮をされていることも多い。移植後には健康を取り戻し，これまで会社に配慮してもらった分十分働きたいと思う反面でがんばり過ぎたり，一方では待遇に変化がなく自己価値観が低下するという形で不適応を経験する場合もある。

新たな生活での目標設定，適応を支援することは重要である。また，移植に伴う入院や通院で中断した社会生活への再参加の支援も課題である。

第4節　腎疾患患者への心理的支援の実際

本節では，筆者のかかわった症例について報告する。
【30代の夫婦に対する援助】　提供意思撤回の話し合い

第2部　医療心理学の実際

　Aさんは透析をして8年になる夫のドナー候補として来談した。最初はAさんの姑（夫の母）が「できることなら自分の腎臓を提供して，息子に楽な生活をさせてやりたい」と言い出だした。夫もAさんも姑に感謝した。しかし，病院を受診した姑は高齢で持病もあり，身体への負担を考えると，ドナーになることはむずかしいと判断された。落胆する夫を見て，Aさんは「わたしの腎臓でよかったら移植しましょう」と伝えた。
　こうしてAさんと夫の移植に向けた準備が始まった。コーディネーターとも，自分がドナーになること，その後の生活のことについて話し合う機会をもった。Aさんは話がどんどん具体的になる中で自分の臓器提供に対する気持ちが揺らぎ始めたことに気がついた。この迷いをコーディネーターに打ち明け，心理士へ紹介となった。
　心理士の面接では，Aさんと夫それぞれの面接を行なった。医学的な情報の整理，意思撤回の機会の保証，ドナー候補者とレシピエントの関係の調整，移植チームとの連携が課題となった。
　Aさんには「夫を楽にしてあげたい」が，「もしうまくいかなかったら…」「夫も病気で，自分も完全な健康とはいえない体になる。自分はそれで夫も子どもも守れるか」という心配が生じていた。夫の腎不全が糖尿病に由来するものであることも，Aさんの心配を助長した。糖尿病は家族性の発症が多い。もし子どもたちがAさんと同じように成人して糖尿病になり，腎不全になっても，自分にはもうあげられる腎臓は残されていない。しかし，夫がどんなにがっかりするだろうと考えると，どうしても提供したくないと言い出せず，できれば検査か何かで移植ができないという結果が出てくれればいいのにと期待していた。一方夫の面接では「透析からは解放されたい」「働き盛りで子育ても忙しい妻が，どういう気持ちからドナーになるといってくれたのだろう」「負担がかかり過ぎないか心配だ」と，妻に対する配慮が述べられた。双方が気遣いあっているものの，お互いの気遣いや心配を率直に話し合えていない印象であった。
　心理士はAさんに対して夫を思いやる気持ちからの申し出であったことを受けとめたうえで，医療側として検査結果がだめだったと事実ではない説明はできないことを伝えた。さらに万が一そう伝えてしまうと，夫はもうAさんと移植はできないと理解するだろうし，Aさんはずっと「嘘をついた」ことを隠しながら生活をしなくてはならなくなるといったメリットやデメリットを話し合った。同時に臓器の提供はドナー候補者の自由な意思で決め，どの時点でも意思を撤回してもよいこと，今回移植をしなかったからといって今後この病院で移植できないということはいっさいないことを保障した。そのうえで提供の意思を固めるうえでは「もし，想い描く最善の結果が得られなかったとしても，『あのとき提供してよかった』と思えそうかどうかが大切」と伝え，Aさんの心配を夫と話し合ってみる機会をもつように勧め，次回を

夫との合同面接にすることを提案した。この時点でAさんに了解を取り，ドナーとしての医学的検査を中断することを移植チームに連絡した。

その次の面接にはAさんと夫，姑がいっしょに来院した。改めてドナーの手術や負担，移植成績，移植後の生活についてコーディネーターから説明をし，家族に「ドナーになることのたいへんさ」を理解してもらう機会とした。そこでAさんは「家族全体のことを考えて，今は移植をする決断をできないが，しばらく先には提供したい，それまで透析でがんばってくれないか」と2人に話すことができた。夫と姑も，Aさんと同じように子どもたちへの心配をしていたことを打ち明け，Aさんの申し出を了解した。その後，夫は献腎移植登録をすることを選んだ。

第5節　腎不全医療の中で心理士に求められるもの

　サイコネフロロジー領域で心理士が活動する場合，念頭におく必要のあることは，患者の表わす精神医学的・心理学的問題の多くが，慢性腎不全に伴うさまざまな身体的要因を基盤にして生じる，ということである。そのため，心理士は「心理的背景」の理解に極端に偏らず，末期腎不全とそれに伴って生じうる器質性・症状性の精神障害の知識をもち，身体科の医師，精神科の医師との十分な連携とアセスメントの共有が必要となる。

　この領域での今後の医療心理学への期待は，腎不全保存期の生活管理に対する援助，慢性疾患としての心理教育，透析導入期の心理的負荷の緩和，ドナーやレシピエントの長期的なフォローアップ（特に通院の途絶えがちなドナーや透析再導入となったレシピエント），小児期の腎疾患患児のメンタルケア，小児のドナーともなる両親のケアなど幅広い。慢性疾患患者の病気の経過とライフステージに合わせた支援を提供することで，円滑で満足度の高い医療の実践へ貢献することが期待されている。

第7章 小児医療

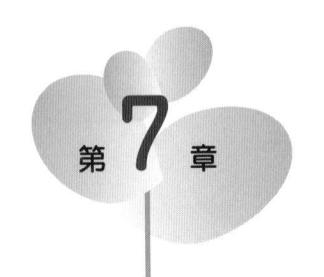

第1節 小児医療における医療心理学

1. はじめに

近年,小児医療では,予防接種や抗生物質をはじめとした治療法の進歩により,急性疾患が減少し,以前は生命予後が悪かった疾患でも長期生存が可能となっている。しかし同時に,長期的な服薬や治療が必要となり,病気を抱えて生活する慢性疾患児が増えている。わが国において,治療が長期間にわたり,高額な医療費が必要な小児慢性特定疾患に認定されている疾患は,11疾患群514疾患存在し,患者数(平成16年度)は,10万7,706人にものぼる(加藤ら,2007)。

2. 小児医療における心理的支援

小児医療における心理的支援の場として,①入院病棟,②身体科外来(小児科外来,整形外科や脳外科など他の身体科からのコンサルテーションなど),③情緒面・行動面の問題に対する相談窓口(小児科や精神科での児童・思春期外来など),④セルフヘルプグループやキャンプなどの院外での活動(患者会や親の会,糖尿病やぜんそくといった慢性疾患を抱えた子どもを対象としたキャンプなど)などがあげられる。また,これらの場で扱われる患者とその家族の心理社会的問題としては,①身体疾患への罹患およびその治療に関係する問題,②入院や長期療養に伴い生じる問題,③必ずしも身体疾患とは関係しない問題,④発達面にかかわる問題などがある。本章では,小児医療でよくみられる心理学的問題を取り上げ,その支援方法について述べる。

第2節　小児医療でみられる心理学的問題とその支援

1．小児医療全般にみられる心理学的問題

(1) 身体疾患を抱えた子どもの心理社会的問題

　身体疾患を抱えた子どもの心理社会的問題のリスクは健康な子どもに比べて1.3〜3倍も高い（Thompson et al., 1992）。彼らの心理社会的問題に関連する要因については，メタ分析により，①疾患に関連した要因，②患児の要因，③社会生態学的要因があげられている（Lavigne & Faier-Routman, 1993）。疾患関連要因としては，症状の辛さ，罹患期間の長さ，予後といった要因があり，これらは，疾患名の違いよりも強く心理社会的問題に影響を及ぼすことが指摘されている（Lavigne & Faier-Routman, 1993; Daniels et al., 1987; Kovacs et al., 1990）。ただし，脳腫瘍やチアノーゼ疾患など脳（中枢神経系）に影響を与える疾患は，そうでない疾患に比べ，心理社会的問題を抱えやすいことが報告されている（Nassau & Drotar, 1997）。

　患児の要因としては，発症年齢，気質，コーピングスタイル，認知様式などがあげられる。認知様式としては，否定的なボディイメージ（Varni & Setoguchi, 1991），抑うつ的な帰属様式（Mullins et al., 1997; Frank et al., 1997）などがある。

　社会生態学的要因としては，家族機能や親の心理的適応，ソーシャルサポートといった要因が検討されている。家族機能については凝集性の低さや家族間の葛藤の高さが患児の心理的適応に悪影響を及ぼしていることが示されている（Murch & Cohen, 1989; Manne & Miller, 1998; Thompson et al., 1999）。また，親のストレスや心理的不適応は，子どもの心理的不適応と関連していることも報告されている（Thompson, et al., 1993; Brown et al., 1993）。

(2) 医療処置における痛みや苦痛の問題

　医療処置には，採血や予防接種，骨髄穿刺や腰椎穿刺，外科的手術など痛みを伴うものが多くある。処置に伴う痛みや不安は，どの子どもにも生じるものであるが，幼いころの痛みの経験は，痛みの知覚を処理する神経回路を変化させるといった生理学的影響（Ruda et al., 2000）や，その後の処置における痛みの増大，外傷後ストレス障害（PTSD）といった心理的影響（Pate et al., 1996; Frank et al., 1995）を生じさせることが報告されている。そのため，小児の痛みに対して，適切な評価と介入が必要である。

　小児の痛みの評価は，自己評価，親や医療スタッフなど周囲の大人による他者評価，生理学的指標，行動観察法などさまざまな方法によってなされる。痛みは主観的体験であり，自己評価が主要な評価方法となる。しかし，子どもは，痛みと不安や恐怖と

いった感情を区別することが困難であったり，状況に左右されやすい。また，痛みについて適切に報告するための十分な言語的能力を有していない。そのため，発達段階に応じて，フェイススケールや痛みの温度計，ビジュアルアナログスケールや質問紙法を用いるのがよい。

　子どもの医療処置における苦痛や不安の低減を目的とした介入については，モデリングや対処スキルの訓練といった行動的技法と，親による協力が有効な要素といえる（Power, 1999; O'Byrne et al., 1997）。モデリングでは，医療処置に用いられる場所や器具，処置方法を患児に見せ，同じ医療処置にうまく対処しているモデル（パペットや映像）を提示する。また，対処スキルの訓練では，リラクセーションや自己教示，イメージの使用，ディストラクションといった対処スキルを教える。そのほかにも，オペラント技法（賞賛や報酬を与える）や系統的脱感作法といった行動的技法の有効性が実証されている（Power, 1999）。これらの認知行動的アプローチは，麻酔と同様，あるいはそれ以上の痛み低減効果があり，費用対効果に優れた方法であるといえる（Cohen et al., 1999）。

　また，親の医療処置への同席はたいてい子どもの苦痛を減少させるが，不安が強い親の場合，逆に子どもの苦痛は増加する（Jacobsen et al., 1990）。そのため，親を対象とした対処スキル訓練やストレスマネジメントを行ない，子どもが医療処置による苦痛や不安にうまく対処できるようにうながす協力者としての役割を親が担うことが重要である。

(3) アドヒアランス（治療遵守）の問題

　アドヒアランスの問題は小児医療においてとても重要視されている。アドヒアランスの問題は，思春期に生じやすく（Brownbridge & Fielding, 1994; Kovacs et al., 1992），その理由として，親からの支援の減少，食事制限や運動といった日常生活における制限，副作用による外見の変化が考えられている（La Graca et al., 1995）。そのほか，治療期間が長い場合や，友人関係や学校活動など子どもの日々の活動を妨害するような治療の場合にも，アドヒアランスの問題が生じやすい（Jacobson et al., 1990; Brownbridge & Fielding, 1994; Fotheringham & Sawyer, 1995）。また，アドヒアランスの不良は，行動面情緒面の問題とも関連する（Kovacs et al., 1992）。

　病気を管理する主体は，子どもの成長に伴い，親から本人に変化する。ただし，思春期以降であっても，食事の準備や薬の管理など親が関与することは多い。したがって，患児のアドヒアランスの状態を把握し，適切に介入していくためには，病気の管理について，患児本人が責任をもって何を遂行するのか，家族内で，誰にどのようなことが分担されているのかといった詳細な情報を収集する必要がある。また，アドヒアランスが不良な患児とその親の特徴として，病気に対する理解や知識が不明瞭で不

正確であり，医療者によって推奨された病気の管理方法を覚えていないことが報告されており（Ievers-Landis & Drotar, 2000），患者と家族の病気や治療に対する理解度の確認は適宜行なうことが重要である。

　アドヒアランスの向上には，まず，病気の管理を効果的に行なうために必要な知識と管理スキルの学習が必要である。スキルの学習には，モデリングや行動リハーサル，適切な行動への強化がなされる。特に，服薬といった新しい行動を日常生活に取り入れなければならないときには，薬を飲むのを思い出させるために視覚的手がかりやリマインダーの使用も効果的である。また，自己管理行動の把握には，セルフ・モニタリングが有効であるが，単にセルフ・モニタリングを行なうだけでは効果は不十分な場合があり（Wysocki et al., 1989），セルフ・モニタリングに加えて，随伴性の契約やトークンエコノミー法を行なうことで，より効果的にアドヒアランスの向上をねらうことができる（Greenan-Fowler et al., 1987）。

(4) 家族の心理的問題

　病気の子どもをもつ親や家族もまた，多くの心理的問題を抱えている（Cadman et al., 1991; Dahlquist et al., 1993）。特に親は，子どもが病気になったことに対する罪責感やさまざまな不安を抱えていることが報告されている（Matteo & Pierluigi, 2007）。また，親自身の主観的な子どもの生命に対する脅威度や治療強度についての評価，そして病気のつらさに対する認知は，心理的問題と関連している（Kazak et al., 1998; Van Horn et al., 2001）。このような親の心理的適応は子どもの心理的適応とも関連することが指摘されており（Thompson et al., 1993; Brown et al., 1993），親への心理的支援は，親自身の心理的苦痛を緩和するだけでなく，さらに患児の心理社会的問題の軽減に有効といえる。

　家族の心理的問題への介入方法もいくつか効果が示されている。小児がん患者の母親を対象とした問題解決スキル訓練では，母親の問題解決能力の向上と抑うつといった心理的不適応の改善が示されており（Shaler et al., 2005），小児肥満の患者とその親を対象とした介入研究においても，食事や運動に焦点をあてた行動療法的介入に加え，問題解決スキルの訓練を行なうことで，親の心理的苦悩の改善がみられている（Epstein et al., 2000）。また，小児がん経験者とその家族のPTSD症状の軽減を目的とした介入では，認知行動療法と家族療法を統合したプログラムにより効果が実証されている（Kazak et al., 1999）。また，両親の夫婦関係に焦点を当てた介入についてもその有効性が示されている（Walker et al., 1996）。

　身体疾患を抱えた子どものきょうだいについても，彼らが心理的苦悩を抱えることが報告されており（Sharpe & Rossiter, 2002），きょうだいの心理的適応には，家族の凝集性や親からのソーシャルサポート，親の心理的苦悩が関連している（Williams et al., 1999)。近年，きょうだいに対する心理教育やサポートグループの結成といった支援も注目されている（Lobato & Kao, 2002; Houtzager et al., 2001）。

(5) 身体疾患を抱えた子どもの友人関係と学校適応

身体疾患を抱えた子どもにとって友人関係や学校適応は，現在の心理的適応を評価するのに重要な指標であると同時に，後の心理的適応を予測する指標といえる（Morison & Masten, 1991; Kupst, 1994）。

身体疾患を抱えた子どもの友人関係における問題には，日常生活における活動制限が影響していることが指摘されている（Eiser et al., 1992）。社会的活動への参加が少ないことで，友人関係の形成や維持が困難となり，それらに必要なスキルを学習する機会も少なくなる可能性がある。また，病気の副作用による外見の変化も友人関係に影響する。外見の変化によって，友人からの患児の魅力についての評価は，健康な子どもに比べ劣ることが報告されている（Vannetta et al., 1998b）。さらに外見変化は，患児自身の否定的な自己認知やボディイメージを強め，引きこもり行動につながることが指摘されている（Spirito et al., 1991）。したがって，外見的変化は仲間から患児への働きかけと患児から仲間への働きかけの両方を阻害するといえる。友人関係の問題に対する介入方法としては，小児がん患者を対象として，友人関係の形成と維持，対人葛藤問題の解決に必要なスキルを扱った社会的スキル訓練の効果が示されている（Varni et al., 1993）。

学校不適応については，認知機能の障害など病気による直接的な悪影響や体調，長期欠席，心理的不適応などが関連する。さまざまな復学プログラムが提案されているが（Worchel-Prevatt et al., 1998），その効果については十分な検討がなされていない。スムーズな復学のためには，入院中から，復帰する学校との連携をとることや，復学時には，家庭，病院，学校の連携体制を整備し，患児や家族が抱いている復学に関する不安や要望を連携機関で共有し，それぞれの専門的立場から意見交換ができる場を設けることが重要といえる。

2. 特定の身体疾患にかかわる問題と心理学的介入

(1) 小児がん

小児がんは，約70％が治る病気となったが，その治療は長期にわたり心身に苦痛を伴うものであり，病気への罹患や治療が患者の心身に及ぼす影響が指摘されている。そして，心理学的介入の焦点も，目の前の「死」にいかに適応するかという危機介入的な内容から，病気や治療に対処するための支援や心理的問題の早期発見と予防，そして再発といった不確実な予後についての不安を抱えながら，いかに生活していくか

第7章 小児医療

といった内容にシフトしている。

小児がん患者の心理的適応については，近年，標準化された尺度を用いた，比較的厳密な研究計画による大規模調査が行なわれており，小児がん患者の心理的適応は，健康な子どもと違いがないことが示されている（Stam et al., 2001）。しかしながら，発症して間もない小児がん患児や，放射線治療を受けた子どもたちは心理的苦悩を抱くことが示されており（Sawyer, et al., 1997; Vannetta et al., 1998a），治療経過や治療内容に応じた対応が必要である。

小児がん患者とその家族への心理学的介入については，Noll & Kazak（1997）が，行動医学を習得した心理士などの専門スタッフによる入院中の患児とその家族を対象とした介入のガイドラインを示している。介入内容としては，病気への適応や治療への取り組みのサポート，家族や同胞へのサポート，リラクセーションやディストラクションといった行動的技法を用いたストレスマネジメント，学校復帰の援助，再発や死への対応などが含まれている。そのほかにも，母親を対象とした問題解決スキルの訓練や，PTSD症状の軽減を目的とした短期集団プログラムの有効性が確認されている（Sahler et al., 2002; Kazak et al., 1999）。

また，小児がんは治療成績が向上したとはいえ，患児の約30%は亡くなる。終末期においては，患児の苦痛を緩和することが第1目標であり，薬物療法や認知行動療法，マッサージによる症状緩和が推奨されている（小澤・細谷，2002）。また，欧米では，予後について家族と話し合いをもつことや，緩和医療に関する情報を提供することが重要と考えられている（Wolfe et al., 2000）。終末期における心理的支援では，患児と家族の特徴に応じて対応を検討しながら，患児と家族やスタッフが良好なコミュニケーションを維持しながら過ごすことができるよう，患児や家族の不安や疑問に誠実に対応することが必要である。また，死別後の家族の心理的適応については，抑うつや不安，罪悪感やPTSD症状などが報告されている（Hazzard et al., 1992; Miles & Demi, 1992; Murphy et al., 1999）。さらに，死別後の家族関係についても，夫婦関係の不和や家族の結束力の弱化（Martinson et al., 1994），きょうだいに対する親のサポートの減少（Rosen, 1985）が指摘されている。したがって，患児が亡くなった後でも，遺族が求めたときに心理的支援が受けられる体制を整えておくことが必要である。

(2) 小児糖尿病

小児糖尿病のうち，1型糖尿病は1日複数回のインスリン注射等による自己管理が一生にわたり必要な疾患である。1型糖尿病の病気の管理については，これまで，行動契約（Wysocki et al., 1989）や親の糖尿病管理への参加（Anderson et al., 1989）の有効性が確認されている。自己管理行動に対する介入に加えて，問題解決スキル，

葛藤解消スキル，認知面行動面の修正といった適切なストレス対処方法を身につけるための介入（Grey et al., 2000）や，家族間のコミュニケーションと問題解決スキルに焦点を当てた介入も効果が示されている（Wysock et al., 2001）。

さらに，思春期における病気のコントロールの不良に対しては，患者だけでなく仲間も対象としたソーシャルサポートの増加を目指した介入の有効性が明らかとなっている（Greco et al., 2001）。また，多要素からなる行動的介入を主としたサマーキャンプも思春期の患児の自己効力感（セルフ・エフィカシー）や問題解決スキルの改善を示すことが報告されている（Schlundt et al., 1999）。また，思春期の糖尿病患児は，摂食障害のリスクが高いことにも注意が必要である（Colton et al., 1999）。

(3) 心臓疾患

小児循環器疾患における心理学的研究は，先天性心疾患に着目したものが多い。重症の先天性心疾患，特にチアノーゼを伴う場合は，認知的発達や学業レベルに問題がみられることがある（Wright & Nolan, 1994）。先天性心疾患児の心理的適応については，健康な子どもたちと大きく異ならないことが示されている（Utens et al., 1994）が，手術を受けた年齢などによって心理的適応は異なる（Baer et al., 1984）。後天性心疾患である不整脈については，心臓の手術を受けた経験のある子どもや毎日の投薬が多い子どもは，不整脈についての心配が強く，日常生活に不整脈の影響が大きくみられる（Schneider et al., 2001）。また，患児の親の多くは，突然死を過剰に心配し，不安を抱えていることや子どもに不必要な制限を加えてしまうことが指摘されている（Davis et al., 1998）。

循環器疾患の患児とその親に対する心理社会的介入については，心筋生検中にリラクセーションやイメージを用いることで，不安が低減すること（Bullock & Shaddy, 1993）や，リラクセーションと問題解決技法を含んだ認知行動療法によって，病院のみならず退院後の家および学校での生活がより適応的であることが報告されている（Campbell et al., 1995）。

第3節　小児医療における心理学的支援の実際

1. 長期入院患児とその家族を対象とした心理的支援システム

長期にわたる入院生活は，治療による身体的苦痛に加え，さまざまな生活上の活動制限があり，患児とその家族の心理的負担は大きい。特に患児にとっては，入院によって学校生活や友人とのかかわりを経験する機会を奪われることから，社会性の発達への影響も考えられる。また，病気や治療に対する主観的評価が，後の心理的適応に

表7-1 ● 長期入院患児と家族への心理学的支援の構成要素

患児
　①病気や治療に関する情報収集の支援
　②病状説明後における理解内容の確認
　③リラクセーション等を用いた身体的苦痛の緩和
　④認知行動的，問題解決的アプローチによる精神的苦痛の緩和
　⑤入院生活上の問題や退院・復学の支援
　⑥ポジティブな生活体験の促進

親
　①病気や治療に関する情報収集の支援
　②認知行動的，問題解決的アプローチによる精神的苦痛の緩和，ストレスマネジメント
　③子育て支援

影響するという報告もあり（Kazak et al., 1998），入院中からの心理的支援が重要である。著者らは，小児がんをはじめとした，長期入院中の患児とその家族を対象に，入院時から退院まで継続的に心理的支援を行なっている。その心理的支援の構成要素を表7-1に紹介する。

チーム医療の中で心理的支援を行なうにあたり，まず，医療スタッフ内で患者とその家族が抱える問題について情報を共有することが重要である。そのために，心理的支援に焦点を当てたカンファレンスの開催が有効である。カンファレンスにおいて，各職種のスタッフがそれぞれの立場から意見を出し合い，それをもとに問題や対応方針を検討し，さらにチームで役割分担を行なうことによって，心理士だけでなく，医師や看護師など患者にかかわる医療スタッフが一貫した方針のもと，心理的支援を行なうことが可能となる。

2．介入の実際（症例）

（1）身体疾患を抱える子どもに対する心理的支援

【症例】　16歳，男性，小児がん

【抱える問題】　入院加療のため高校を留年。将来についての悲観的な発言が増える。また，体力についての不安が強く，リハビリや復学についても拒否的であった。

【介入】　まず，不安に関する心理教育を行なった。そして，患児と「不安はゼロにはならない」「まずはやってみて，むずかしかったり，ダメだったら，また考えよう」を合言葉とし，不安場面では合言葉を唱え，自己教示を行なうこととした。また，心理面接では，患児が不安を抱きながらも取り組むことのできたこと（リハビリや勉強）を取り上げ，肯定的にフィードバックした。復学への不安については，患児は周囲か

ら注目を浴びることを強く心配していたことから，自分のクラスに，復学をしてきた子がいた場合に自分ならどのように対応するかを話し合った。また「お試し登校」を行ない，患児が懸念していた周囲からの注目は実際どの程度であるのか調べてくるという行動実験を行なった。その結果，患児は，「お試し登校」によって，自分が予想していたよりもうまく学校で過ごすことができ，「入院してから，いつも行動する前に必要以上に不安を感じるようになっていたことに気づいた。不安から逃げてこのまま一歩も進めないと後悔すると思う」と話し，復学や将来について前向きに考えるようになった。その後，復学を果たし，順調に高校生活を送ることができている。

(2) 母親に対する心理的支援
【症例】 8歳（女児）の小児がん患児をもつ母親。
【抱える問題】 再発による入院であり，移植治療を受ける予定。初発入院時は心理士による支援体制がなく，母親は，強い疲労感や不眠，気分の落ち込みや不安があったが，誰にも相談しなかった。再発入院時，今回の入院生活に対する不安が非常に強かった。
【介入】 まず，母親の不安内容について整理した。母親の不安は，①入院生活に関する不安，②学校復帰に関する不安，③予後についての不安があった。入院生活については，移植の際に生活制限が多く，母親の負担も増大するため，前回のように不眠，気分の落ち込み，不安が生じるかもしれない，そうなると患児のケアを十分できなくなるといったことが問題としてあげられた。そのため，母親に対して，リラクセーションを導入し，またストレスに関する心理教育を行なった。また，移植前後の入院生活に関する不安に対して，多くの解決方法を案出する，それらの解決方法について検討する，よい解決方法を選び具体的な実行計画をたてる，実際に実行し，その結果を評価するという問題解決療法のステップにそった介入を行なった。その結果，母親は，自分の疲労感や不安に対して，自分で対処することができた。また，再発前の学校復帰において，患児へのいじめや母親の不安の増大といった問題が生じたとのことであった。そのため，今回の入院を終える際には，この問題についても問題解決療法のステップを適用した。また，予後に関する不安については，母親と，再発不安を抱えながら，今母親や患児にできることについて話し合っていくなかで，母親も「将来の不安によって何もできなくなるより，今できていることに目を向けて生活する」と考えられるようになり，不安の低減がみられた。

(3) 親や医療スタッフとの協力による支援
【症例】 9歳（男児）の小児がん患児とその母親。
【抱える問題】 患児に処置や服薬への拒否，スタッフへの反抗的態度や暴力がみられる。母親は患児が暴れないように，処置があることを事前に患児には知らせないよう

にしていた。また，母親は，患児が母親の指示どおりに行動しないことから，患児にかかわることに自信を失っており，患児に対しては一方的に叱ることが多く，うまく母子の相互作用がはかれていない状態であった。

【介入】 知能検査や日常生活における問題から，患児は見通しをもつことや言語的理解および表現がやや苦手であることがわかったため，まず，患児の特徴について医療スタッフに伝え，患児へのかかわり方を検討した。次に，心理士と患児，看護師で1日のスケジュール表を作成し，患児にとって処置の時間帯が明確になるようにした。また，処置を受ける，感染予防行動を行なう，服薬するといった行動をターゲットにトークンエコノミー法を導入した。トークンであるシールは母親から渡してもらうようにし，シールがたまると患児の欲しがっていたおもちゃと交換することとした。また，母親に対しても，患児へのかかわり方についてアドバイスを行なった。そして，母親と医療スタッフとが，日常的に患児の適切な行動に対して誉め，反抗的態度や暴力については毅然と対処するといった一貫したかかわりを病棟内で行なった。その結果，患児の処置に対する拒否やスタッフへの暴力は減少し，うまく入院生活を送るようになった。また母親と患児がいっしょに過ごす時間も多く観察されるようになった。

第4節　今後の問題

小児医療における実証的な心理学的研究は，欧米に比べ，日本では非常に少なく，十分な支援体制も整っていないのが現状である。わが国における小児医療における患者と家族の心理的社会的問題を明確にし，それを基に効果的な心理的支援プログラムが開発されることが期待される。

第8章 アレルギー疾患

第1節 アレルギー疾患における医療心理学的問題

1. アレルギー疾患とは

　細菌やウィルスのような危険な異物が体に入ってきたときに,それを撃退するしくみを免疫反応という。危険でない異物(たとえば,食物,花粉,ダニなど)が体内に侵入したにもかかわらず,誤って免疫反応が働き,体が不要な反応をしてしまうことをアレルギー反応という。アレルギー疾患とは,「過敏症のうち免疫反応が関係するもの」と定義され,代表的な疾患には,気管支喘息,アトピー性皮膚炎,食物アレルギー,アレルギー性胃腸炎,じんましん,アレルギー性鼻炎(花粉症),アレルギー性結膜炎,薬物アレルギーなどがある。これらの疾患の特徴は,いずれも慢性疾患であり,症状の軽快,増悪をくり返すものである。また,免疫機能を介していることから,治療目標は,症状が重症化しないようにコントロールすることにあり,「治る(完全寛解する)」ことは,長期的な目標となる。アレルギー疾患は,統計によってばらつきはあるものの,日本人のおよそ80%が何らかのアレルギー疾患に罹患している状況であり,身近な疾患となりつつあるが,その病態はいまだ解明されていないことも多く,最悪の場合は死にいたることもある病気であることはあまり知られていない。

2. 医療心理学的問題

　アレルギー疾患は,慢性疾患であり,症状を呈しているときの薬物療法は当然であるが,症状がないときでも症状が出現しないように予防的に薬物療法が必要である(森川・西間,2005)。また,アレルギー症状を引き起こす物質(アレルゲン)は1つとは限らず,薬物療法と並行して,多岐にわたるアレルゲンを回避したり,除去したりすることが求められる。その上,アレルギー疾患は多因子疾患であり,早寝早起き,バランスのよい食事など規則正しい生活習慣を身につけたり,症状を増悪させないようにストレスへの対処も求められたりする。特に,気管支喘息,アトピー性皮膚炎は,

心身医学的配慮の必要な疾患としてもあげられており（永田ら，2006；赤坂，2006；羽白・安藤，2006），症状の増悪にストレスをはじめとする心理的要因やアレルギー症状によっていじめや学校・会社への欠席などによる自己効力感（セルフ・エフィカシー）の低下や抑うつ症状など二次障害を受けるなど，医学的だけでなく，心理社会的要因にも配慮が必要とされる。

また，先述したとおり日本においてアレルギー疾患は，ここ20〜30年のうちに何らかのアレルギー疾患をもつ割合が80%弱と高くなり（斎藤，2008），医学の領域でも注目を集めるようになった。そのため，現時点では，病態や発症機序の解明にはいたっておらず，医療者の間でも統一した見解が得られていないのが現状である。また，治療薬に関しても，近年，劇的に変化している状況であり，治療方法や指導においても，ガイドラインを作成し，なるべく統一した方法で行なわれるように尽力している段階である。そのため，一般的に知られているアレルギー疾患に関する知識が不適切であったり治療法に対する誤解が多くあったりして，アレルギー疾患に罹患している患者を悩ませる一因となっている。

このように，アレルギー疾患をもつ患者のQOLはいちじるしく低下しており，医学的側面だけでなく，心理社会的側面からのサポートも求められる。

第2節　アレルギー疾患における医療心理学的研究

アレルギー疾患は，初期のころは，心身医学や精神医学の領域の中での報告が多い。特に，気管支喘息においては，100年以上も昔から報告がなされている。たとえば，Mackenzie（1886）によって，バラの花粉に感作され喘息発作が誘発される患者に造花のバラを見せたところ，それだけで発作が生じたことが報告されている。また，McFaddenら（1969）の報告によると，気管支喘息患者に生理食塩水を気道の刺激薬であると説明して吸入させたところ，半数の患者が発作や気道抵抗の上昇を示した。このように，心身医学・精神医学の領域からのアプローチとして，1970年代より盛んに行動療法的アプローチを用いた介入が行なわれている（たとえば，Creer, 1970; Khan et al., 1974など）。

日本においても欧米と同様に，心身医学的アプローチと生物医学的アプローチの両側面から治療が行なわれている。「心因性喘息」と診断を受けると，難治性であると認知され，治癒までに数十年要した報告も少なくはない。

しかし，近年，行動医学的アプローチが導入されるようになり，短期間で成果をあげている（大矢ら，2006）。心身症の診断・治療ガイドラインでも，症状を「トラウマ」や「無意識の抑圧」とするのではなく，まずは，生物医学的アプローチを行なったう

えで，ストレス，不安・抑うつなどの情動，性格・行動上の問題，家族関係，生活歴など，患者のもつ心理・社会的背景を分析し，その結果と症状との関連を押さえたうえで治療を行なうこととなっている（永田ら，2006；赤坂，2006）。

　また，アトピー性皮膚炎の場合も同様に，ストレスや性格・行動上の問題，家族や職場等の社会的状況について詳細に情報収集と分析を行ない，皮膚科・アレルギー科の治療を行なったうえで心身医学的治療を行なっていくことが推奨されている（羽白・安藤，2006）。

　このように，現在では，生物医学的・行動医学的アプローチが主流となり，心理学的研究は，実際に，どのようにその治療を行なっていくか，また，症状を有するがゆえに起きるストレスや情動・性格的な問題に代表される二次障害に対しての介入研究が求められている。その1つとして，近年，QOL研究が盛んに行なわれている（Ohya & Futamura, 2006）。アレルギー疾患特有のQOL尺度の開発を行ない，アレルギー疾患をもつ患者の置かれている生活上の問題を明確にしようというものである。

　たとえば，小児の気管支喘息においては，The Pediatric Asthma Quality of Life Questionnaire（PAQLQ）が代表的な質問紙であり（Juniper et al., 1996），これは，7～17歳の小児気管支喘息患者を対象とした自記式QOL尺度である。症状・活動性・情緒の3因子を測定することができ，治療効果に対する評価に適している。この調査用紙を用いた研究では，気管支喘息をもつ子どものQOLは健康な子どもと比較して有意に低下している（たとえば，Young et al., 2001），治療がきちんと行なわれて，症状のコントロールがついている患者のQOLは健康な子どもと比較しても有意な差は認められない（たとえば，Lemanske et al., 2002）など，多くの研究結果が得られている。

　日本で使用できる尺度としては，近藤ら（1999）によって開発されたQOL尺度がある。この尺度は，子どもだけでなく，気管支喘息に罹患している子どもの保護者も対象としたもので，家族全体のQOLを測定することができる。この中では，学校や幼稚園・保育園など社会生活への適応についても測定されており，症状を呈する子どもほど，日常生活における支障があることが証明された。

　このように，症状のコントロールがQOLに大きく影響していることが証明されていることが明確になってきた。また，アトピー性皮膚炎や食物アレルギーにおいても，同様な結果が得られた。また，特に，食物アレルギーをもつ子どもの保護者におけるQOL研究によると，周囲の協力や社会的認知度の低さが保護者の負担感を増長させていることが明確となった（Cohen et al., 2004）。

　これらをまとめると，多くの研究において，症状の有無によるQOLの低下や適切な治療を行なうことによるQOLの低下の改善，さらには，治療行動への心理・社会的側面へのサポートを念頭においた介入によってQOLがより改善されることが考え

られる。したがって、患者のアドヒアランスの研究が行なわれるようになってきた。

日誌や電子機器を用いたセルフ・モニタリングの導入、インターネットやDVDを用いた患者教育など、治療効果を指標とした研究成果が多く報告されている（たとえば、Pinnock et al., 2007）。しかし、アドヒアランスの視点からの研究が多く、実践的な介入研究は数少ない（大矢、2004）。

以上のことから、アレルギー疾患領域では、まだ、医学的に未解明の部分が多いことから、社会的認知度が低く、患者自身または周囲への説明の困難さや理解不足に対する患者のQOLがいちじるしく低下していることがあげられる。また、患者教育やQOL改善のための手段が求められているが、実際、手探りの状態であり、特に、診察時間の短い外来では、医師・看護師による対応では限界がある。

第3節　医療心理学的支援の実際

アレルギー疾患は、ここ30年の間にいちじるしく罹患率が高まった病気であり、病態や発症機序についてはわからないところが多い疾患である。それゆえに、ガイドラインはあるものの、医師による治療方針にも考えの違いが目立つ領域である。また、アレルギー疾患は、身体の多くの部位にわたっており、それぞれの症状や発症機序、介入方法も多様に存在する。その上、成人と小児では病気の発症機序や病態、治療目標など多岐にわたって相違があるため、ここでは、当科で行なっている小児領域におけるアレルギー疾患について解説する。

1. 小児におけるアレルギー疾患

小児におけるアレルギー疾患は、気管支喘息、アトピー性皮膚炎、食物アレルギー、アレルギー性鼻炎、アレルギー性結膜炎、じんましんがおもな疾患としてあげられる。成人との大きな相違点としては、症状をきちんとコントロールし、よい状態を保つことで病気が臨床的に寛解し、成人までもち越さずにすむことが考えられることである。

そのためには、患児とその家族だけでなく、患児を取り巻く社会環境（学校、友人など）への介入も必要になってくる（大矢、2007a）。

2. 当科で行なっているチーム医療

当科では、医師・看護師・心理士がチームを組み、患者が治療目標を達成できるようにサポート体制を整えている（図8-1参照；大矢、2007b）。当科で行なっている行動医学的介入の方針は、以下のとおりである。

①ガイドラインに沿った診断に基づく薬物療法

②生活環境の見直し
③アドヒアランスの形成・維持

　まず，詳細な問診と身体症状から患者の現在の重症度について把握し，病状に適した薬物療法を行なう。並行して，患者の生活環境についての分析を行ない，アレルゲンを減少させるためのコツについて情報提供を行なう。これらの情報をもとに，患者に適した治療方針を立案し，患者および養育者と共有し，患者が自分自身の医療に自分で責任をもって治療を行なう（アドヒアランス）ように導入を行なう。外来の際には，症状や服薬アドヒアランスの確認とともに，どのくらい治療行動ができていたのか，負担は感じなかったか，など患者のQOLに配慮した診療を行なう。

　このとき，アドヒアランス不良の患者がいた場合，看護師が実際に，服薬行動の手技についてチェックを行なったり，環境整備を楽に行なうコツについて指導をしたりなど，アドヒアランスが向上するための工夫を行なっている。

3．心理士の役割

　医師・看護師の指導によっても治療行動に改善が認められない場合，心理士への依頼が行なわれる。

　最初に，医師または看護師から依頼理由や患者背景について詳細に情報収集を行ない，患者の問題点や達成目標について医療者間の共有を行なう。

　心理士への依頼は，治療行動の形成から心理社会的要因への介入までバリエーションはさまざまである。その中で，患者およびその家族からの情報と併せて，患者自身

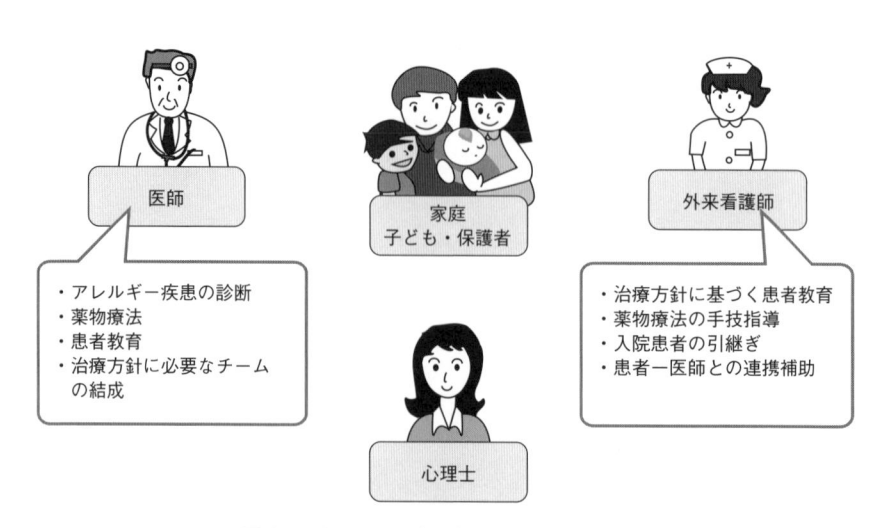

図8-1 ● アレルギー科におけるチーム医療

医師
・アレルギー疾患の診断
・薬物療法
・患者教育
・治療方針に必要なチームの結成

家庭
子ども・保護者

外来看護師
・治療方針に基づく患者教育
・薬物療法の手技指導
・入院患者の引継ぎ
・患者一医師との連携補助

心理士

が治療目標を達成するために必要な知識，スキル，そして，治そうという動機づけがあがるように，機能分析・課題分析を駆使してアセスメントを行ない，行動療法的技法を用いながら臨床的介入を行なう。また，患者およびその家族に発達的な障害や精神的に疲弊しているようすがある場合，適切に心療内科・精神科との連携を図るとともに，社会的サポートが必要な場合は，ソーシャルワーカーや社会的支援（たとえば，学校の先生，自治体，児童相談所など）にも応援を要請する。このとき，医療者と患者の架け橋となり，医療者には患者の状況を，患者には医療者の意図を的確に理解してもらえるように話をすることが重要となる。

その上，小児領域の特徴として，親子関係やきょうだい間の調整，育児スキルの習得，子どもの発達課題を念頭に置いた介入が求められ，患者のライフサイクルを重視した心理的・社会的サポートを行なうことが重要となる。

医療において，いかに主たる治療者に病気や治療に関する知識を理解させ，治療行動のスキルを身につけさせ，その行動への動機づけをあげるのかを問われているが，小児領域では，その対象が子どもであることも少なくない。そのため，医療者に発達に合わせた説明の仕方や工夫をいっしょに考え，実践していく役割も重要である。

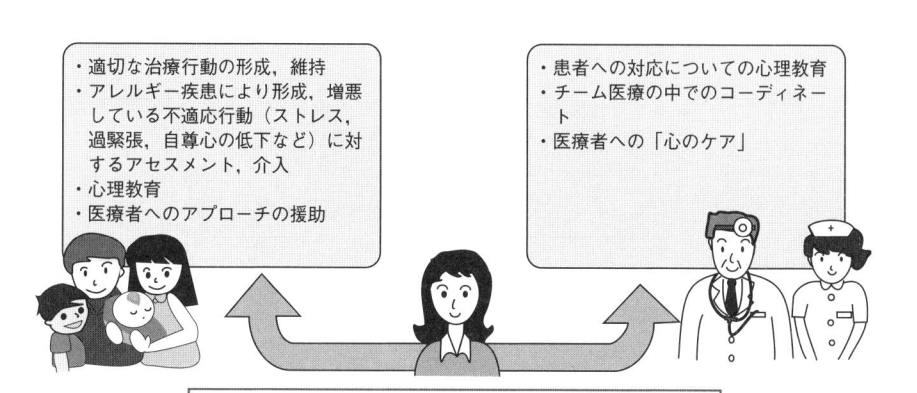

・適切な治療行動の形成，維持
・アレルギー疾患により形成，増悪している不適応行動（ストレス，過緊張，自尊心の低下など）に対するアセスメント，介入
・心理教育
・医療者へのアプローチの援助

・患者への対応についての心理教育
・チーム医療の中でのコーディネート
・医療者への「心のケア」

チーム医療の中では……「通訳」
伝えたいことを理解し，
伝えたい相手に「相手の言語」で説明し，
お互いがコミュニケーションできるようにする役割

図8-2 ● アレルギー科における心理士の役割

第2部　医療心理学の実際

4．症例を通して考える

(1) 治療行動の形成が必要だったケース：「吸入ができない」

　3歳女児，気管支喘息で当科受診。喘息発作で救急外来受診時に，無理矢理押さえつけられて吸入を行なったときから，吸入器を見ると大泣きし，自宅での治療がいっさいできなくなった。そのため，発作をくり返し，救急外来に頻回受診。最終的に入院となってしまった。医師や看護師が吸入させようとしても大泣きして手がつけられず，挙げ句の果てには，医療者が近づくと泣くようにまでなってしまった。そこで，医師から心理士に介入の依頼があった。

　最初に，吸入の時間以外でも吸入器を患児のそばに置いておき，吸入器への恐怖を取り除いた。同時に，吸入器にお気に入りのシールを貼ったりさせて，近づいたり触ったりしたときにはほめたり拍手をしたりして，吸入器への接近行動を増やした。自分から吸入器を口にくわえたり，薬を投入する部分に興味を示したときに吸入を行ない，賞賛したところ，泣くことなく吸入を行なうことができた。

　その行動が維持されるように，吸入が終わった後に患児の好きなシールを貼り，賞賛したところ，入院中は泣くことなく吸入できるようになった。退院後，自宅でも泣かずに吸入ができるようになり，その結果，入院することなく経過している。

(2) 治療行動の維持への介入：「面倒だからやらない」

　12歳男児。アトピー性皮膚炎と気管支喘息の治療のため当科受診。10歳までは，母親が治療を管理しており，経過は良好であった。11歳になったころから反抗期を迎え，母親の言うことを無視したり暴言を吐いたりするようになった。そのころから，症状が悪化し，通院はしてくるものの，症状の改善がみられないため医師より心理士に依頼があった。

　親子別々に心理士との面談を行ない，情報を収集したところ，治療が行なわれない背景としては，発達課題としての反抗期も一因だが，それまで母親が治療に関することはすべて行なってきたことから，子ども自身が自分の病気や治療の内容についての知識がなく，実際に，薬の使い方もまったくわかっていない状況であることが判明した。

　そこで，患児には，医師・看護師からアトピー性皮膚炎や気管支喘息の病態のこと，薬の効能，実際の使い方を指導し，その後，心理士といっしょに日常生活の中でどのように治療を行なっていくのかを考えた。また，母親には，反抗期を迎えた子どもへのかかわり方について話をし，「やってあげる」ことから「見守ってサポートする」側へ母親としての役割をシフトさせることを確認した。その結果，症状の改善がみられた上に，子ども自身が「自分が今まで病院に来ていた意味がわかった。治療してよくなるのが目に見えてわかった」など治療に対する自己効力感を得ることができ

第8章　アレルギー疾患

た。また、母親もアレルギーの治療を通して、子どもの成長を感じることができ、改めて子どもへのかかわり方についても考える機会となった。

(3) 育児スキルの形成が必要だったケース：「子どもが食べない」

1歳7か月男児の保護者。子どもは食物アレルギー（卵と乳製品を除去中）で当科通院中。1歳のとき、牛乳が入っているパンを摂取してアナフィラキシーショック（嘔吐、じんましん、血圧低下）を経験したことがある。そのときの恐怖が忘れられず、母親は食事のとき、いつも不安で落ち着かない。

離乳食開始時は順調だったが、アナフィラキシーの経験を境に、固形物を吐き出すようになった。母親から見るとそれがアレルギー反応で違和感があるからなのか、嫌がっているだけなのかが区別できず、子どもが吐き出すので、それ以上、食べさせることはせずに、アレルギー除去ミルクをあげてしまう状況が続いていた。6か月間で体重の増加がみられず入院となり、喃語や発語もまったくみられなかったことから、食事行動の形成がないと発達に支障が出る可能性があったため、心理士に依頼があった。

母親といっしょに食事のようすを観察したところ、固形物を口に入れる量が多く、子どもが噛めずに吐き出していることが考えられた。また、母親が不安そうな顔をしているため、子どもも機嫌が悪く、アレルギー除去ミルクをあげているときには母親も緊張が解けている状態であった。

そこで、子どもには、子ども用のスプーンでいちばん小さいものを用意し、さじの1/3の量から食べさせることとした。また、食べさせる前に、においをかがせたり、汁物といっしょに食べさせるようにし、子どもの食欲がわくような工夫も行なった。最初は、一口食べたら拍手をしたりスキンシップをしたりしながら食べる行動を強化していったところ、食べることへの抵抗感が消失し、出された食事を残さず食べられるようになった。さらに、母親も食べることをほめたり、日に日に体重が増加していき、子どもが発声するようになったりするようすを見て、食事を食べさせることへの不安が低減した。しかし、食事自体には、まだ不安が残り、「どんな食品にアレルギー反応を起こすかわからない」との訴えがあった。そこで、医師と相談し、栄養士に食品成分表の見方や調理の仕方を指導してもらったところ、母親に退院してもやっていけそうだという自信が生まれ、退院した。その後、患児の発達は順調であり、母親は、時どき、子どもが吐いたり皮膚が赤くなると不安で過剰に反応するところはあるものの、食事内容の確認をしたり、経過を観察したりすることで乗り切っている。

(4) 条件づけの解除が必要だったケース：「きれいな皮膚をひっかく（習慣性掻破行動への介入）」

6歳男児。アトピー性皮膚炎で当科受診。皮膚の状態は薬物療法にて寛解状態であ

ったが，どうしても，頭と足の部分が増悪・寛解をくり返していた。保護者の話から，怒られたり嫌なことがあったりすると湿疹もなくきれいな皮膚をポリポリと掻くような動作がみられるとのことで，医師より心理士に依頼があった。

さらに，情報収集を行なったところ，子どもは，怒られたり，自分の思いどおりにならないときに体を掻きむしり，その行動を見た母親は「また，湿疹がひどくなるのではないか？」と不安になり，怒るのをやめてしまうことがわかった。これは，アトピー性皮膚炎がひどかったときも同じような状況があった上に，アトピー性皮膚炎の症状がひどいときには，「なるべく怒らないように」と過保護にしていたこともわかった。

このことから，子どもは，嫌な状況に遭遇した場合，体をポリポリと掻けば，その状況から逃れられるという条件づけがあったと考えられる。

そこで，しつけのうえで怒らなければならないときには，母親が両手を握ったうえで話をするようにし，子どもが体を掻いていてもそのこと自体には注意を向けないように指導をした。その結果，怒られたときの掻く行動は消失し，湿疹のコントロールもつき，アトピー性皮膚炎を完全緩解までもち込むことができた。

(5) 社会的支援が必要だったケース：「僕，おうちに帰りたくない」

7歳男児。アトピー性皮膚炎，ADHDの疑いで紹介入院となった。母子家庭であり，また，母親以外に大人でサポートしてくれる人はいなかった。

幼少期から重症アトピー性皮膚炎に罹患していたので，お風呂に入れると痛みのせいで子どもは泣き叫び，自宅ではお風呂に入れるまでに2時間以上かかっていた。小学校に入ってから，アトピー性皮膚炎のかゆみのために落ち着きがなかったことと，皮膚の状態からいじめに遭っており，そのストレスが帰宅後母親に向けられていた。そのため，母親は抑うつ症状を呈し，日常生活が回らない状況になっていた。

入院後，母子分離を行ない，子どもへは薬物療法とスキンケアを実施し，症状をコントロールしたうえで，発達上の評価を行なった。その結果，かゆみがなくなっても多動傾向があり，児童精神科医にコンサルトを行なったところ，ADHDと診断を受けた。母親に対しては，心療内科への受診とソーシャルワーカーとの面談を行ない，1か月間の入院期間の間に，退院後の生活環境を整えてもらうように状況を整えた。また，学校での不適応もあったことから，入院中に学校の先生や地域の保健所を交えてミーティングを開き，症状のコントロールと子どもの養育環境について，病院と地域が連携を取りながら家族を支えていく体制を整えた。

その結果，症状の悪化なく過ごすことができ，地元の学校でも過ごすことが可能となった。

以上，アレルギー科で特徴的な症例を5つ列挙したが，これらに共通することとし

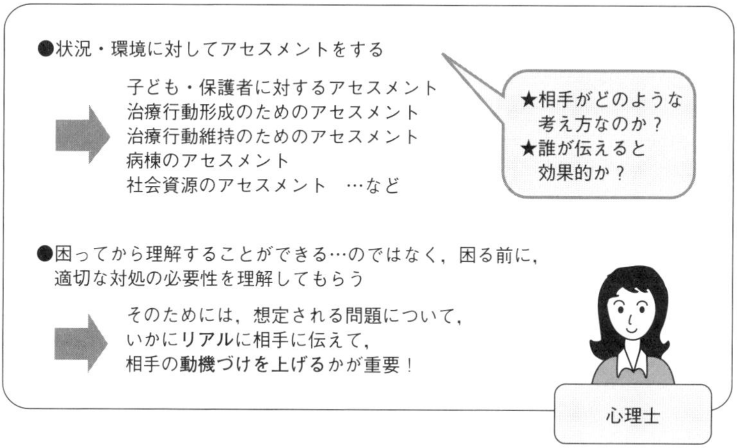

第8章 アレルギー疾患

```
●状況・環境に対してアセスメントをする
    子ども・保護者に対するアセスメント
    治療行動形成のためのアセスメント
    治療行動維持のためのアセスメント
    病棟のアセスメント
    社会資源のアセスメント  …など

★相手がどのような
  考え方なのか？
★誰が伝えると
  効果的か？

●困ってから理解することができる…のではなく，困る前に，
  適切な対処の必要性を理解してもらう
    そのためには，想定される問題について，
    いかにリアルに相手に伝えて，
    相手の動機づけを上げるかが重要！

                                        心理士
```

図8-3 ● チーム医療における心理士の役割

て，心理士の役割は，患者とその家族の状況・環境に対するアセスメントを行ない，その結果に基づき，介入の方針を立てること，そして，患者や家族だけでなく，患者にかかわる医師・看護師・栄養士など医療スタッフに対し，患者の治療上起こるであろうと想定される問題について現実的に伝え，介入方針について理解していただき，実行してもらうかが求められている。

第4節　医療心理学の役割と今後の課題

　アレルギー疾患に罹患する患者の数はここ数十年で急増している。そのため，医学的にも薬物療法の側面からもこれからまだまだ研究・発展していく分野である。

　しかし，「アレルギー」ということば自体は昔から存在し，日常的に使用されてきたことばである。そのため，実際の病態と日常的に使われることばの意味との間の相違により，誤解を招いたり，理解されずに苦しんだりする場合が多くみられる。

　たとえば，食物アレルギーをもつ子どもの家族は，両親がどんなに説明をしても祖父母が「それは好き嫌いなんだから，食べさせれば治る」と理解を示さず，何度もアナフィラキシーを起こして救急外来に来る場合がある。また，気管支喘息は，体の症状が見えない分，まわりの人からは理解されにくく，本人は一見元気そうに見えても，まだ気管支の中で炎症があり，運動を控えたりしなければならない場合に，「あの子はさぼっている」と誤解され，いじめられることもある。また，特に，アトピー性皮膚炎の場合，アレルギー疾患の治療には重要な位置を占めるステロイドに対するまち

第 2 部　医療心理学の実際

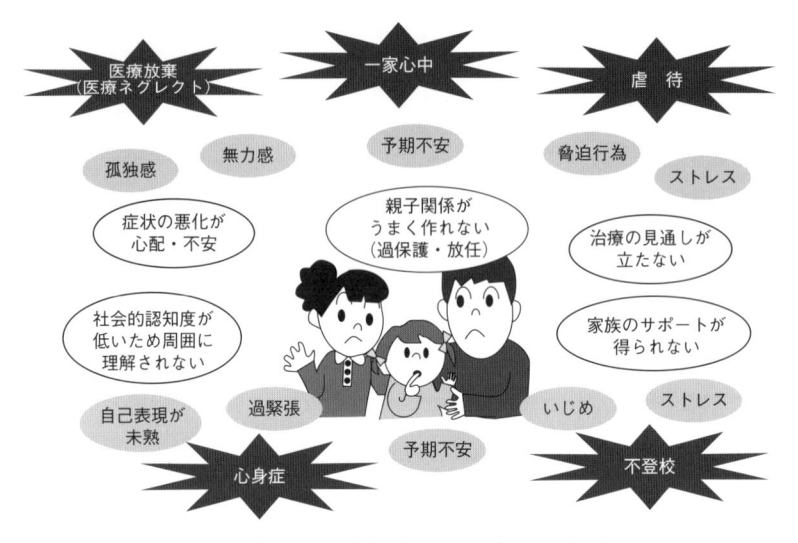

図 8-4 ● 患者とその家族が抱える問題

がった情報が飛び交い、「ステロイドフォビア」をもっている人は少なくない。それらの情報を利用して、アトピービジネスとよばれる民間療法に多額のお金を投じて治療を行なっている人も少なくない。

このように、アレルギー疾患は、わからないことが多く、医師によってなかなか統一されない現実がある。それによって、患者自身が迷い、苦しみ、家族関係や社会適応がうまくいかない場合が少なからず生じる。そして、最悪の場合、一家心中にいたるケースも残念ながらまだ残っている。

医療心理学の側面から、まずは、アレルギー疾患に対する正しい情報の提供、治療に対する見通し、予期不安の低減、毎日行なう薬物療法へのスキルの習得、治療への動機づけの維持を基本とし、そのうえで、他の家族や社会（学校や職場など）へのアプローチをいっしょに考えたり、いじめへの対処法やストレス対処法を教えたり、治療のうえで起こる親子葛藤・きょうだい葛藤の解消や、症状が必要以上に過大評価（過小評価）されないように、育児スキルの習得にいたるまで、心理士としての役割は今後も期待されている。そして、患者を支えるチーム（医師・看護師・ソーシャルワーカー・薬剤師・栄養士など）の一員として、患者にとってよりよいチームをつくるための役割分担を行なうことが求められている。

第9章 脳外傷・脳血管障害

第1節 脳外傷・脳血管障害後にみられる問題—高次脳機能障害

1. はじめに

　脳血管障害や頭部外傷などによる脳の器質的損傷は，麻痺などの身体障害のみならず，認知機能の低下や社会的行動の逸脱など，当事者の日常生活や社会生活への再適応に深刻な後遺症をもたらす。このような後遺症は，高次脳機能障害とよばれ，記憶障害，注意障害，遂行機能障害などの認知機能の障害や，依存性・退行，感情コントロール低下，欲求コントロール低下，対人技能拙劣，固執性，意欲・発動性の低下を含む社会的行動障害，イライラ感や抑うつといった心理症状等，さまざまな症状を呈する（中島・寺島，2006；橋本，2006）。そして，その現われ方は，損傷部位や損傷の程度，あるいは原因疾患によって異なるため，個人差が大きく，病院のようなある程度決まった生活場面よりも，日常生活や社会活動などの変化のある場面で出現しやすいといった特徴がある（中島・寺島，2006）。また，身体障害とは異なり外見からはわかりづらいことから，周囲の理解を得にくいだけでなく，症状の1つとして，本人自身も障害に気づきにくいという病識の欠如が認められる場合も多くある。

　2001年度から厚生労働省によって高次脳機能障害支援モデル事業が行なわれるまでは，高次脳機能障害についての社会的認知度は低く，医療・福祉制度の対応の遅れも目立っていた。モデル事業の成果によってその実態が明らかになり，支援の充実も図られるようになったが，社会への浸透はまだ始まったばかりであり，医療現場においても確立された支援が模索されている。本章では，脳外傷や脳血管障害後の心理学的支援として，高次脳機能障害に対するリハビリテーションと心理的サポートに焦点をあて，具体例をふまえながら紹介するとともに，本領域における心理士の課題について考える。

2. 高次脳機能障害に対するクリニカルパスとスタッフの役割分担

　高次脳機能障害への支援には，リハビリテーション，社会復帰・生活・介護支援，家族支援などさまざまなものがあり，医師，看護師，理学療法士，作業療法士，言語聴覚士，心理士，支援コーディネーターなどの多職種がかかわる。また，リハビリテーションは，医学的リハビリテーション，生活訓練，職能訓練の3つの領域に分けることができ，さらに，医学的リハビリテーションは，個々の認知機能の障害の改善や対処を目指す認知リハビリテーション，心理的サポート，薬物治療，外科的治療を含む（中島・寺島，2006）。ここでは，高次脳機能障害に対するクリニカルパスに沿って，各職種の役割分担を概観したい。

　病院によって詳細は異なると考えられるが，高次脳機能障害のクリニカルパスとしては，図9-1のような流れが考えられる。まず，受診や相談の受付がなされると，高次脳機能障害の診断基準にそって評価・診断が行なわれ，ニーズ調査が行なわれる。このときに，診断を行なうのは医師であるが，診断の際には，神経心理学的検査の評価や画像所見等が参考となるため，心理士，言語聴覚士，作業療法士等は神経心理学的検査による評価を実施し，そのアセスメント結果を提出する。もちろん，評価では，神経心理学的な評価のみならず，作業療法士や理学療法士による身体機能の評価や，看護師や作業療法士等による日常生活活動に関する評価や観察も行なわれる。ニーズ調査では，おもに支援コーディネーターが，本人の背景情報や家族のニーズを含めた聞き取りを行なう。なお，高次脳機能障害の診断基準については，中島・寺島（2006）や丸石（2006）を参考にしていただきたい。

　リハビリテーションでは，さまざまな職種から提出された評価結果に基づいて，その計画案や治療方針がすべてのスタッフをふまえて検討され，医師の指示のもとで実施される。基本的には，医学的リハビリテーションから生活訓練や職能訓練へ移行する形となるが，医学的リハビリテーションに生活訓練や職能訓練が組み込まれることもある。また，生活訓練や職能訓練の結果，医学的リハビリテーションが再度行なわれる場合もある（中島・寺島，2006）。

　医学的リハビリテーションでは，おもに，心理士，作業療法士，言語聴覚士，理学療法士が，認知および身体機能の改善や補償を目指した目標を設定し，数か月にわたって訓練を実施する。これを認知リハビリテーションという。たとえば，記憶障害が顕著な入院中の高次脳機能障害者の場合，リハビリテーション全体の方向としては，記憶機能の改善と補償および日常生活スケジュールの管理を目標とするかもしれない。そこで，認知リハビリテーションでは，作業療法士が，外的補償行動を定着させるために，メモリーノートを導入し，日々のスケジュールや必要事項の記入をうながす。また，言語聴覚士は，グループ訓練を実施し，他者との相互作用の中で自身の記憶障害を認識させ，リハビリテーションへの積極的なかかわりをうながすなど，病識に働

第 9 章　脳外傷・脳血管障害

高次脳機能障害に対するクリニカルパス　　それぞれの段階における心理士の役割

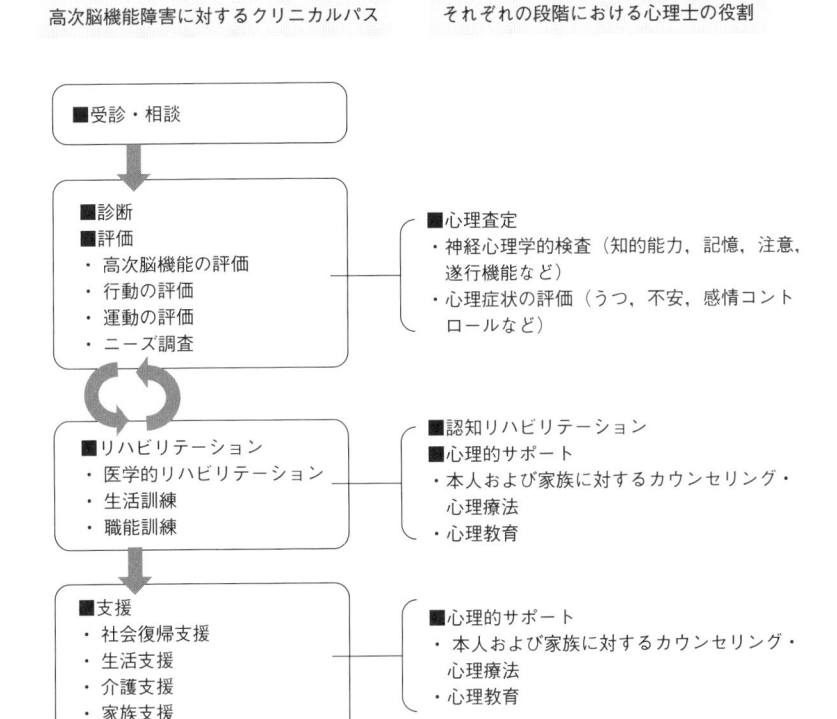

```
■受診・相談
    ↓
■診断                        ■心理査定
■評価                        ・神経心理学的検査（知的能力，記憶，注意，
 ・高次脳機能の評価             遂行機能など）
 ・行動の評価                 ・心理症状の評価（うつ，不安，感情コント
 ・運動の評価                   ロールなど）
 ・ニーズ調査
    ↕
■リハビリテーション           ■認知リハビリテーション
 ・医学的リハビリテーション    ■心理的サポート
 ・生活訓練                   ・本人および家族に対するカウンセリング・
 ・職能訓練                     心理療法
                             ・心理教育
    ↓
■支援                        ■心理的サポート
 ・社会復帰支援               ・本人および家族に対するカウンセリング・
 ・生活支援                     心理療法
 ・介護支援                   ・心理教育
 ・家族支援
```

図 9-1 ● 高次脳機能障害に対するクリニカルパスとそれぞれの段階における心理士の役割

きかける。そして，心理士は，記憶機能の改善を目指した訓練（たとえば，特定の記憶方略を身につける等）を行なうと同時に，メモリーノートなど毎日使用するものは，目につきやすい置き場所をつくって必ずそこに置くように指導するなど，生活環境の調整を目指したアドバイスを行なう。さらに，看護師は，認知リハビリテーションには直接かかわらないものの，メモリーノートに書かれたスケジュールに沿った行動ができているかを，予定ごとにチェックする。このように，リハビリテーションチーム全体が，1 つの認知機能を対象としてリハビリテーションを行なう場合もあれば，言語障害と注意障害というように複数の障害を呈する場合には，言語障害の改善を言語聴覚士が，注意機能の障害について作業療法士と心理士が，身体の左右のバランス訓練を理学療法士が担当するというように，それぞれの職種が異なった障害を対象とする場合もあるだろう。また，心理士は，社会的行動障害の改善や補償，あるいは心理症状の改善を目指した心理的サポートを求められる場合もある。

医学的リハビリテーションには，認知リハビリテーションのほかに生活訓練や職能訓練があるが，これらはおもに作業療法士によって行なわれる。生活訓練は，本人の日常生活能力や社会活動能力の向上と安定を目指して，日々の金銭管理や公共の交通機関の利用などの訓練を行なう。また，職能訓練は，復職や再就職に向けて，可能な業務を見極め，必要であれば補償行動を獲得するといった，就労生活に向けた評価・訓練を行なう。

　以上のようなリハビリテーションが進む中，支援コーディネーターは，住環境の改善や利用できる福祉制度などについて検討し，家族やその他の関係者と話を進めていく。このように，多職種がさまざまな方向から支援を行なうわけであるが，いずれにしても，リハビリテーション全体の方向性と，それぞれの職種が何を目標とするのかについては，ケースカンファレンスを通じて共有され，協調した対応が図られる。

　一定期間のリハビリテーションの後，その効果を検討するため，本人の障害の程度についての再評価を行ない，その後の計画の見直しやリハビリテーションの終了を決定する。そして，リハビリテーション終了後には，本人や家族のニーズにしたがって，支援へと移行する。支援は，就業・就学支援，在宅支援，施設入所等の個々の目標に応じて，おもに支援コーディネーターが計画・実施する。しかしながら，復学や復職，あるいは就業など，本人の目標がある程度達成された後でも，新しい環境に適応するまでにはかなりの時間を要する。したがって，支援においても，心理士は，心理的な負担を軽減するべく，臨床心理学的支援を行なうことがある。なお，医師は，リハビリテーションにおいて薬物治療や外科的治療を行なうほか，リハビリテーションから支援までの全体のモニタリングとマネジメントをする。

第2節　心理的介入における留意点と課題

　ここまで，チームによるリハビリテーションという観点から，関連職種の役割分担を中心に概説してきた。次に，心理的介入における留意点と課題について，神経心理学的視点と臨床心理学的視点の2点から述べていきたい。

1．神経心理学的視点から

　認知リハビリテーションを行なう場合には，まず，障害された認知機能を的確に評価をすることが重要である。的確な評価とは，障害を単に記述し，ラベル付けして分類するということではない。高次脳機能障害では，ある症状が単独で現われることはまれであり，まざまな症状が組み合わさって表われることが多いため，表面に現われている障害の基調となるものを見極めるのはとてもむずかしい。そこで，1つひとつ

の神経心理学的検査結果に基づいて，障害にかかわるいろいろな可能性を排除しながら，表面的に顕著に現われている障害と隠れている障害を見極めていく作業が必要になる。評価に際しては，これまでに考案された神経心理学的検査を組み合わせて障害像を明らかにしていくことが望ましいが，臨床現場では，評価ばかりに時間をかけ，本人や家族の負担を増幅させることは避けなければならない。したがって，各認知機能をスクリーニング的に評価できる検査をあらかじめいくつか決めておき，その後，それらの結果に基づいて更なる精査を行なうのがよいだろう。

　もちろん，神経心理学的検査だけでは，十分な障害の評価を得ることはできない。高次脳機能障害には日常生活場面において顕著になりやすいという特徴があることからも，神経心理学的検査のみでは高次脳機能障害のすべての側面を定量的に評価することはできない。そのため，家族や看護師から患者の日常生活上の困難に関する聞き取りを行なったうえで，検査の結果とあわせてさらなる障害の評価をする必要がある。より詳細な障害像を明らかにするためには，認知心理学などの基礎的な心理学の領域において提案されている高次脳機能の理論やモデルを参考にするとよいだろう。また，心理学的モデルに沿った障害評価を行なう際には，神経心理学的評価の鍵概念である症候群概念，機能系概念，二重解離概念，離断症候群概念を考慮することも重要である（利島，2006）。さらに，これらの評価においては，脳画像による医学的所見も不可欠である。画像所見から得られる情報によって，表面的に複雑な様相を呈する高次脳機能障害の責任病巣についての手がかりが得られ，背後に隠れている障害を推測することが可能になることから，損傷部位がどこにあるのかについてはしっかり把握する必要がある。

　評価において重要なことは，評価が障害された機能を浮き彫りにすることだけを目的としているのではなく，問題がない，つまり残存した機能についても明確にしなければならないということである。リハビリテーションは，障害された機能を改善するだけでなく，残存した機能を使って障害された機能を補償する。したがって，何ができないのかのみならず，何ができるのかを把握することは，その後の効果的なリハビリテーションにつながる。

　評価の結果は，他職種と共通理解が図れるよう，わかりやすく報告する必要がある。このことによって，各担当者に共通したリハビリテーション指針が立てやすくなる。また，本人や家族に対しても，結果をわかりやすく説明することは，本人や家族が障害を正しく理解し，リハビリテーションへの積極的な関与をうながすきっかけにもなる。その際には，問題がある点とそうでない点をはっきりと伝え，リハビリテーションの見通しを伝えなければならない。しかしながら，本人や家族の状態によっては，よい点と悪い点のどちらを強調するべきかのさじ加減が異なることもあり，慎重を要することもある。

認知リハビリテーションについては，モデル事業によって標準訓練プログラムが提案されているだけでなく，近年，個々の認知機能の改善や補償の具体的な方法を記述した著書や専門雑誌が多数出版され，欧米の専門書の訳本も刊行されている（たとえば，中島・寺島，2006；鈴木ら，2006；本田，2005; Johnstone & Stonnington, 2001 など）。このような状況から，臨床現場における高次脳機能障害のリハビリテーションへの関心は急速に高まり，その技法も発展しつつある。しかしながら，心理士が範囲とする障害は多岐にわたるため，言語聴覚士や作業療法士といった他専門職種との住み分けがむずかしいのが現状であろう。また，心理士は，認知リハビリテーションにおいて種々の心理的サポートを行なう場合もあるが，心理士＝カウンセリングや心理療法といったとらえ方がなされることもあり，神経心理学に基づいた評価や訓練を行なうことを役割として求められない場合もあるかもしれない。そして，おのおのの認知機能に対する訓練方法は確立されつつあるものの，早期リハビリテーションの必要性や，患者の負担の軽減といった視点からのリハビリテーションの手法については，効果を示す研究は少なく，いまだ試行段階である（橋本，2007）。早期リハビリテーションの実施を効率よく行なう方法としては，集団による訓練やコンピュータを利用した訓練が考えられるが，これらについては今後，効果の実証が求められる。認知リハビリテーションをさらに効果的に行なうためには，障害認識の向上も視野に入れたリハビリテーションが望ましいが，これについても評価方法の充実を含め，さらなる研究の蓄積が必要であろう。

高次脳機能障害と一口で言っても，その原因疾患が何なのかによってその理解が異なるし，症状の重なり具合も個人によって多彩である。長野（2007）は，脳外傷による高次脳機能障害の取り組みを，そのまま他の疾患による高次脳機能障害に適用することは困難であるとし，さまざまな原因疾患別のアプローチ方法を確立するべきだと主張している。また，鎌倉（2006）は，現在の認知リハビリテーションは，個別アプローチの時代であるとしている。個々の障害に対する汎用性のある訓練プログラムを開発することはもちろんのこと，それだけにとどまらず，障害を抱えた個人のそれぞれの環境に応じた個々の対処の必要性を述べている。したがって，個人のニーズに柔軟に対応できる支援のあり方を検討することも今後の課題である。

2. 臨床心理学的視点から

高次脳機能障害者が抱える問題は，認知機能の障害だけではない。社会的行動障害は，高頻度にみられる症状であるが，その内容は，依存性・退行，欲求コントロール低下，対人技能拙劣，固執性，意欲・発動性の低下，感情コントロール低下などと，多岐にわたる。また，うつや不安，イライラ感といった心理症状が示されることも多く，このことが障害全体の理解をより複雑なものにしている。これらは，脳損傷を直接の

原因として生じているほか，認知機能の障害の結果として二次的に生じている場合もある。二次的な障害としては，認知機能の障害（たとえば，注意障害など）のために，状況をうまく判断できず，結果的に不適切な行動をとってしまう場合，また，障害によって失敗経験を積むことで自信を喪失し，心理的な負担が増えた結果，怒りや抑うつ的な症状が出現する場合，あるいは，これらの組み合わせ（たとえば，注意障害のために状況がうまく判断できず不適切な発言をする→まわりから非難される→その結果追い詰められて心理的負担が増大する→問題行動が増える→失敗が増える→さらにまわりから非難され，自信を喪失する）によって生じている場合など，さまざまなケースがある。したがって，認知機能のみならず，社会的行動障害や心理症状についてもあわせて評価し，その原因を見極める必要がある。

　社会的行動障害や心理症状に対しては，障害に関する心理教育，環境調整，行動理論的介入，そして各種心理療法などが用いられる。心理療法を適用する場合には，記憶障害や注意障害などの認知機能の障害を考慮し，各個人の障害様相に柔軟に対応しなければならない。現在までのところ高次脳機能障害者のために最適化された心理療法は体系化されていないものの，これまでの研究から，行動療法や認知行動療法を中心とした行動論的なアプローチの有効性が示唆されており（橋本，2007；橋本ら，2006），特にうつ，不安，イライラ感といった心理症状の改善には，認知行動療法が効果的であることが示されている（利島・鈴木，2006; Williams & Evans, 2003）。そして，心理症状の改善が，患者の認知リハビリテーションの効果やQOLをあげることも示唆されており，今後，臨床心理学的な支援が認知機能や脳機能にどのように影響するのかの実証的研究を行なうことも必要であろう（利島・鈴木，2006）。

　高次脳機能障害者のリハビリテーションや支援においては，本人のみならず，家族への支援も欠かすことはできない。家族が突然の病や事故に見舞われることは，たいへんショックな出来事である。また，一見何の問題もなく回復したように見えても，日常生活に戻ると，今までできていたことができなくなっていたり，物忘れがひどくなっていたりするなど，病前の本人とはまったく違った印象を受けることにストレスを感じることもある。そして，「何かがおかしい」と思いつつ，「何でそんなこともできないの」と腹立たしく感じたり，イライラすることもあるだろう。一日中見守りをすることの精神的疲労やストレスについて，「誰もわかってくれない」と落ち込んだり，働き手であった本人が働けないことで経済的に困窮し，将来に不安を感じるかもしれない。

　家族支援では，家族が障害を正しく理解し受容すること，障害に対する対応方法を身につけること，家族の居場所づくりを行なうことなどが目標となる。したがって，家族が障害を正しく理解し受容できるよう，評価の場面に同席してもらうだけでなく，障害についての心理教育を適宜行なうことが重要である。心理教育では，障害に対す

る正しい知識を提供し,日常生活上の困難と障害の関係について説明するだけでなく,よいところに目を向け,相手の自尊心を尊重する姿勢や,動機付けを高めるコミュニケーションの方法などについていっしょに考えていくことが望ましい。障害に対する理解が促進されれば,障害によって生じている日常生活上の困難について,単にいらだちを感じるのではなく許容的になることができ,適切な対応方法や工夫ができるようになる。また,高次脳機能障害者を抱える家族は,社会から孤立することも多い。そのような家族が情報を共有し,交流できる居場所つくりをすることで,家族の安定感を図り,サポートへの活力を高めることができる。

第3節 臨床心理学的視点をふまえた実践例

先述のように,近年,認知リハビリテーションの具体的な方法を記述した著書や専門雑誌が多数出版され,高次脳機能障害者支援モデル事業によって,標準的訓練プログラムも提案されている。そこで,認知機能のリハビリテーションの実践例は専門書に譲るとして,ここでは,これまで具体的に取り上げられることが少なかった臨床心理学的視点に基づいた実践例を概説する。

1. 感情コントロールを目指した集団認知行動療法

イライラ感やいらだちを相手にぶつける,自分が正しいと思ったことは状況をわきまえずに言ってしまうなどの感情のコントロールの低下は,本人自身のストレスを増大させるだけでなく,家族や周囲の人との関係を悪化させる原因にもなる。本人と家族が安定的な生活を営むためには,他者に対する感情のコントロールは必須である。近年,感情のコントロールに関する訓練については,他者との相互作用から得られるスキルがあることや,ピアサポート的な意味合いからも,集団療法の適用が期待されている(橋本・澤田, 2008; Anson & Ponsford, 2006)。以下は,感情のコントロールを目標とした集団認知行動療法の例である。

Bさん,Cさん,Dさん,Eさんは,年齢,受傷時期,原因疾患,障害の特徴もすべて異なる男性であるが,共通して,感情のコントロールがむずかしいという問題を抱えていた。そこで,感情,思考,行動の関係についての心理教育と,セルフ・モニタリングスキルおよびコーピングスキルの向上を目指した認知行動療法を,週に1回80分間,14セッション実施した。毎セッションは,2人の心理士によって,リラクゼーション法,前回の振り返り,その日の目標立て,ホームワークの振り返り,その日のプログラムの実施,その日の振り返りの順に進められた。セッションを通して,毎回の内容を資料として配布するほか,それぞれの障害を考慮しながら,振り返りシ

ートで理解が得られにくかったと感じた内容については数回にわたってくり返したり，ピアサポート的な活動（たとえば，傾聴スキルを身につけるなど）を取り入れるなどの工夫をした。

　集団療法を行なう場合，障害やその程度，受傷時期といった個人差をなるべく統制してグループをつくることが望ましいが，高次脳機能障害の特徴上，困難であることが多い。グループ全体の目標は同じであったとしても，参加者の特性はそれぞれ異なる場合もある。そのような場合には，グループの人数をできるだけ少なくし，個人への細やかな対応をする必要がある。心理士は，個人の問題と目標，そしてグループ全体の目標をしっかり一致させ，参加者の動機づけを高められるよう，上手にファシリテイトしていかなければならない。また，高次脳機能障害に集団療法を実施する場合には，資料をわかりやすく呈示すること，1つの内容は数回にわたってくり返し行なうこと，1回になるべく多くを詰め込まず，できるだけ単純化すること，集中して取り組めるよう声かけをすることなどが必要である。他職種においても集団療法が実施されることがあるが，その場合には，他の集団療法との目標の調整が必要である。

2．社会復帰支援における心理的サポートと心理教育

　社会復帰支援の中でも，就業のニーズは高い。受傷のために休職している場合は元の職場への復帰，離職している場合には再就職のための支援が必要であるが，どちらの場合もスムーズにいくケースはまれである。

　Fさんは，ある会社で専門技師として働いている40歳代の男性である。Fさんは3年前に右脳出血をわずらい，強い左半側空間無視と左麻痺が残っている。受傷から2年経ったとき，Fさんは，元の職場に復帰した。元の職場では，パソコンを使ったデータのチェック，両手先を使った作業と物品の移動がおもな仕事であったが，データのチェックは左半側空間無視のために，両手先を使った作業や物品の移動は麻痺のために困難であった。Fさんの所属する会社の社長は高次脳機能障害に理解があったが，Fさんの直属の上司である課長は，Fさんの障害を考慮した業務内容の調整には消極的で，非協力的であった。Fさんは，就学中の子どもがいることから，何とか復職した先の職場で自分の仕事を見つけたいと考えていたが，上司との折り合いが悪く，衝突ばかりしていた。そこで，心理士は，Fさんの会社での境遇に共感的態度を示すと同時に，Fさんの業務内容をFさんと確認し，Fさんが行なえる職場の環境調整について具体的に提案していくことにした。また，Fさんが会社で自分にあった仕事を見つけることができるよう，Fさんが産業医や上司との話し合いをする際の具体的なアドバイスを行なった。産業医に対する直接的なアドバイスは，医師からも行なわれた。

　職場との環境調整は，多くの場合，支援コーディネーターやソーシャルワーカーが行なうが，このケースは心理士がおもにかかわっていたため，医師と心理士が中心と

なって，Fさんの産業医と協力をしながら職場での新しい仕事の開拓に努めた。このように，状況によっては，心理士が他の職種の仕事を担うことも必要とされる。

3．家族への心理教育と環境調整

多くの高次脳機能障害者は，受傷前にできていたことができなくなってしまい，それが家族にとっては理解できない場合がある。たとえば，Dさんは，80代の女性で，1年前に左前頭葉に脳梗塞を発症し，その後，軽い失語症と記憶障害を呈している。退院後，彼女は服薬の管理ができず，薬の飲みまちがいや飲み忘れがたびたびあった。そこで，家族は1回1回の薬を小袋に分け，飲むべき時間帯を書き入れたものをDさんに管理してもらっていたが，それでもDさんは飲み忘れることがたびたびあった。家族は，心理士に，Dさんが「薬さえまともに飲むことができなくなった」と訴えた。心理士は，Dさんの家族が薬を小分けにするという配慮を行なった点を評価する一方で，Dさんが小袋というたくさんの情報をうまく整理できていない上に，記憶障害のためにいつ飲んだかを覚えていない可能性を伝え，毎回の服薬の有無が一目でわかる服薬カレンダーを購入することを勧めた。また，服薬カレンダーには薬を取った箇所が明確になるよう，各ポケットの背面に色紙を入れるようアドバイスをした。

また，Eさんは，夫と2人暮らしの50代の女性で，くも膜下出血の後，全般的な知的レベルの低下と重度の記憶障害を呈しており，自分の障害に対する認識も乏しい。Eさんの夫は，Eさんのリハビリテーション中に，言わないと薬を飲まなかったり，メモを取らないなど，日常生活上のすべての行動に声かけが必要なことについて，「障害のせいだということはわかっていても，ついつい腹が立つ」「彼女にやる気が感じられない」と訴えた。そこで心理士は，夫が常に声かけを行なって，妻のサポートに協力的である点を肯定する一方で，やる気がないように見えるのは，怠けているのではなく障害のせいであることを伝え，本人のできない面ではなく，できる面についていっしょに確認する作業を行なった。そして，今後はEさんができる点に目を向けて，Eさんが取り組める課題を検討していくことにした。

このように，家族は，今までできたことができなくなると，それが障害のせいだとわかっていても，腹を立ててしまったり，ストレスに感じてしまう。家族への心理的サポートや心理教育において大事なことは，まず，彼らの普段の労をねぎらうことと，彼らが行なっていることを肯定することである。そして，障害に関する正しい情報を提供し，できることを積極的に伸ばすという視点を伝えることも重要である。また，取り組みやかかわり方自体を大きく変えることなく，ほんの少しの方向転換や視点の変化で状況は好転することが多々あることも伝えなければならない。

第4節 終わりに

　この章では，高次脳機能障害領域での心理士の役割を，クリニカルパスに沿って，他職種との関係をふまえて概観し，具体的な実践例とともに提示してきた。以下に，心理士の役割と身につけるべき知識やスキルについてまとめる。

　ここまで述べてきたように，わが国のリハビリテーションでは，医師，看護師，作業療法士，言語聴覚士，心理士など，多職種によるアプローチが行なわれる。そのため，他職種とのコラボレーションは必須である。また，本人と家族との関係においては，家族の本人への対応について，コンサルテーション的なアドバイスを行なったり，リハビリテーションが効果的に進むよう家族に対してコーディネーション的に協力を依頼することも重要である。もちろん，家族と情報交換をしながら，コラボレーションして本人を支援するという視点も外せない。したがって，心理士は，他職種のみならず家族との協力関係において，本人への支援を行なっていかなければならない。

　心理士が身につけるべき知識としては，個々の認知機能の改善や補償に努める場合には，神経心理学やそのほか心理学の基礎を身につけていることが望ましい。しかし，リハビリテーションから支援の流れの中では，対象者と家族を心理的にサポートしていくことも重要であることから，臨床心理学の知識をもち，種々の心理療法に精通していることも必要である。さらに，この章では言及しなかったものの，医療チームの一員としてリハビリテーションに従事するという点においては，リハビリテーション医学関連の知識も必要である（橋本・澤田，2008）。

　以上のように，心理士は，他職種や家族との連携を図りながら，自らがもつ心理学のさまざまな領域の幅広い知識とスキルを組み合わせ，評価やリハビリテーションに生かしていかなければならない。このことが，対象者とその家族への包括的なリハビリテーションや支援に直結する。かつて，私自身，この領域での心理士の仕事について，「心理士の仕事はまさに"蝶のように舞い，蜂のように刺す"ことだ」と教授された。心理士に求められているのは，まさに，多彩な知識とスキルを身にまとい，蝶のように自由自在に問題の周囲を舞いながら，蜂のように見極め，対応する柔軟さであろう。

第10章 プライマリケア

第1節 プライマリケアの時代

　近年，わが国では，「自殺対策基本法」や「高齢者の医療の確保に関する法律」，「健康増進法」，「改正労働安全衛生法」など，相次ぐ健康増進・疾患予防関連法案の成立ラッシュとなっているが，じつはこれらの法案のすべてはプライマリケアに関連する内容である。

　「自殺対策基本法」は自殺防止を目的としたものであるが，そのためには自殺の背景にあるうつ病の蔓延防止と適切なうつ病医療の実現をプライマリケアが協力しなければならない。また，「高齢者の医療の確保に関する法律」や「健康増進法」によれば，メタボリックシンドローム対策を徹底し，慢性でコストのかかる生活習慣病を防止することを目指すことを目的としている。これもまたプライマリケアの腕の見せ所といえよう。さらに「改正労働安全衛生法」によれば，労働者の長時間残業を抑止し，彼らの心身の健康を維持するために産業医による指導を強化することが謳われている。産業医とは企業等において労働者の健康管理を行なう医師のことであり，その活動は予防医学的プライマリケアの代表例である。上記のような立法が相次ぐ背景には，高度に分化した専門医療の進歩だけでは解決できない日本の健康問題が存在しているということであり，プライマリケアの役割には一層の期待がかかっている状況であるといえるだろう。

　それではプライマリケアとはなんであろうか。米国国立科学アカデミー医学部門による1996年の定義では，「プライマリケアとは，患者の抱える問題の大部分に対処でき，かつ継続的なパートナーシップを築き，家族および地域という枠組みの中で責任をもって診療する臨床医によって提供される，総合性と受診のしやすさを特徴とするヘルスケアサービスである」とされる。また，この定義の内容には，プライマリケアの5つの要素とよばれるものが含まれている。すなわち，近接性（accessibility），包括性（comprehensiveness），協調性（coordination），継続性（continuity），責任性

（accountability）である。プライマリケアの使命を具体的に述べれば，診断のついていない何らかの症状を有する患者に対して，特定の臓器疾患にこだわらず，生物・行動・社会的な包括的視点で，初期診療に当たる医療のことであるといえよう。

　1978年，わが国にも日本プライマリ・ケア学会が誕生した。この学会は全人的医療，地域の保健・医療・福祉の要になることを目的として，患者主体，地域のニーズ，包括医療を重視した研究や教育，学術交流を行なう団体であり，今日までに，医師，歯科医師，コメディカルをあわせて4000人を超える会員数を誇っている。診療機関の大部分は開業クリニックや小規模の市民病院などであり，大学病院では総合診療部などが該当している。専門医の診察が一時的であり，かつ横断的に患者を診るのに対し，これらのプライマリケア医は患者とのパートナーシップを大切にしながら継続的，縦断的にフォローする医療を担うのである。

　プライマリケアの成功には医療心理学が大きな責任を果たしている。たとえば，一般的なカウンセリング技術は，患者とのラポール形成や，高度な検査機械を用いなくても情報収集をていねいに行なうことにつながり，結果的に診断の精度が向上するなどのメリットを得る。また，患者や家族の希望を理解し，包括的視点による全人的医療の入り口となる。さらに心理や行動，生活機能などのアセスメントや，認知行動変容のための治療技術の開発，疾患関連性の行動の解明，発症の予測に関する医療心理学的研究はプライマリケアの発展に不可欠であろう。本章ではうつ病を例にとりあげ，プライマリケアにおける医療心理学の貢献を論じていきたい。

第2節　うつ病治療におけるプライマリケアの役割

1. プライマリケアにおけるうつ病治療

　平成14年度厚生労働科学研究費補助金厚生労働科学特別研究事業「心の健康問題と対策基盤の実態に関する研究（主任研究者：川上憲人，2003）」によれば，日本人のうつ病の12か月有病率は2.2％（50人に1人），生涯有病率は6.5％（15人に1人）である。年齢別のピークは，20～34歳の12か月有病率が3.8％で，45～54歳もほぼ同率となる2山分布になる。

　こうしたうつ病患者の多くは精神科ではなく，プライマリケア医を受診している。プライマリケアに訪れるうつ患者は不眠を訴えることが多いが，こうした不眠を訴える患者の20～30％がうつ病であり，また，現時点でうつ病が発症していなくても不眠を訴えている患者は3年以内にうつ病を発症する危険率が不眠のない者の4倍になるという（西岡ら，2005）。こうしたことから，近年では，プライマリケアはうつ病治療の重要なフィールドであると考えられるようになった。

プライマリケアに現われやすい軽症うつ病とは，うつ病の中でも精神症状の訴え（表現）があいまいであるが，逆に身体症状を強く訴えるタイプのことであり，精神科以外のプライマリケア医を受診する可能性が高い。そのため，内科診療所などを訪れた患者が，食欲不振，体重減少，睡眠障害などの身体症状を訴えるけれども，器質的病変は認めないといったような場合，安易に自律神経失調症や更年期障害，神経症などと命名して不明瞭な治療を行なうのではなく，憂うつの2週間以上の持続と興味の減退があるかどうかを確認し，あればさらに軽症うつ病や大うつ病性障害を疑った診断・治療につなげていくことが必要である。

軽症うつ病がDSM-Ⅳによる大うつ病性障害軽症型と異なる点は，抑うつ感と興味の減退および疲労感の増加に関する訴えをより重視するとともに，大うつ病エピソードの必要症状数が5つから4つに減少する点である。つまり，大うつ病性障害軽症型よりさらに軽症になる診断基準となっている。ところが，軽症うつ病であっても治療に必要な期間は1年以上かかる場合もあり，また再発や難治化，さらには自殺の可能性もあるため，治療は「軽度」ではすまない（笠原，1964；坂元，2005）。「軽症」とはいうが治療のためのコストと慎重さは大うつ病性障害と変わることなく，治療の供給者側は手を抜くことができないところがたいへんやっかいなところである。

このほか，プライマリケアならではのうつ病治療として，一般身体疾患における自殺念慮とうつ病の合併にどう対処するかという問題がある。Kishiら（2001）は一般身体疾患患者496例（脳梗塞，頭部外傷，心筋梗塞，脊椎損傷）の自殺念慮ならびに精神症状の調査を行なっている。その結果約8割にうつ病が合併しており，急性期の7.3％に自殺念慮が確認できたという。またソーシャルサポートの欠如も自殺念慮を高めていた。強度の痛みや社会的活動の重大な制約，疾患の進行性の程度などはうつ病を介さずに直接自殺念慮を引き出すことがあるので注意を要する。国立がんセンターの調査によれば，進行性肺がんの診断後のうつ病（適応障害含む）の有病率は19％であり，乳腺がん再発後は42％にもいたる。糖尿病や心臓病などもうつ病の合併リスクが高いとされ，これらを見逃すと自殺の原因になる場合がある。

このように，プライマリケアの活動には常にうつがかかわる可能性があるが，こうしたうつ病患者をより専門的な精神科に紹介するのか，あるいは自分で治療を継続するのかの判断を適切に行なうことも必要である。自殺の危険性の有無や，妄想などの精神病症状の有無，双極性障害の可能性，その他社会的な困難要因の有無などを重要な判断ポイントとして，精神科に紹介することになるであろう。

2. コモン・メンタル・ディスオーダーと地域治療モデル

村松（2006）およびGoldberg & Huxley（2000）は，地域社会や一般診療科でよくみかけるうつや不安を中心とした疾患を，精神科で扱う専門的な精神疾患と区別し

第10章 プライマリケア

表10-1 ● コモン・メンタル・ディスオーダーのディメンショナルモデル
（Goldberg & Huxley, 2000；村松, 2006 を一部改変）

レベル1	地域	260-315人	第1フィルター（疾病行動）
レベル2	プライマリケア受診者－精神疾患有病者総数	230人	第2フィルター（障害の検知）
レベル3	プライマリケア医が確認した精神疾患者数	101.5人	第3フィルター（精神科への紹介）
レベル4	精神医療サービス受療者総数	23.5人	第4フィルター（精神病院への入院）
レベル5	精神科入院患者数	5.71人	

注）上記人数は年間千人あたり

て，「コモン・メンタル・ディスオーダー」と呼称し，プライマリケアでよりいっそう扱いやすくすればよいという提案をしている。これは5つのレベルと4つのフィルターを想定したディメンジョナルモデルとよばれる（表10-1）。

それによれば，地域における精神疾患の有病率をレベル1（年間，人口1,000人あたり260～315人）とし，プライマリケアを受診した精神疾患有病者総数をレベル2（同，230人），プライマリケア医が確認した精神疾患患者の総数をレベル3（同，101.5人），精神医療サービスを受療した精神疾患患者数をレベル4（同，23.5人），精神科に入院した精神疾患患者総数をレベル5（同，5.71人）と区分することができる。この5つのレベルを4枚のフィルターが区切っていることになり，第1フィルターは国民の正しい疾患の理解とそれに基づく自発的な受療行動，第2フィルターはプライマリケアにおける精神障害の発見，第3フィルターは精神医療機関との連携，第4フィルターは精神病院の専門治療である。この概念図に基づいてプライマリケアにおけるうつ病治療の課題を考えるとすると，第2フィルターの精度を向上させることが重要な課題であることがわかる。すなわち現時点ではプライマリケアを受診したうつ病患者の約半数が見逃されているのである。

この点について，他の研究も同様な問題を指摘している。ヨーロッパの住民7.8万人を対象にした調査によると，うつ病患者の57%がプライマリケア医を受診しているが，このうつ患者たちの69%が適切な抗うつ治療を受けていない（Lepine et al., 1997）。うつ病はプライマリケアの場では以前では30～50%が見逃されてきたが，最近でも18%程度が見逃されている（村山, 2006）。

では，このような現状に対して，どうしたらいいのであろうか。うつ病のスクリーニングをより徹底することにより，早期発見ができるようになるという1つの考え方がある。

うつ病の鑑別診断に用いられる代表的な構造化面接法であるSCIDは，トレーニングの必要性や実施に時間がかかりすぎることなどから，診療所などのプライマリケアの現場には不向きであったが，それらの問題を解決することができる，より簡便な精

神疾患簡易構造化面接法（Mini-International Neuropsychiatric Interview: M.I.N.I.）が開発された（シーハン，2003）。この M.I.N.I. には大うつ病エピソードモジュールがあり，DSM の診断項目に沿って，「はい」か「いいえ」で回答することによって重要な診断の参考資料を入手することができる。また，このほか，Zung の自己評価式うつ状態評価問診票（Self-rating Depression scale: SDS）や東邦大学方式抑うつ尺度（Self-Rating Questionnaire for Depression: SRQ-D）など，うつ状態をアセスメントする簡易な自己記入式調査票などはたくさんある。このような評価ツールを積極的に導入することでプライマリケアにおけるうつ病の発見率を上昇させることができるのではないかという期待があるが，残念ながらそれほどの効果をあげていない。松岡ら（2004）が行なったシステマティックレビューによれば，プライマリケアにおいてうつ病スクリーニングを組み込んだとしても，うつ病の早期発見率は必ずしも上昇していない。Gilbody ら（2002）も，ルーチン検査の導入だけでは精神疾患の認知と治療効果に成果が生じないことを指摘している。そのほかにもうつ病のスクリーニングとフィードバックだけでは，必ずしも治療効果に結びつかないという指摘は多い（松岡，2004）。うつ病の初期治療を成功させるためには，現在ある市井の診療所や内科開業医の治療体制に簡易評価技術を追加させるだけではだめだということである。ではどうしたらよいのであろうか。

3. プライマリケアはシステム治療の時代へ

　岸（2007）は，単なるうつ病のスクリーニングだけではなく，身体・心理・社会的な視点を包括した多面的なスクリーニングを行ない，必要な医療サービスを必要な人に積極的に提供していく包括的なシステム治療の枠組みが必要であると主張している。Malone ら（2007）や Pignone ら（2002）は，心身の状態や社会的因子など多面的なスクリーニングを実施した上で，そのアセスメント結果に連動した患者教育や身体疾患治療の開始，集団および個人対面形式，あるいはメディア介在型の形式で構造化された心理療法を受けること，治療後は再発防止のための予後のフォローを受けるなど多面的で強力なサポートパッケージを設置すべきであると提案している。実際に行なわれた例としては，Simon ら（2007）による報告がある。彼らは，うつ病を合併した糖尿病患者を対象に，抗うつ薬と構造的心理療法の両方を受けることと，一定の治療期間後には ICT 媒体を活用したフォローを受けることから構成されるうつ病の包括的なシステム治療パッケージを実施し，良好な治療効果とそれまでの治療法に比較して1名あたり 300 ドル以上のコスト削減が達成できたことを報告した。このようなシステム治療は医療経済上の効果としても，現状のケアシステムを放置するよりはるかに良好であるといわれている（Pignone, 2008）。

　ヨーロッパには INTERMED 制度というものがある。これは生物・心理・社会・

ヘルスケア利用度の4つの観点を，病歴・現在の状態・予後の3項目について評価するツールであり，この評価に基づいて最適なケア資源が供給できるようにする医療支援の共通基盤的な制度である。この評価ツールに基づいて多様な職種の治療支援専門家がかかわることができるようなしくみが提案されている（Huyse et al., 2001; de Jonge et al., 2004）。

わが国においても，プライマリケア医，精神科医，心理技術者，ソーシャルワーカー，看護師などがチームを組み，包括的なケアを実行していかなければ，多面的な問題を有し，治療と解決のためのコストが膨大に膨れあがる現代の慢性疾患のプライマリケアは成功しないであろう。プライマリケアの本質とは，地域の多職種が連携することによる総合的な医療体制のネットワークをつくっていくことであると言い換えることができるかもしれない。

第3節　プライマリケアに活かす医療心理学

プライマリケアの段階においては，単発的で，横断的にうつ病をつきとめることは困難である。そもそもその患者自身がうつ病形成の途中経過であり，プライマリケア医を受診しても確定診断ができない場合や，慢性の身体疾患の治療経過中に遅れてうつ病が生じてくる場合もあるだろう。うつ病の推移は時系列でふらつきがあり，プライマリケアはそのふらつきにつきあいながらケアをしていくことが求められる。このような診断におけるあいまいさは従来型の専門化された医療にはあまりなじまなかった。しかし，病前の性格や病中経過に及ぼす心理的変数の影響に関する研究は心理学の得意分野であり，プライマリケアにおけるうつ病（未形成のうつ病を含む）のケアには次のような知識が活用されることが望ましいと思う。

1. 改訂学習性無力感と認知的素因ーストレス理論

対処不可能な嫌悪刺激にくり返しさらされると，対処可能な事態を経験しても前向きに対処しようとしなくなり，やがては無力感にいたる現象を学習性無力感という。この理論によれば，結果のコントロールが不可能である状況を経験し，その結果のコントロールが不可能であると認知することによって抑うつ症状が発生すると考える（Seligman, 1975）。この理論が，抑うつ症状の維持や般化の個人差を説明できないという問題点を有することがわかってから，後に，Abramsonら（1978）がこれを改訂し，人が対処不可能な失敗を経験した時，その失敗が本人に知覚され，なおかつその失敗の原因が悲観的な説明スタイルによって帰属された場合に，対処不可能性が学習されるという，原因帰属の個人差を媒介したモデルに発展させた。これは，コントロール

不可能な状況の経験とコントロール不可能性の認知→コントロール不可能な事態に対する原因のゆがんだ帰属（内的, 安定的, 全般的）→コントロール不可能性の予期→抑うつの発生というプロセスを仮定している。ここでいう原因の帰属は, 内的－外的（内在性次元）, 安定的－不安定的（安定性次元）, 全体的－特殊的（全体性次元）の3次元が仮定され, 理論上は, 内在性次元は自尊心に, 安定性次元は抑うつ感の持続に, 全体性次元は抑うつ感の場面般化に影響するとされる。したがって失敗経験を, 内的, 安定的, 全体的に帰属させた場合に抑うつを生起させやすい。この帰属の説明スタイルは帰属スタイル質問用紙（Attributional Style Questionnaire: ASQ, Seligman et al., 1979）, 拡張版帰属スタイル質問用紙（Metalsky et al., 1987; 日本語短縮版は藤南ら, 1993）によってアセスメントすることができる。悲観的な説明スタイルと抑うつの関連性はくり返し観察され, 帰属スタイルが抑うつの原因の一部, または維持要因として機能していることは心理学の定説になっている。また, この理論を包括的に発展させたのが, 認知的素因－ストレス理論（cognitive diathesis-stress theory）である。認知的素因－ストレス理論とは, もともと認知的にネガティブ素因（原因帰属のゆがみなど）をもっている者がストレスを経験すると, 抑うつ症状を生じさせやすくなるという理論である。Metalskyら（1993）は原因帰属だけではなく, これに自己評価を組み込んだ新たなモデルを作成し, 低い自己評価者の場合, ネガティブな帰属スタイルとストレス体験の相互作用が生じて, いっそう, 抑うつ促進的になることを示した。

これらの理論は縦断的なデータによっても実証されている。10歳前後の子どもを対象に帰属スタイルとストレスが数年後の抑うつ傾向を予測する（Hilsman & Garber, 1995; Turner & Cole, 1994）ように, とりわけ子どもを対象とした自尊心や帰属スタイルが将来の抑うつ発症に影響しているという研究は数が多い（Conley et al., 2001）。

当然のように, 帰属スタイルの変容が抑うつの治療に効果的であろうと期待する観点から, 帰属の操作を行なった介入研究にも関心が集まっている。DeRubeis & Hollon（1995）は, セルフ・モニタリングによって発見された不合理な帰属を認知的技法と行動的技法によって修正する治療法を用意し, 不合理な帰属をより楽観的な帰属または説明スタイルに変容することができれば抑うつを軽減できたこと, また再発の予防にも成功したことを示している。このように, 抑うつの兆候を前段階から把握し, 認知行動的変容を実現することによって予防効果を高めることができるのであれば, プライマリケアにおけるうつ予防プログラムを実現することも期待できるのではないだろうか。

2. ホープレスネス理論による抑うつ発症の予測

Alloyら（1988）は, 原因帰属のパターンだけが抑うつを生起させることはなく,

第10章 プライマリケア

改訂版学習性無力感理論

制御不可能な状況の経験とその自覚
↓
制御不可能性に対する原因の内的・安定的・全般的な帰属
↓
制御不可能性の将来予期
↓
抑うつ症状

ホープレスネス理論

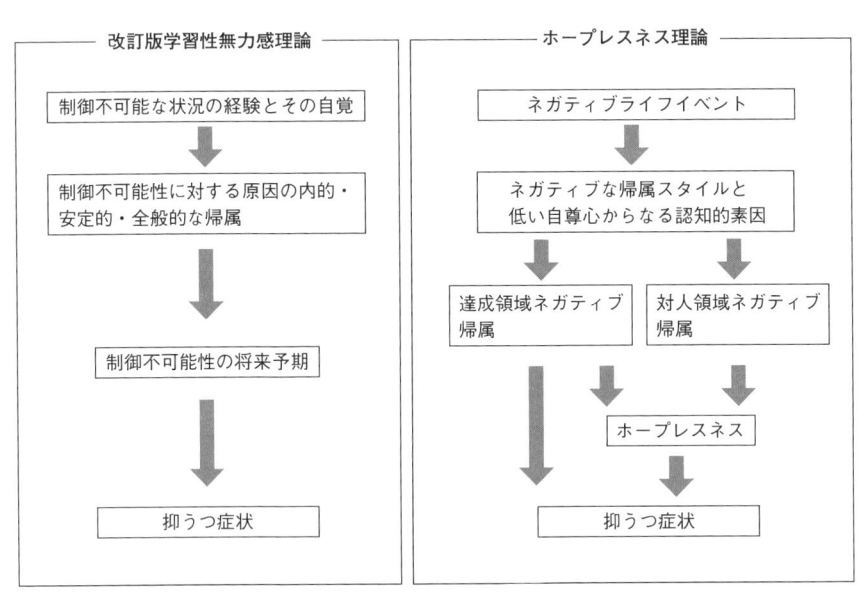

ネガティブライフイベント
↓
ネガティブな帰属スタイルと低い自尊心からなる認知的素因
↓
達成領域ネガティブ帰属　／　対人領域ネガティブ帰属
↓
ホープレスネス
↓
抑うつ症状

図10-1 ● 抑うつ生起プロセスの理論的対比

不適応的な帰属に加えて，期待される結果が起こらないにちがいない，あるいは，嫌悪的な事態を自ら制御できないにちがいないという絶望感（ホープレスネス）の信念が生じた場合に抑うつ状態にいたるという統合的な理論を提唱した。ホープレスネス理論によれば，ネガティブな帰属スタイルを有している者がネガティブなライフイベントを経験した場合に，内的，安定的，全般的な帰属をオンにし，ホープレスネスを発生させる。このホープレスネスが抑うつ症状を生み出す主因になると考える。図10-1に改訂学習性無力感理論との違いを対比したが，どちらがうつ発症をよりよく予測するかなどという点は今後の課題である。

わが国においてもホープレスネス理論の実証的研究が行なわれている。高比良（2003）による領域別ホープレスネス仮説は同理論の抑うつ予測力を向上させることに貢献した医学心理学的に重要な発見である。ネガティブなストレス経験には大きく分けて，対人関係領域に関するものと達成関係領域に関するものの2つがあり，どちらの領域を特に苦手とするかという帰属スタイル上の個人差がこれに関連している。この領域がストレッサーと合致した場合に抑うつが生じやすくなるのであるが，高比良（2003）によれば，対人関係領域の方がよりホープレスネスを生じさせやすくなる一方，達成領域ストレスはホープレスネスを経由しないでダイレクトに抑うつを生起させることがあるという。また高比良（1998, 2003）は拡張版ホープレスネス尺度を作成し，抑うつ予測因子の測定を可能としている。これらの知見は，特定の素因を有

している者がどのようなストレッサーを経験した場合に抑うつの発生確率を高めるかといううつ病の形成経過を明らかにしようとした研究であり，もしもこうした成果がプライマリケアへ導入されることになるならば，うつ病治療の選択肢は劇的に広がるであろう。

第11章 生活習慣病予防と行動変容

第1節　生活習慣病予防に果たす医療心理学の役割

　第二次大戦後、わが国における疾病構造は大きく変化した。感染症などの急性期疾患にかわり、がんや循環器疾患などの生活習慣病が増加するようになった。現在、わが国における死因は、悪性新生物、心疾患、脳卒中の上位3つが全体の約6割を占める。これらの疾病は、生活習慣が大きなリスク因子となっていることから、その予防のためには、個人が継続的に生活習慣を改善し、積極的に健康を増進していくことが非常に重要である。

　このような疾病構造の変化を背景として、2000年に厚生労働省より作成された「21世紀における国民健康づくり運動（健康日本21：厚生労働省，2000）」では、従来の疾病予防の中心であった二次予防（健康診査等による早期発見・早期治療）や三次予防（疾病が発症した後、必要な治療を受け、機能の維持・回復を図ること）ではなく、疾病の一次予防（生活習慣を改善して健康を増進し、生活習慣病等を予防すること）に重点が置かれている。そして、生活習慣病およびその原因となる生活習慣等の課題として、「栄養・食生活」「身体活動と運動」などの9つの分野を取り上げ、分野ごとに、2010年までに国民が達成すべき目標値が定められている。

　しかし、多くの人にとって、生活習慣病予防に寄与する健康行動を日常生活の中に組み入れ、望ましい生活習慣を確立することは、必ずしも容易ではない。2005年に行なわれた健康日本21の中間評価でも、「栄養・食生活」や「身体活動と運動」など、生活習慣病予防の主要な役割を果たす健康行動分野において、目標値はほとんど達成されていない。したがって、わが国における生活習慣病予防を推進していくためには、効果的に健康行動を日々の生活の中に採り入れ、それを継続させるための支援方策を構築していくことが非常に重要な課題となっているものの、その課題はほとんど解決されていないといわざるを得ない。ここに生活習慣病予防における医療心理学的な問題があり、人々が、生活習慣病予防に寄与する健康行動を日常生活の中に採択し、維

111

持していくようになることへ貢献する，医療心理学的アプローチを確立することが強く求められている。

そのための手段として，これまで蓄積されてきた，健康行動に関する心理学的理論・モデルの知見を活用することが有効であると考えられる。これらの理論・モデルは，健康行動の変容過程について説明し，効率的に行動変容をうながすための方策・方略を具体的に示すものである。心理学的理論・モデルを健康行動の採択・維持をうながすために活用することの意義は，次の2点に集約される（中村，2000）。第一に，理論・モデルに示されている行動変容の関連要因を確認することで，効果的に介入プログラムの企画・開発を進めることができる点，第二に，介入プログラムの評価として行動の変化のみを指標とするだけではなく，介入対象とした行動変容の関連要因の変化も含めて評価することにより，より綿密な評価が可能になり，企画・実行上の問題や改善点が明らかになる点である。

本章では，代表的な心理学的理論・モデルとして，学習理論，社会的認知理論，健康信念モデル，計画的行動理論，行動変容ステージモデル，および生態学モデルについて概説した後，これらの理論・モデルを活用した健康行動促進の実践研究を紹介する。なお，理論・モデルを実践に活用する際には，理論・モデルのもつ限界を認識したうえで，それぞれの理論・モデルを適宜組み合わせ，該当する介入プログラムの内容と合致しているとともに実行可能かどうか確認し，その効果の評価を行なうことが求められる。

第2節　健康行動に関する心理学的理論・モデル

1. 学習理論

学習理論（learning theory）は，行動主義を背景として，Skinner（1953）によって提唱された理論であり，以下に紹介するさまざまな心理学的理論・モデルの基礎となっている。学習理論では，行動（反応）は先行刺激（きっかけ）によって出現し，その後には，その行動を維持させる強化刺激（結果）があると想定されている（図11-1）。学習理論では，報酬や罰などの外的な強化刺激により行動を操作する，オペラント条件づけが強調されている。健康行動に学習理論の考え方を応用する際には，先行刺激および強化刺激への働きかけに注目することが有効であり，健康行動をうながすような刺激を周囲に置いたり，目標を達成した際には報酬を与えたりすることが具体的な手法としてあげられる。

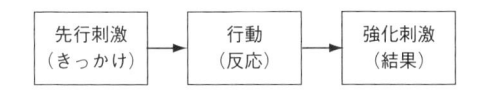

図 11-1 ● 学習理論から見た行動の基本的枠組み（Skinner, 1953; 岡, 2003）

2. 社会的認知理論

社会的認知理論（social cognitive theory）は，学習理論では完全に説明することができない，人間の認知的側面が関与する複雑な社会的行動を理解するためにBandura（1986）によって提案された。社会的認知理論の重要な考え方は，相互決定主義，モデリング，自己制御，結果予期，セルフ・エフィカシーの5つに集約できる。

（1）相互決定主義

社会的認知理論では，人間の行動を，身体的特性や心理的状態などの「内的要因」，物理的環境や社会的環境などの「環境要因」，および「行動特性」の三者の相互関係の中でとらえる相互決定主義によって説明しようとしている。

（2）モデリング

社会的認知理論の中では，他者行動の観察やシンボルによっても人間の行動は獲得・保持されるとするモデリングや観察学習の考え方が提唱されている。モデリングや観察学習は，注意（モデルの行動に注意を向け，それを観察する過程），保持（観察で得られた情報が記憶として保持される段階），行動再生（保たれた情報に基づき実際に自分で行動を遂行する過程），および動機づけの4つの段階がある。

（3）自己制御

社会的認知理論では，自分が直接受ける外部からの報酬や罰（外的強化）や，他者が受ける報酬や罰（代理強化）だけでなく，自分の行動に対して，自分で強化刺激を与え行動を制御しようとすることである，自己強化の概念も重視している。自己制御は，自己強化を形成する一連の過程のことであり，自分で目標を設置する過程，自分の行動を観察する過程，自らの選択や行動や結果について判断する過程，一連の行動に対し自ら評価する過程などが含まれる。

（4）結果予期と効力予期（セルフ・エフィカシー）

社会的認知理論では，予期機能には，「結果予期」と「効力予期」の2種類があると想定されている（図11-2）。結果予期は，ある行動がどのような結果を生み出す

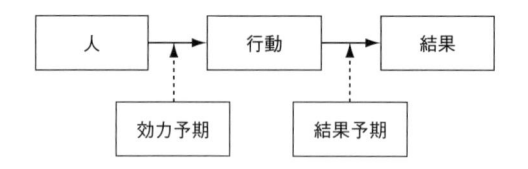

図 11-2 ● 結果予期と効力予期の関係（Bandura, 1977）

のかという予期である。一方，効力予期（セルフ・エフィカシー：以下 SE）は，その行動を行なうための自分の能力に対する予期であり，「ある結果を生み出すために必要な行動をどの程度うまく行なうことができるかという個人の確信」（Bandura, 1977）と定義される。SE は，マグニチュード，強度，一般性の 3 次元から構成される。

SE は，遂行行動の達成，代理的経験，言語的説得，生理的・情動的喚起といった情報を通じて高められる。遂行行動の達成とは，ある行動に対する成功体験の蓄積のことであり，目標設定などがその方略に該当する。代理的経験は，モデリングなど他者行動の観察によるものであり，自分がその行動を行なっていなくても SE が高められる。言語的説得について，特に信頼できる他者から賞賛された場合，SE が高まる。自己評価や自己強化も言語的説得に該当する。生理的・情動的喚起に関して，行動による快適な変化への気づきによって SE が高められる。セルフ・モニタリングは，生理的・情動的喚起に関する方略として，頻繁に用いられている。

3. 健康信念モデル

健康信念モデル（health belief model）は，Rosenstock（1974）および Becker & Maiman（1975）によって提唱されたモデルである。このモデルでは，健康行動の意思決定に影響を与える要因として，「疾病への脅威の認知」と，「健康行動の実施による恩恵と負担」の 2 つが想定されている。「疾病への脅威の認知」は，「疾病への易罹患性の認知」と「疾病の重篤度の認知」が主要な規定因子となっている。また，人口統計学的要因（性別，年齢など），心理社会的要因（性格，家族など），および行動のきっかけ（医療従事者からの忠告，家族の罹患）が，「疾病への脅威性の認知」および「健康行動の実施による恩恵と負担」に影響を与える（図 11-3）。

4. 計画的行動理論

計画的行動理論（theory of planned behavior）は，Fishbein & Ajzen（1975）により提唱された合意的行為理論（theory of reasoned action）を Ajzen（1985）が発展されたものである。これらの理論は，人間が行動を遂行する際の行動意思に及ぼす要因を説明する理論であり，行動意思が強いほど，行動を遂行する可能性が高いとし

ている。行動意思の要因として，行動への態度，主観的規範，および行動の統制感の3つが規定されている。行動への態度とは，その行動遂行による好ましい結果が得られると信じ（結果に対する信念），またその結果に対して高い価値を置くことで（結果に対する評価），行動に対してポジティブな考えをもつことである。主観的規範とは，自身にとって大切な人（家族・友人など）がその行動をするべきだと期待・要請していると感じ（他者の態度に対する信念），またその期待・要請に従おうと思う（他者の期待に従う動機づけ）ことである。また，行動の統制感は，行動遂行に対する容易さと困難さについての信念であり，外的統制要因（その行動に必要な技術や物資が備わっている）と内的統制要因（その設備によって，行動が簡単になると強く信じている）によって規定される（図11-4）。

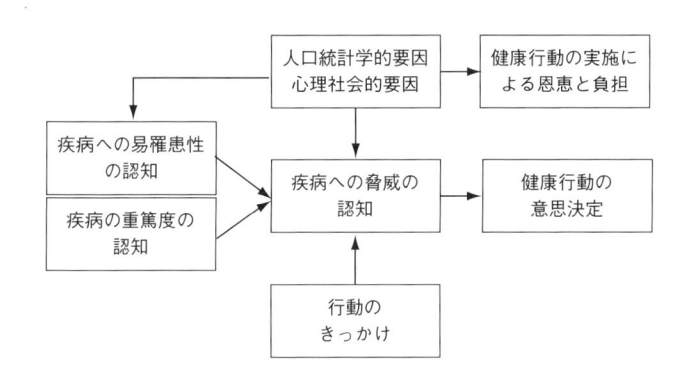

図11-3 ● 健康信念モデル（Rosenstock, 1974; Becker & Maiman, 1975）

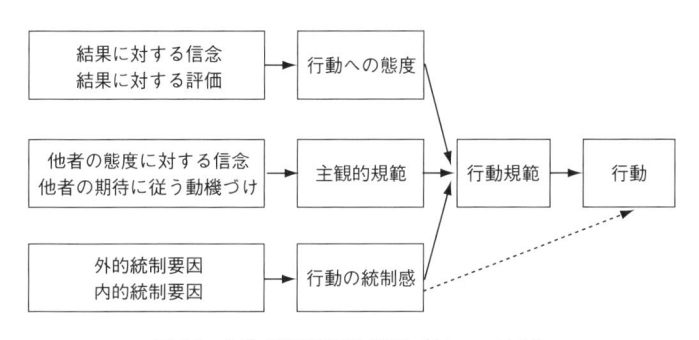

図11-4 ● 計画的行動理論（Ajzen, 1985）

5. 行動変容ステージモデル

　行動変容ステージモデル (transtheoretical model) は，Prochaska & DiClemente (1983) によって提唱されたモデルである。このモデルの最大の特徴は，個人の準備性（動機づけの程度）に応じた介入プログラムを提供することが可能になる点であり，「健康づくりのための運動基準 2006（厚生労働省，2006）」でもその考え方が取り入れられているように，近年，健康づくりの研究分野で非常に注目を集めている。

　行動変容ステージモデルの中心概念は，変容ステージであり，現在の行動と，その行動に対する動機づけの準備性の両方の性質を統合している。変容ステージは，前熟考期（近い将来に行動をする意図がない段階），熟考期（近い将来に行動をする意図はあるが，実際にはしていない段階），準備期（不定期的に行動を行なっている段階），実行期（定期的に行動を始めてから間もない段階），および維持期（定期的な行動を長期にわたって継続している段階）の5つの段階から構成される。

　このモデルでは，変容ステージの移行に影響を及ぼす要因として，前述のセルフ・エフィカシーに加え，変容プロセス，意思決定バランスの3つが想定されている。変容プロセスとは，個人が行動を獲得・維持する際に用いる方略を，認知的方略と行動的方略の2つの側面から分類したものである。認知的方略には，意識の高揚，情動的喚起，環境の再評価，自己の再評価，および社会的解放が，行動的方略には，逆条件づけ，援助関係（ソーシャルサポート）の利用，褒美，コミットメント，および環境統制がそれぞれ含まれる（表11-1）。また，意思決定バランスは，行動に対する恩恵と負担の知覚のバランスを意味し，後期ステージになるほど，負担の知覚が低く恩恵の知覚が高いとされている。

表11-1 ● 行動の変容プロセス (Marcus et al., 1992; 岡, 2003)

変容プロセス	意味内容
認知的方略	
意識の高揚	健康問題に関連した知識を増やすこと
情動的喚起	行動変容しないことによるリスクに気づくこと
環境の再評価	行動変容しないことによる他者への影響に注意を向けること
自己の再評価	行動変容することによる自分への恩恵について理解すること
社会的解放	健康的な生活を送ることに関する社会や環境の変化を知ること
行動的方略	
逆条件づけ	問題行動のかわりになる考え方や行動を取り入れること
援助関係の利用	行動変容する際に社会的支援を求めて利用すること
ほうび	行動変容したことに対して自分あるいは他者から
コミットメント	行動変容することへのコミットメント（決意表明など）を高めること
環境統制	問題行動のきっかけを避ける，または健康行動のきっかけになる刺激を増やすこと

6. 生態学モデル

　健康行動に関する心理学的理論・モデルは，主として個人内の要因に焦点を当てていたが，社会文化的要因や物理的環境要因も行動に影響を与えることから，環境要因を重視したモデルである生態学モデル（ecological model）に基づく健康行動の理解の重要性が指摘されている（Sallis & Owen, 1999）。

　Sallis & Owen（1999）は，次の5つを，生態学モデルに健康行動を適用する際の原則としてあげている。1つめの原則は，健康行動は，個人内的次元，社会文化的環境の次元，物理的環境の次元など，さまざまな次元から影響を受けている点である。原則の2点目は，これらの各次元が健康行動に及ぼす影響は，相互に関連しあっているという考え方である。第三に，環境的次元は，施設，地域社会，政策等，さまざまな水準が想定される点である。第四の原則として，環境要因は行動に直接影響を及ぼす点がある。また，5点目の原則は，生態学モデルについて考える場合，1つひとつの健康行動に特異的なモデルをそれぞれ考えるべきであるというものである。

第3節　健康行動に関する心理学的理論・モデルに基づく実践研究

　諸外国では，生活習慣病予防のための介入プログラムの開発と実行にあたり，健康行動に関する心理学的理論・モデルが積極的に活用されており，その有効性がくり返し確認されている。またわが国においても，健康行動の採択・維持をうながす取り組みに，心理学的理論・モデルの考え方を適用する試みが徐々に行なわれ始めている。本節では，健康行動のうち，生活習慣病予防の中でも特に重要な行動の1つである，身体活動に注目し，身体活動推進に向けた実践研究を紹介する。これらの実践研究では，心理学的理論・モデルの考え方に基づくプログラムの開発，媒介変数の観点から見たプログラムの有効性の評価において，医療心理学は中心的な役割を果たしている。

1. 過体重・肥満成人を対象としたプログラムの開発と実践

　江川ら（2007）は，自治体における健康診断受診者を対象とした，運動と食習慣の改善による体重減少を目的とした地域保健プログラムを開発している。このプログラムは，月1回，計9回，市内の公営運動施設で実施され，第1期：知識と技術の取得，第2期：自主性の形成，第3期：継続環境の整備，の3期からなる。第1期では，食生活や運動に関する知識と，適切な目標設定によるセルフ・モニタリング技法の習得が目標とされている。続いて第2期は，目標達成状況のフィードバックを行なった後，セルフ・モニタリングの自主性がうながされるような指導が行なわれている。最後の

第3期では，プログラム終了後も継続して行動が実践できるように，地域資源の活用法や，グループワークによる情報交換等が行なわれている。上記プログラムによる介入群と，通常の保健指導が行なわれた対照群へ，参加者を無作為に割り付け効果検証した結果，介入群の方が，BMIの変化量が有意に多かった。また，変容ステージの以降パターンについて，介入群では運動行動に関する実行期・維持期の割合が約30％増加したが，対照群では変化しなかった。また，食習慣についても，対照群では変化が認められなかったが，介入群では実行期・維持期の割合が約55％増加した。

また，Adachiら（2007）は，コンピュータによりテイラー化されたメッセージを，郵送にてフィードバックを行なう減量プログラムを開発している。このプログラムは，減量に関する情報教材を提供したうえで，身体組成等の個人情報，身体活動等の日常生活習慣，および行動変容の準備性を評価し，その内容に基づき，コンピュータにより処理された個人ごとの目標設定およびセルフ・モニタリング・シートとアドバイスを送付するというものである。対象者は，送付されたシートとアドバイスに基づき，1か月間行動を実施し，1か月後，同等の質問項目に回答したうえでフィードバックを受ける。Adachiら（2007）は，上記プログラム群，プログラム後の6か月間のセルフ・モニタリング継続群，減量に関する情報教材提供群，および情報提供教材と6か月間のセルフ・モニタリング継続群の4群に割り付け，減量に対する効果検証を実施している。その結果，プログラム群の方が，1か月後の減量効果が認められた。また，7か月後の減量効果は，他の3群と比較して，プログラムおよびセルフ・モニタリング継続群のほうが大きかった。

2. 集団教室型身体活動推進プログラムの開発と実践

Inoueら（2003）は，座位中心生活者を対象とした，教室型身体活動促進プログラムを開発している。Inoueら（2003）が開発したプログラムは，8週間（週1回，計8回）からなるプログラムであり，各回の前半にグループセッション，後半に身体活動の実践が行なわれる。グループセッションの内容は，行動変容ステージモデルに基づき，目標設定とセルフ・モニタリング，刺激コントロール，ソーシャルサポートの活用等が提供される。無作為化比較対照試験による介入によって，総エネルギー消費量，中等度の強度の身体活動量，運動頻度，変容ステージ，およびセルフ・エフィカシーに関して介入効果が認められ，6か月後にもその効果が維持されていた。

武田ら（2003）は，グループ学習型のウォーキングプログラムを開発している。このプログラムは，ウォーキングの知識・技術の指導，グループウォーク，および行動変容技法の指導の3部構成になっており，社会的認知理論と行動変容ステージモデルの考え方が応用されている。具体的には，グループウォークによるソーシャルサポートの活用，参加者の生活環境に密着したコースの提案による運動環境認知の再構築，

目標設定・セルフ・モニタリング・自己強化および他者強化の内容を含んだシートの活用などである。加えて，プログラム終了後の継続性を保つためのプログラムも含まれている。このプログラムに基づき，板倉ら（2005）は，地域住民を介入群と対照群に無作為に割り付け，8週間の介入を実施している。8週後，対照群の平均日歩数は約1000歩減少したが，介入群の平均日歩数は約2000歩増加した。また，ソーシャルサポートに関しては介入効果が認められなかったものの，環境認知の改善が認められた。

3. 情報技術を活用したプログラムの開発と実践

　Yamaguchi ら（2003）は，コンピュータを活用した評価および行動計画の作成と，医師によるカウンセリングを併用したプログラムである，PACE+（Prochaska et al., 2000）の日本版（PACE+Japan）を開発している。PACE+Japan では，コンピュータによって対象者が身体活動と食行動に関するアセスメントを行なった後，身体活動と食行動からそれぞれ好みの行動を選択し，その行動に関する恩恵，バリアを取り除くための方策，目標設定について期された行動計画が出力される。医師は，その出力に基づき，カウンセリングを行なう。生活習慣病の外来患者を，PACE+Japan による介入群，PACE+Japan と2週後のフォローカウンセリングを併用した群，および対照群の3群に無作為に割り付け，介入を実施した結果，PACE+Japan 群およびフォローカウンセリング併用群では総消費エネルギー量が有意に向上し，PACE+Japan 群では，運動によるエネルギー消費量と総エネルギー摂取量に対しても介入効果が認められた。

　甲斐ら（2006）は，非対面型による身体活動と食行動の改善を目的とした，IT および郵便を活用した非対面型プログラムを開発した。このプログラムは，対象者の健康状態，興味，および変容ステージに応じてテイラー化された情報をコンピュータで自動作成し，その情報を保健師へインターネットで送付，保健師はその情報に基づき教材を作成し，郵送にて対象者へ提供するものである。対象者の健康状態，興味，変容ステージによってテイラー化された情報は，2週間に1回，計4回提供され，セルフ・エフィカシーやバリアの確認，行動契約，セルフ・モニタリング等が含まれている。2年間にわたり，上記の介入プログラムを計10回実施し2か月間のプログラム継続者における介入効果を検討した結果，身体組成，収縮期血圧，コレステロール，中性脂肪，および運動時間が有意に改善している。また，プログラム参加者，および利用者である保健師から，プログラムのユーザビリティに対して高い評価を得ている。

第4節 生活習慣病予防における医療心理学の役割と今後の課題

2005年の健康日本21の中間評価では、多くの健康行動分野で望ましい改善が認められず、医療費の増大が大きな懸念事項となっている。そこで厚生労働省は、医療改革の一環として、生活習慣病の大きな危険因子となる内臓脂肪型肥満に着目した「内臓脂肪症候群（メタボリックシンドローム）」の概念を導入し、2008年4月より「特定健診・特定保健指導」を実施している。平行して、身体活動・運動に関しては「エクササイズガイド（厚生労働省，2006）」、食事に関しては「食事バランスガイド（厚生労働省・農林水産省，2005）」を作成し、「1に運動，2に食事，しっかり禁煙，最後にクスリ」というスローガンとともに、その啓発活動を積極的に行なっている。

特定健診・特定保健指導では、個人の健診結果に応じた保健指導レベルが設定され、各レベルに応じた個別保健指導が行なわれている。そのため、1人ひとりの生活習慣や心理的準備性に応じた指導法の確立と普及が急務であり、健康行動に関する心理学的理論・モデルをふまえた認知行動療法の活用が、医療心理学分野に強く期待されている。実現可能な継続的支援を考えれば、対面式のみならず、電話，通信教材，情報技術等を用いた非対面式の指導法の有効性について、議論を進めていく必要がある。諸外国では、非対面式による健康指導の効果に関する知見の蓄積が着実に進んでおり（たとえば、King et al., 2007; Marcus et al., 2007）、なかでも、近年急速に発展を続けている情報技術の利用に特に注目が集まっている。わが国でも、先述のように甲斐ら（2006）やAdachiら（2007）が郵送法と組み合わせた情報技術の活用法を提案したり、山脇ら（2007）が携帯電話のメール機能を活用したウォーキングプログラムを開発したりしている。今後、これらの先行研究をふまえつつ、情報技術などを活用した、非対面式による生活習慣病予防の支援方策についての検討が求められる。

さらに、非対面式プログラムの特徴を活かすのならば、個人を基盤としたプログラムに加え、地域を基盤としたプログラムの開発と評価が課題と1つとなるだろう。個人レベルで使用される医療心理学の知見は、政策や社会・物理的環境レベルの介入に際しても有益であり、生活習慣病予防のための地域展開へ、医療心理学が積極的に関与していくことが期待される。またその際には、本稿で言及した心理学的理論・モデルとともに、ソーシャル・マーケティングの考え方を応用することが有効であるかもしれない（Gordon et al., 2006）。

最後に、生活習慣病予防における医療心理学の役割について言及する。生活習慣病予防のための介入プログラムの開発と実行に際しては、保健師，運動指導士，栄養士等の専門職種との緊密な連携が必要な場合が多い。これらの専門職種との協働の際は、各専門職種が有する、行動と健康の効果およびそのメカニズムに関する知識を共有す

る必要がある。その内容を十分に理解したうえで，そこで医療心理学に求められる役割は，生活習慣病予防に貢献する適切な行動変容をうながすための考え方・知識と，その具体的，効果的，かつ実現可能な方略・技法を提示することだと考えられる。

第12章 高齢者医療

第1節 高齢化の現状と高齢者医療

1. 日本の高齢化の現状と高齢者の健康

1970年代まで先進諸国の中で高齢化率が最も低かった日本は，1980年代に他の国を抜き，現在では最も高齢化率の高い国となっている（2005年：20.16%）。この急速な高齢化が日本の特徴である（石川，2007）。高齢化に伴って日本人の平均寿命も伸びており（1950年：男性59.6歳・女性63.0歳，2005年：男性78.5歳，女性85.5歳；厚生労働大臣官房統計情報部，2006），65歳からの高齢期は現在，平均して13～20年もの長い期間となっている。平均寿命が短いころは，高齢期に病気になった場合，回復後亡くなるまでの期間は短いものであった。それが現在では，病気からの回復後に再び生活を送る期間が長くなったのである。したがって，回復後の生活を意識した治療とケアが重要視されるようになった。

回復後の生活を意識した治療を考える際には，生活の質（Quality of Life: QOL）[★1]の重視が鍵となる。QOLを維持する支援を行なうためには，健康が，身体的・心理学的・社会的など多要素の複合体であること，および高齢期が生涯発達の一部であること（Aldwin et al., 2006）を考慮することが大切である。高齢者は，加齢や疾患によって失う要素がある（たとえば身体機能や心理機能の一部）が，人生全体という時間軸でみると，維持・成長する要素を見いだすことができる（たとえば人生経験や社会的なつながりなど）。つまり生涯発達という視点で多要素に健康をとらえることによって，加齢や疾病に伴って失う要素だけで健康状態を判断するのではなく，残存している要素や発達しうる要素も含めて健康を考えることが可能になる。これがQOLを重視した高齢期の健康支援である（古谷野，2004; Shephard, 1997）。

さて，QOLを保つという視点に立つと，高齢者の健康について病気ではない状態を目標とすることは非現実的なものである。なぜなら，高齢者の約半数は何らかの疾患を抱えているからである。厚生労働省は平成16年に，医療と福祉が目指す高齢者

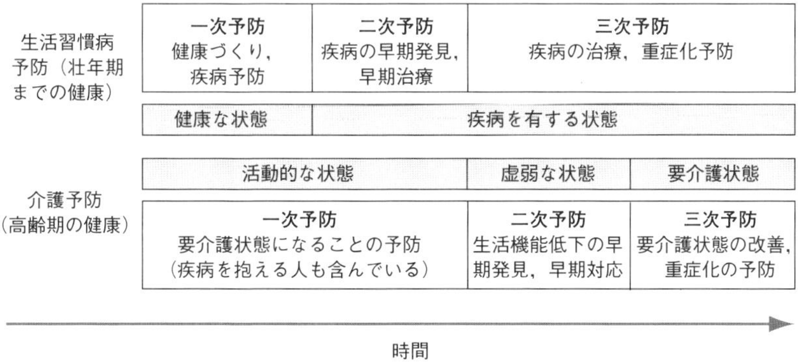

第12章 高齢者医療

	一次予防 健康づくり， 疾病予防	二次予防 疾病の早期発見， 早期治療	三次予防 疾病の治療，重症化予防
生活習慣病 予防（壮年期 までの健康）	健康な状態	疾病を有する状態	

	活動的な状態	虚弱な状態	要介護状態
介護予防 (高齢期の健康)	一次予防 要介護状態になることの予防 (疾病を抱える人も含んでいる)	二次予防 生活機能低下の早 期発見，早期対応	三次予防 要介護状態の改善， 重症化の予防

→ 時間

図12-1 ● 高齢者の健康に対応した予防の概念（介護予防に係る市町村介護予防事業計画についての研究班（2006）を基に作成）

の健康を図12-1のように定義した（介護予防に係る市町村介護予防事業計画についての研究班，2006）。疾患や身体の機能低下があることを前提として，健康状態を構成する各要素（たとえば運動機能や栄養状態）の改善や環境調整を通じて，高齢者の生活機能を向上させ，個人の生きがいを保ち，結果としてQOLの向上をもたらすことが目標となっている（地域での予防活動については，本書第13章を参照）。この定義に基づくと，高齢者医療の対象は第1～3次予防まで幅の広いものになる。したがって高齢者医療に関係する専門家も多様になることがわかる。

2．高齢期の疾患の特徴と学際的アプローチの重要性

高齢者医療では，高齢者の心身の特徴をふまえた対応が必要になる。柳澤（2003）は，高齢期の疾患の特徴として，①慢性疾患であること，②多臓器障害であること，③加齢に伴う臓器および個体の脆弱性を考慮に入れる必要があることをあげ，老年医学では，包括的・全人的治療を医学的見地から行なうことに加えて，患者の社会的背景や生き方への配慮が求められると述べている。

また，高齢患者のみを専門としない分野においても，高齢化に伴って，慢性疾患における高齢患者の増加が指摘されており，対応が急務となっている（松林ら，2002）。対象となる疾患にはたとえば，糖尿病（堀川ら，2007），心疾患（西永，2003），高血圧（藤澤・荻原，2007），慢性腎不全（藤巻ら，2008；春木，2006）などがあげられる。

柳澤（2003）はまた，急速な高齢化における老年医学の課題として，①日本の医療は臓器別医療に適応して整備されているために包括的な対応がむずかしいこと，②高齢者の治療に求められる多様な医療サービスが整理されていない状況であること，③高齢者医療を専門とする医師の数が不十分であることの3点を指摘した。同

様に，米国老年医学会は2006年，高齢者医療における学際的な対応の必要を声明として発表し，その理由として①高齢者ケアのニーズが複雑であること，②高齢者ケアのプロセスが，さまざまな学問領域が関与することで充実すること，③転倒やせん妄に代表される原因自体が多領域にわたる高齢期特有の症候群については，多領域がかかわることによって効果的な治療方法が提案できることをあげている（Geriatrics Interdisciplinary Advisory Group, 2006）。さらに，心理士の立場で高齢者医療にかかわってきた黒川ら（2005）も，高齢者の心理的問題は多様な問題と複雑に絡み合っていることから，高齢者の心身の健康を支援するためにチームアプローチが不可欠であると述べている。構成員としては医師，看護師，介護福祉士，社会福祉士，作業療法士，理学療法士，栄養士，言語聴覚士，心理士などをあげ，さらに，建築家，法律家，行政官，場合によっては郵便局の配達員などの高齢者の生活に関係する者すべてがチームの構成員になりうることを述べている。

以上から，高齢者医療は多様な専門家がチームとしてかかわることの重要性が特に強調されている領域であることがわかる。

第2節　高齢者医療におけるチームアプローチ

1. 高齢者医療でのチームアプローチ

高齢者医療の領域ではチーム医療の取り組みがすでに多く行なわれている。医学中央雑誌刊行会がオンラインで提供しているデータベース「医中誌Web」を用いて，2003～2008年4月までの情報を「高齢 and チーム」で検索したところ，836件が抽出された（このうち「心理」を含むものは39件，「精神」では85件であった）。たとえば心不全（筒井，2007；西永，2000），褥瘡対策や胃瘻外来（浅井・櫻井，2006），高齢歯科（吉成ら，1999）などで指摘されているように，高齢医療においてチーム医療が成果を上げる可能性が示唆される。

高齢者のチーム医療においてはまた，心理面への対応が今後重要になることが指摘されている。たとえば，大隈ら（2006）は回復期リハビリテーション病棟における脳卒中患者の心理的問題を調査し，患者の多くに，疾病受容，脳卒中後うつ状態，不穏・せん妄の問題が認められることを明らかにした。そのほか「物忘れ外来」での病名告知等の問題（河野ら，2007）なども指摘されている。

しかしながら現在，高齢者医療に限らずチーム医療において，心理士としてのポジションや期待される職務内容が明らかにされているとは言い難い状況である。これにはおそらく国家資格の不備などの理由があるだろう（江花，2005，本書第1部を参照）。さらに，高齢者福祉の領域においても，心理士は支援スタッフとして位置づけられて

いない。たとえば介護支援専門員の受験資格として心理士が認められていないために，心理士が活動を行なうことが困難になっていることが指摘されている（山本，2002）。

2. 医療チームでの心理士の技術

医師の立場から医療施設に勤務する心理士へ求める技能について江花（2005）は，①専門的知識と技術（患者のインテーク面接，心理的査定，心理療法，心理的援助），②チーム医療運営への協力（医療心理学，精神医療の知識と技術，心身医療の知識と技術，身体疾患や薬物の知識），③診療補助者として必要な法的・医学的知識（医療システム，医療倫理，診察録の扱い，医療事故防止，感染症対策など）の3点をあげた。また大隈ら（2006）では，高齢者医療のチームにおける心理士の役割として①問題の質と原因に関する分析，②心理テスト，③スタッフ間や家族との連携，の3点をあげている。

(1) 高齢者を対象にした臨床心理学的技術

先行研究で指摘された心理士の技術のうち，高齢者を対象にした心理療法については知見が蓄積されつつある。先述の「医中誌Web」を用いて，「高齢 and 心理療法」のキーワードで検索すると760件（「and 医療」を追加すると473件）が抽出される。この結果からは，高齢者を対象とした心理療法（精神療法）については，医療現場でも知見の蓄積が進んでいるとみることができる。

高齢期における心理療法は，対象となる疾患別にみると①うつ病[3]，②認知症[4]，③身体疾患に伴う心理的問題，④介護者の問題へのアプローチ，⑤不安障害，⑥睡眠障害，に大別され，心理療法の効果は高齢者以外を対象とした研究や薬物療法と比較しても遜色ない効果サイズであることが明らかにされ，中でも心理教育，構造化された短期の認知行動療法，短期力動的精神療法に効果が認められている（Knight et al., 2006）。日本では臨床心理学領域で知見が蓄積され，高齢者を対象とした心理療法として①支持的心理療法，②回想法，③リアリティ・オリエンテーション，④ヴァリデーション，⑤音楽療法，⑥ダンス・セラピーが代表的なもの[5]とされている（黒川ら，2005[6]）。

Pinquart & Sorensen（2001）は，高齢者に対する心理療法を扱った122研究のメタアナリシスを実施し，自己評定による抑うつを改善させる効果は社会的プログラム（社会活動のプログラム）には認められず，心理療法的介入において認められること（認知行動療法，回想法，リラクセーション）を明らかにした。また，心理療法の中では認知行動療法の効果が最も大きく，集団療法と個人療法では，個人療法の方が抑うつを低減させる効果が大きいことを示した。

(2) 高齢者を対象にした健康心理学的技術

心理学のうち，身体の健康を維持する行動を研究する領域は健康心理学とよばれる（島井，1997）。高齢者の多くが慢性疾患を抱えているため，高齢者に対するさまざまな非薬物療法がこの領域で適用されている。先行研究の例としては，心疾患（Kostis et al., 1994; Rausch & Turkski, 1999; Trzcieniecka-Green & Steptoe, 1996;），高血圧（Rosen et al., 1989; McDougall et al., 1995），慢性関節リウマチ（Smarr et al., 1997），COPD（Emery, 1994; Emery et al., 1998）等の高齢患者を対象として，患者教育や他の非薬物療法と組み合わせて心理的介入が実施され，効果を上げている。わが国でこの領域の研究や実践はまだ多くないが，人工透析（森山ら，2005），糖尿病（蒲生，2003）等について，高齢患者を対象とした取り組みがある。

また，臨床心理学的介入と重なる部分であるが，身体疾患とさまざまな精神症状・精神疾患が併発することが高齢患者の特徴である。この問題への心理的介入として，手術前のストレス（Rybarczyk & Auerbach, 1990），身体疾患に伴う不眠（Rybarczyk et al., 2002）といった介入例がある。

(3) チームの心理学的理解・教育

上述した技術以外に必要な技術として，先にあげた先行研究では，スタッフや家族との連携が心理士に必要な技術の1つであると指摘されていた（江花，2005; 大隈ら，2006）。アメリカ老年医学会の提言でも，学際的なチーム医療を行なうにあたり，構成メンバーに求められる能力として，目標を共有し，各自の役割を明確にし，チームをつくり維持する活動を行なう，チーム間の人間関係を良好に保つことがあげられている（Geriatrics Interdisciplinary Advisory Group, 2006）。一方，高齢者医療の分野において，多領域の専門家によるチーム医療のメカニズムや相互作用に関する研究はほとんどなく，チーム構成員間の相互作用に関する行動科学的分析が必要になることが指摘されている（Phelan et al., 2007）。この要請に対しては社会心理学や行動心理学の研究手法を用いて応えることが可能であろう。そして，これらの研究手法は，医療スタッフと患者との効果的な相互作用の分析や，分析結果に基づく医療スタッフの効果的な教育プログラムの開発にも応用できるものである。心理士として治療チームの一員としてただちに参画することがむずかしいとしても，こうした基礎的な研究を実施することによって，チーム医療に貢献することは可能であると思われる。

第3節　高齢者医療における心理士の活動の実際

この節では，ある高齢者専門の病院（精神科・神経科・内科）での心理士の実践例

を紹介する。この病院は高齢化が進む地方都市にあり，入院病棟，外来病棟，デイケアの各施設がある。スタッフは，老年医学を専門とする医師（精神科，内科，心臓内科，整形外科），看護師，精神保健福祉士，介護福祉士，薬剤師，作業療法士から構成され，入院・外来治療の他に，訪問看護や家族会といったサービスが行なわれていた。この病院に初めて心理士が導入され，精神科に非常勤で週3日勤務することになった。

病院では医師が初診，精神保健福祉士または心理士が家族面接を実施した後，関係スタッフが集まって医師の所見に基づいたケースカンファレンスが15分程度行なわれる。1人の患者について関係するスタッフが全員集合するのはこのときのみであり，これ以降は，必要に応じて各スタッフが個別に連絡を取り合って治療が行なわれていた。

心理士の業務内容が定められていなかったため，心理士はチームの一員として活動が可能となるよう，以下の方針で臨床活動を行なった。①ケースカンファレンスには必ず出席した，②心理士の動きを関係者全員が把握できるように，カルテに付帯している看護記録欄を利用して心理士による対応を記録した，③関係スタッフと患者の経過や家族に関して意見を交換し，スタッフ間の情報の整理も必要に応じて随時行なった，④高齢患者の対応では，家族や関連機関との連携等ケースマネジメントに近い働きも必要になるため，精神保健福祉士と密接に連携することを心がけた。たとえば面接の経過だけでなく医療や福祉制度の利用などに関しても，経過や変更点の確認を出勤日の朝夕に必ず行なった，⑤狭義の臨床心理学的専門業務（心理面接の実施等）に限定せず対応可能な業務をできるだけ経験することを通じて，心理士として実施できる業務を整理するよう心がけた。たとえば，家族会への参加は勤務開始当初は義務づけられていなかったが，会の運営や会報つくり，あるいは家族の悩みなどに対応した。

以下で紹介するのは，いずれも認知症（またはその疑い）と診断された症例への心理士をチームに含む対応である。症例はすべて，個人が特定されないように情報が加工されている。

（1）症例1（外来）：88歳　女性

【現病歴】　足腰が徐々に弱くなり，時折失禁がみられる。約1年前，畑仕事の途中で用を足しに自宅へ戻る際，自分がどこにいるのかわからなくなったことがあったが，少し経つと思い出し帰宅することができた。このころから「自分は大丈夫だろうか？」と考えるようになった。

数日前の早朝，新聞配達員がシャツにズボン姿，裸足で玄関のところに座っている本人を発見し，近所に住む娘に連絡した。外に出た理由を本人は「家の前に綺麗な花畑が広がっていたため，見に行きたいと思って見に行った」と述べた。この件について後に近所の人たちから「呆けた。呆けた」といわれたことで本人がショックを受け，

自ら受診を希望した。

【生活背景】　夫との間に一女。長年夫の建設業を手伝っていたが夫は10年ほど前に死去，その後現在まで1人暮らしを続けている。同じ地域に娘一家が居住している。本人はきれい好きであり，いつも身辺を清潔に保っている。これまで1人暮らしが可能であったため，介護認定や介護保険サービス利用の手続きを行なっていなかった。

【経過】　行動観察と評価スケールによるアセスメントを心理士が実施し，MRIの結果とあわせて医師がアルツハイマー型認知症と診断した。医師と心理士が受診の目的や本人の希望を聴取したところ，本人・娘ともに症状，今後の対応，医師の処方内容に強く不安を抱いていることが明らかになった。本人は1人で暮らすことを強く希望しており，これを実現することがQOLを維持することに役立つと考えられた。したがって治療では，①本人と娘の不安への対応，②1人暮らしを維持するための支援方略の提案を中心に進めることになった。

　ケースカンファレンスで決まった方針として，本人への対応は，①診察時に医師が本人が訴えた不安を受けとめる。症状や処方の説明は医師が行なう，②診察や会計の待ち時間を利用して心理士が面接し，言語的および非言語的な観察を行なう，③福祉制度の利用については精神保健福祉士が説明することとした。娘へは，①症状や病院の対応に不安が高いことから，診察時にはどんなことでも医師に質問してよいことをくり返し伝える，②本人が希望する1人暮らしを続けるために，介護保険サービスの手続きを行なうことを勧める（手続きや金銭面の相談は精神保健福祉士が担当），④診察時以外で不安や疑問が生じた場合は遠慮せずに心理士に電話することを伝えた。

　心理士へは当初不定期に，その後定期的に電話で報告が行なわれるようになった。その都度心理士は症状の変化だけでなく生活状況についても情報を収集することで，デイサービス利用や訪問看護の利用をスムーズに行なうことが可能となった。その結果，両者の不安は和らぎ，各種のサービスと娘による1日数回の訪問などのサポートも受けて本人は安定して1人暮らしを継続することが可能となった。

(2) 症例2（外来）：75歳　女性

【現病歴】　若いころから頭痛の持病がある。数年前に脛の痛みのために総合病院の整形外科に入院。原因は不明で治療効果が表われなかったが，退院後は痛みが消失した。当病院へは「20年位前から左耳で虫が鳴いている感じがする。最近は右耳でも発動機のような音が聴こえる。これまで頭の検査をしたことがないので，一度検査をやっておいた方がよいと思った」と，自身で予約し受診した。耳鳴りは，一日中ほぼ絶え間なく聞こえて夜眠れず，頭も痛いという訴えであった。総合病院の内科を受診中であり，受診中の内科では，内耳に関する身体的な異常はみられなかった。

【生活背景】　夫との間に二男。夫と長男夫婦と暮らしている。孫は独立。夫は10年

ほど前より看護が必要となり，つきっきりで看病している。加えて1年前に実姉が亡くなり，心労が重なっている。自宅では家事を一手に引き受けている。同世代の顔見知りとの集まりがいちばんの楽しみであるという。
【経過】 医師は，心理士によるアセスメントとMRIの結果からアルツハイマー型認知症の疑いと診断した。同時に，各種のストレス因の存在や頭痛・耳鳴りへの訴えなどから神経症の疑いと診断した。

ケースカンファレンスにおいて共有された治療方針は以下のとおりであった。①医師は，他の病院に通院中であるため新たに処方せず，経過観察を行なう。「気になることがあれば，通院中の病院の主治医に相談して，こちらに再診の予約を。話をしに来るのも大事」と本人に伝え，主治医にも連絡をとり了承を得る，②日常生活に支障がなく家族関係も良好であるため，介護保険サービスなどの利用は当面見送る，③再診時には，診察後に心理士がさりげなく話しかけてようすを把握し，本人が身体症状と折り合いをつけることができるよう，身体症状の受けとめ方について話していく，④今後福祉サービスなどが必要になれば精神保健福祉士が対応し，地域の関連機関と連携をとることとなった。

診察では第一に，本人の苦労について医師が共感し，労いのことばをかけた。次に，耳鳴りについて医師から説明があった。これらによって表情が和らぎ落ち着いたようすになった。診察後には看護師や心理士と懐かしそうに微笑みながら過去の苦労について語られたため，傾聴して本人の気持ちを受けとめることに努めた。

医師から本人に「耳鳴りは年を取れば出てくることがある。あれはとてもやっかいだが，困ったことに，ピッと効く薬はないと思う。実際，たくさんの人が折り合いをつけながらつき合っていっている。あなたもつき合っていくのはたいへんだと思うが，古くなった機械を労わりながら使うように，自分の身体とつき合っていってはどうか？」と伝えた。本人は医師からのことばが印象に残ったようすで，「年をとったら仕方ない部分もあるのよね。先生からそういわれたのよ。変な病気じゃなかったのね」と何度となく語った。心理士は医師のことばをいっしょに味わうことで，身体症状の受けとめ方が変容するきっかけとなるよう支援した。

その後1～2か月に1度程度，必要性を感じると本人自ら電話予約を行なって受診するようになった。心理士は毎診察終了後10分程度本人の希望する場所（病院の出入り口，庭など）で話をし，受診時の医師との対話やその際の気持ちを整理し，症状を受容できるよう支援した。その結果，耳鳴りは依然として残っているものの，本人は在宅生活を楽しめるようになった。

(3) 症例3（入院）：91歳　女性
【現病歴】 患者は91歳の女性。半年前に転倒により大腿骨骨折を経験し，数か月の

間に下半身麻酔による骨接合の手術を3回行なった。

　3回目の手術以降，毎晩不眠状態が続き，昼夜を問わず看護師を大声で呼ぶようになった。また，骨折が治っていないにもかかわらずベッドから降りて歩こうとすることや，食べ物への執着が激しく異食もみられた。さらに，夢と現実が入り混じったような発言が頻繁に認められるようになった（たとえば，「警察に行かないといけない」という，実際には面会に来ていない友人について「さっきまで友人のAさんがきていた」という）。感情の変化が激しく，場合によっては何時間も興奮することから，常にナースステーションでの監視が必要となって対応がむずかしいと判断され，家族同意のもと整形外科の医師より転院の希望があった。

【生活背景】　二男二女をもうけ，10年ほど前に夫が他界した現在，長男夫婦と3人暮らし。ここ4～5年は外出する頻度が減っていたが，近所の人たちが立ち寄るとお茶を飲みながら会話することを楽しんでいた。また，半年前まではテレビの料理番組を見てつくり方をメモし，冷蔵庫の中にあるものを使って料理をつくることが可能であった。

【経過】　整形外科に入院時点でアルツハイマー型認知症と診断されていた。今まで入院の経験がなく91歳になるまで活発に活動していた生活歴を考慮すると，転倒・骨折，および3回の全身麻酔による手術と入院は，本人にとって大きなライフイベントであったと考えられた。認知症の急激な重篤化は，度重なるライフイベントや麻酔や処方された薬の影響が否定できないと医師は判断し，以下の方針が共有された。①医師より本人へ転院の説明を行ない，本人の同意に基づく任意入院とする，②医師が治療を行ない，看護と介護を看護師が行なう，③処方を見直し調節する，④医療・福祉サービス開始の準備は精神保健福祉士が担当する（説明は担当しない），⑤家族が本人の症状悪化について非常に動揺しているため，家族との窓口は心理士とする（本人への対応方法の説明，家族の不安への対応，医療・福祉サービス内容の説明），⑥転院前に家族が特別養護老人ホームへ入所希望手続きを行なっていたため，入所の順番になった時点で本人が落ち着いていれば，退院・入所を行なう（精神保健福祉士が担当），⑦病院内での本人の行動について心理士が観察しスタッフおよび家族へ対応方法を提案する。

　近隣に居住していた家族は，当初は面会日以外にも電話を何度もかけてくるなど非常に不安が高いようすであった。そこで家族に対しては心理士が面接を重ね，不安に思うことや疑問点などを整理し対応を話し合った。

　本人については，まず処方の調節が行なわれた。次に行動観察の結果，危険を防止するために病院で行なわれていた行動の制限が，本人にとって理解できない苦痛なものであるために，混乱をきたして不穏な行動を招いていると考えられた。したがってまず自由に行動をしてもらい，心理士が再度行動を観察した。その結果，手を動かす

作業に取り組むときは，落ち着いているようすであった。そこで本人にあった枠組みを心理士が提案し，可能なものを看護師・介護士で実施してもらった（たとえば，タオルをたたむ，紙をちぎるなどをしてもらい，「ありがとう。助かった」と（うまくできていなくても）声をかける）。処方の調節と行動のマネジメントによって，徐々に行動障害が減少した。認知機能に改善はみられなかったものの，特別養護老人ホームの入所時期前に心身ともに安定し，入所順番の連絡と同時に退院の運びとなった。

第4節　まとめ

　本章では，高齢者医療においてチーム医療が重視されている現状と，チームの一員として心理士が貢献できる可能性について述べてきた。

　国民の医療費において高齢者医療費が占める割合は高く，かつ高齢者医療費の中では入院治療を多くの割合が占めているため，国は高齢患者の在院日数を減らし，在宅治療への移行を推進している（厚生労働省，2007）。こうした状況において，医療および福祉の領域で，心理士の立場が明確でないことが示された。もっとも，高齢者医療では，高齢者専門の医師の不足が指摘されている（Geriatrics Interdisciplinary Advisory Group, 2006; 柳澤，2003）。また，心理士と比較してチーム医療内での立場が確立していると思われる精神保健福祉士も，高齢者医療においては経費の関係から十分に配置されない場合もある（阿部ら，2007）。このように厳しい状況の中で，この領域で働く心理士には，「どのように働くか」「何をするか（できるか）」「どのような方法で連携できるか」自体を考え，積極的に活動することが求められるともいえる。その例として，第3節では症例を提示した。

　症例はいずれも，チーム内での心理士の活動に焦点を当てて記述した。紹介した例は精神科の一施設での実践例であり，高齢者医療全体にただちに一般化できるものではないが，重要と思われる点を整理すると以下のとおりである。第一に，高齢者の特徴をふまえた心理アセスメント技術と心理療法の技術の習得である。高齢者の心理的問題のアセスメントはむずかしいといわれ（Burns et al., 1999），実際に一般診療科において高齢者の心理的問題を見分けることの困難さが指摘されている（Speer & Schneider, 2003）。したがって診断基準を用いるのみならず，行動や表情，それまでの生活歴などから多角的に心理状態を把握する，心理アセスメント技術を磨くことが役立つだろう。

　心理アセスメントの中では，問題維持の分析も心理学が貢献しうる領域である。高齢者専門の医療チーム（トレーニングを受けた医師，トレーニングを受けた看護師，高齢者専門の薬剤師）による学際的なチーム医療の効果を検討した研究では，チーム

のメンバーは行動科学者（behavioral scientist）のアドバイスを受けながら介入を行なった（Phelan et al., 2007）。つまり今後，行動科学的な視点に基づいて問題を分析し，対応策を提案する技術が求められる可能性を示唆するものと考えられる。人間行動の科学的理解，および効果の検証は，古典的な実験心理学の時代から蓄積されてきた心理学の基本技術である。したがって心理士は，この基本技術を用いて，チーム医療に貢献できる可能性があると思われる。

　心理療法的介入については，高齢者本人はもちろん，家族も対象となる。この際に重要なことは，相手に巻き込まれることなく，扱う問題や介入のレベルを決めることであろう（あえて「扱わない」判断も含む）。こうした技術，すなわち目標を設定する技術やセラピスト－クライエント間の関係性を考慮した心理面接技術は，臨床心理学が長年独自に発展させてきたものであり（氏原ら，2004），複雑な人間関係が関係する高齢者医療に応用しうる知見が多く含まれていると考えられる。

　第二に，高齢者医療においては精神科であっても，心理士の専門性を理解している他職種はけっして多くない。特に，心理学が本来もつ科学的側面は意外に知られていないものである。したがって心理学にできることを，他職種との連携を通じて見いだし，他職種にわかりやすく説明することが求められる。具体的な方法は，症例に示したとおり各職場の実情にあわせて工夫することが必要であろう。

　第三に，心理士自身も他職種の専門性を理解する必要がある。高齢患者の心理的問題の特徴から，他職種と業務の境界が曖昧になる場合も多いが（症例でいえば，家族調整），各症例の特徴にあわせて柔軟に対応する必要がある。したがって，高齢者医療で働く心理士には，心理学的知識以外に，高齢者の心身機能に即した応対や家族機能の維持，高額医療費や特定疾患を含めた高齢者にかかわる医療制度，福祉制度の知識等をもつことが求められる。

　最後に[*7]，Marzillier & Hall（1999）によれば，英国で高齢者臨床にたずさわる心理士に求められる専門性は，①心理問題の分類，②介入，③他職種とのチームワークとコンサルテーション，④研究，⑤行政と政策立案であるという。行政と政策立案については本文で取り上げなかったが，将来的に重要になるテーマであると思われる。

付記：本章のうち第3節については，鈴木が作成した内容を元に中村が加筆修正して作成した。
　本稿の作成にあたり，科学研究費補助金（若手（B）課題番号18730455）の適用を受けた。

■註
★1：QOLはリハビリテーションの分野で最初に導入された。従来のリハビリテーションでは，ADL（Activity of Daily Living）の向上（機能の改善）を目標としていたが，質（QOL）も重視するようになった。高齢者に対するリハビリテーションとしては，①自立支援（自立性の維持向上），②在宅生活の維持の2つがある。ここから生じる直接的な課題としては，虚弱・軽度要介護者に対する「介護予防」，在宅生活を

第 12 章　高齢者医療

　　　支援する「ケアマネジメント」，在宅生活を回復するための各種施設からの「在宅復帰」などがある（竹内，2008）。
★ 2：回復期リハビリテーション病棟とは，脳血管障害発症後や整形外科手術後3か月以内の患者を対象に集中的にリハビリテーションを行なう目的で，2000年に医療保険下で登場した新制度である。その目的は，高齢化社会で，疾病後の寝たきり患者を減らし，在宅自立生活者を増やし，社会復帰を促進して，最終的に医療費の増大に歯止めをかけようとするものである。
★ 3：うつ病は，高齢者医療にとって大きな問題である。地域に居住する高齢者の約15％，そして慢性疾患患者の約40％が臨床レベルのうつ状態にあると考えられている。
★ 4：認知症は，65歳以上の高齢者の約7％に生じる疾患である。認知症をターゲットにした心理療法はわが国でも多く実践されており，リアリティ・オリエンテーション，認知リハビリテーションなどが成果をあげている（黒川ら，2005）。
★ 5：欧米で効果の認められている認知行動療法は，日本では高齢者への適用は開始されたばかりである。日下（2008）や陳（2008）を参照。
★ 6：黒川ら（2005）は，高齢者の心理臨床で配慮すべき点を以下のように整理している。①ライフヒストリーが長いこと，およびその人の素朴な歴史を大切にすること，②高齢者は人生における衰退喪失の体験を乗り越えた強さをもっていること，③心身相関が密接。特に精神的問題が身体の不調の訴えとして表われやすい。④自立と依存のバランス。特にそれまで自立した生活を送っていた人がケアを受ける（依存する）場合に心理的苦痛が伴うことを理解する，⑤老年期における実存的課題を尊重する，⑥過去の人生の意味を問い直し，人生を受容するための心理プロセスに付き添うこと。
　　　これらに加えて，第3節に示した病院での活動から得た実感として，心理士が高齢者本人の「間」や「呼吸のはやさ」等を観察して同調することの重要性をあげたい。つまり，高齢者とのかかわりでは，他の年代の患者とのかかわりよりもゆったりした時間の流れを，意識して付き添うことが重要な意味をもつように思われる。
★ 7：高齢者医療に関心をもつ読者にはぜひ，「何歳からが高齢者なのか」「歳をとるということは」「喪失」「その人の歴史」など，年を重ねること自体について考えてほしい。これらは，老年学（gerontology）とよばれる学際的研究領域で扱われている（Birren et al., 2006; 権藤，2008）。年を重ねるということは，自分が何歳であるかにかかわらず，よりよく生きることを考えるために追求する価値のあるテーマであるとわれわれは考えていることを書き添えておきたい。

第13章 介護予防―運動器疾患による痛みの自己管理

第1節 介護予防の重要性

1. わが国における介護予防の現状

　介護予防とは，厚生労働省の老人保健福祉計画の趣旨の中で「高齢者ができる限り要介護状態に陥ることなく，健康で生き生きした生活を送れるように支援すること」と説明されている。これは，高齢者の運動機能や栄養状態，口腔機能といった個々の要素の改善だけを目指しているのではなく，心身機能の改善や環境調整などを通じて，高齢者の生活行為（活動レベル）や参加（役割レベル）の向上をもたらし，それによって1人ひとりの生きがいや自己実現のための取り組みを支援し，生活の質（Quality of Life: QOL）を向上させることを目的としている（辻，2006）。

　介護予防が強調されているのは，介護保険制度が2000（平成12）年に施行されて以来，要介護認定者が予想を超えて増加していることが背景にある。介護保険事業状況報告によると，施行当初（2000年4月末）は約218万人であった要介護認定者が，2005（平成15）年4月末では417万人となり，91％もの増加が認められる。特に，軽度要介護認定者（旧要介護状態区分の要支援，要介護）は136～145％の増加を示し，要介護認定者の半数を占めるにいたっている。

　国民生活基礎調査（厚生労働省，2004）に基づいて65歳以上の要介護になった原因をみてみると，4人に1人（25.7％）が脳血管疾患により要介護状態になっており，要介護度が高くなるほど，その割合も多くなっている。一方，増加がいちじるしい軽度認定者（要支援者）の原因となっているのは，高齢による衰弱（22.9％），関節疾患（17.5％），転倒・骨折（10.5％）といった老年症候群と考えられるものが半数を占める。このような現状に対し，2006（平成18）年度の介護保険制度改正では，介護予防重視型システムへの転換が図られ，介護予防給付や地域支援事業（たとえば，介護予防特定高齢者施策）などが新たに創設され，筋力向上トレーニングや転倒予防のためのバランス運動に代表される運動器の機能向上サービスが開始された。

2004（平成16）年にとりまとめられた健康フロンティア戦略では，2005（平成17）年〜2014（平成26）年までの10年間に介護予防を推進し，高齢者に占める要介護者の割合を現在の7人に1人から10人に1人へ減らすことを目標に掲げている。この健康フロンティア戦略に掲げられた目標に向け，新しい介護保険制度の中で介護予防に関する取組の強化を行なってきた。しかしながら，これまでの取組では要介護者を高齢者の8人に1人にまで減少させることができると推定されているものの，10人に1人にする目標を達成するためには，介護予防に関する更なる取組が必要であり，その柱の1つになるのが運動器疾患対策である。

2. 介護予防における運動器疾患対策

わが国の高齢化率は，2030（平成42）年にすべての都道府県で25%を超えると見込まれている。この高齢化の進展とともに，運動器の加齢性疾患が飛躍的に増加している。新健康フロンティア戦略（厚生労働省，2007）では，介護予防の一層の推進のために，変形性膝関節症や腰部脊柱管狭窄症が原因で起こる膝痛や腰痛，また大腿骨頚部骨折や脊椎椎体骨折のおもな原因となる骨粗鬆症による転倒や骨密度低下の予防を目的とした運動器疾患対策の重要性が指摘されている。

変形性膝関節症や腰部脊柱管狭窄症，骨粗鬆症は，慢性疼痛や入院などによる身体活動の低下をもたらし，その結果，体重の増加や筋肉量・筋力低下をもたらす原因となるだけでなく，外出頻度の減少による閉じこもりやQOLの低下といった生活機能全般の悪化を招く要因となる。また，これらの運動器疾患は高齢になるにつれて有病率が高くなることから，今後さらなる高齢化に伴って医療費も増大していくことが予測され，働き盛りから高齢者にいたるまでの総合的な取組が求められている（厚生労働省，2008）。

第2節　膝痛管理と運動療法

1. 膝痛を有する高齢者の増加

高齢者における膝痛の多くは，変形性膝関節症が原因であるといわれている。変形性膝関節症は，「関節軟骨の変性，磨耗による荒廃と，それに伴う軟骨および骨の新生，増殖による慢性，進行性の変形関節疾患」と定義されている。変形性膝関節症は，明確な原因がなく，加齢に慢性的な機械的刺激が加わって発症する原発性と，外傷や炎症性・代謝異常疾患に伴って生じる続発性に分類されるが，頻度としては原発性変形性膝関節症が大多数を占める。変形性膝関節症の患者数は，自覚症状を有する者は約1,000万人，潜在的な患者（X線診断による患者数）は約3,000万人と推定されている。

この疾患は，加齢とともに明らかな増加を示し，65歳以上の女性では軽症のものも含めると，およそ半数がこの疾患に罹患しているといわれている。罹患者は特に女性に多く，男性の約4倍との報告もある。これまで変形性膝関節症の発症や進行の原因究明に関する研究が盛んに行なわれており，加齢，女性，肥満，外傷の既往の4項目については，危険因子としてほぼ一定のコンセンサスが得られている。

2. 膝痛管理に対する運動療法の有効性

2000年までに報告された変形性膝関節症に対する運動療法や身体活動の有効性について検討したレビュー（Vuori, 2001）によると，研究デザインなどに問題があるものが多く，質の高い研究が少ないために科学的根拠は十分ではないが，変形性膝関節症患者に対する運動療法やリハビリテーションは，痛みの軽減や運動機能の改善に対して中等度の有益な効果があると報告している。しかしながら，筋力トレーニングや有酸素運動といった運動の種類や他の介入方法と比較しての有効性については，この段階では研究数が少ないため，検討するにいたっていない。

表13-1に示したのは，膝痛管理における運動療法の効果を検討するために実施された2000年以降のランダム化比較試験の概要である。従来の介入研究に比べて，筋力トレーニングや有酸素運動を採用している場合には，比較的規模の大きいランダム化比較対照試験が行なわれている。介入場面もさまざまで，病院や理学療法棟から自宅，複数の地域施設まで幅広く検討されつつある。運動介入の種類としては，従来から検討されてきた筋力トレーニングや有酸素運動に加え，体重や痛みの軽減が期待できる水中運動や関節への衝撃の少ない太極拳などが採用されている。アウトカム指標は，膝の痛みや機能障害の程度に対する自己評価，健康関連QOLなどの主観的評価に基づくもの，下肢筋力や歩行速度といった客観的な運動機能指標が併用される場合が多い。痛みに関する指標で最も頻繁に使用されている評価尺度は，WOMAC (Western Ontario and McMaster Universities index) であった。

筋力トレーニングや水中運動，太極拳，有酸素運動と筋力トレーニングを組み合わせたプログラムなど，さまざまな形態による運動療法は，変形性膝関節症患者の痛みや機能障害の改善，筋力や移動能力，階段昇降の向上のいずれかにおいて肯定的な結果を認めたが，概観した9つの研究結果からは運動の種類による明確な差異は認められなかった。

わが国でも地域保健事業の中で，変形性膝関節症を有する高齢者に対する運動療法の効果を解明するためのランダム化比較対照試験が行なわれている（種田ら，2008）。柔軟性運動（膝や脚関節のストレッチ）や筋力運動（大腿四頭筋の自発性収縮，ゴムバンドを用いた膝関節の伸展・屈曲），動作訓練（寝返り，起居，歩行）を組み合わせ，1回あたり約90分間の運動介入を3か月間（計8回）実施している。その結果，

膝痛のみならず，膝関節伸展・屈曲時のピークトルク，膝関節可動範囲，起居能力および歩行能力に改善が認められている。また，医療機関において行なわれた変形性膝関節症患者に対する下肢伸展挙上運動トレーニングと非ステロイド消炎鎮痛剤服薬の効果を比較するためのランダム化比較対照試験（Doi et al., 2008）の結果，痛みや痛みによる活動制限，健康関連 QOL の改善効果はほぼ同等であった。

第3節　膝痛管理と認知行動療法

1. 認知行動療法に基づく慢性膝痛の理解

　痛みは，国際疼痛学会（IASP, 1986）により，「組織の実質的あるいは潜在的な傷害に結びつくか，このような傷害を表わすことばを使って述べられる不快な感覚・情動体験」と定義されている。この定義に示されているように，痛みは単なる感覚的な体験だけではなく，情動体験を含んだ複合的な体験であり，さまざまな要因が相互に関係し合って訴えられるものである。変形性膝関節症によって慢性の膝痛を抱える中高齢者の場合，膝の痛みだけではなく，痛みにより日常生活活動が制限されたり，痛みにうまく対処することができないと感じたり，うつうつとして気分が落ち込んだりといった問題を抱えている者が多い。認知行動療法は，このような慢性膝痛に伴う諸問題を有する者を包括的に理解し，解決するための効果的な手段の1つである。

　認知行動療法とは，「個人の行動と認知の問題に焦点を当て，そこに含まれる行動上の問題，認知の問題，感情や情緒の問題，身体の問題，そして動機づけの問題を合理的に解決するために計画された構造化された治療法であり，自己理解に基づく問題解決と，セルフ・コントロールに向けた教授学習のプロセス」と定義されている（坂野, 1995）。認知行動療法の考え方（坂野, 2005）に基づいて，慢性膝痛を抱える中高齢者の問題を構造化して整理すると，①ふるまいや態度，行動（行動的要因），②考え方，考え方のスタイル（認知的要因），感情，情緒（情緒的要因），人間関係や生活環境（環境的要因），身体的症状（身体的要因），興味・関心（動機づけ要因）といった内容に分類することができる。つまり，膝痛中高齢者がどのような場面で，どのようにふるまい，どのように考え，どのような動機づけの問題をもち，同時にどのような感情や情動の問題を抱え，どのような身体の変化が出ているかという観点から訴えを整理すると理解しやすい。

2. 慢性膝痛の自己管理に関連する要因

　行動的要因においてこれまで最も注目されてきた要因として，「痛み対処方略」があげられる。痛み対処方略とは，「個人が痛みという不快な状況を改善するために行

表 13-1 ● 膝痛に対する運動療法の効果を検討した主な研究の概要

文献	対象者	方法			募集戦略	介入場面
		スクリーニング手法	除外基準	参加基準		
Sevick et al., 2000 (US)	60歳以上の男女439名 1) 有酸素運動群 144名 2) 筋力トレーニング群 146名 3) 対照(教育)群 149名	膝痛、障害に関して電話によるスクリーニング、レントゲン	1) 重篤な疾患を有する者 2) 現在、定期的に運動実施している者 3) 2年以内に引越しやケア施設からの移動を計画している者 4) 補助機器なしで6分間に420フィート歩くことができない者 5) 補助機器なしでトレッドミル上で歩行できない者 6) 他の研究に参加している者 7) ケア施設居住の延長を考えている者	1) 60歳以上の者 2) 1か月の大半の日に片膝あるいは両膝に痛みを感じる者 3) 膝により少なくとも次の活動の1つに困難を感じる者：1/3マイルの歩行、階段上り、車の乗降、椅子からの立ち上がり、雑貨・日用品の運搬、ベッドの出入り、バスタブの出入り、買い物あるいは他のセルフケア活動 4) レントゲンで変形性膝関節症と診断された者	年齢資格を満たした人へ大量メール送信、マスメディア広告による募集、医師から患者の照会	施設および自宅
Baker et al., 2001 (US)	55歳以上の男女46名 1) 自宅運動群 23名 2) 対照群 23名	電話によるスクリーニング、リウマチ専門医による検査	1) 運動プログラムへの安全な参加を不可能にするあるいは膝関節炎以上に制限するような医学的状況を有する者 2) 炎症性関節炎者 3) 過去6か月以内に定期的に運動プログラムに参加している者	1) 55歳以上の者 2) BMIが40kg/m²以下の者 3) 過去1か月のうち、半月以上、次の動作の際に痛みを感じる者(歩行、階段昇降、直立時、寝床についた時) 4) 膝のレントゲン所見	関節炎財団などを通じた宣伝による募集、地方のリウマチ専門医および整形外科医へ照会のお願い	自宅
Thomas et al., 2002 (UK)	45歳以上の男女786名 1) 自宅運動群 467名 2) 対照群 316名	膝痛に関する2つの質問項目によるスクリーニング	1) 人工膝関節置換術者 2) 下肢切断者 3) 心臓ペースメーカーを常設する者 4) インフォームド・コンセントが得られなかった者 5) 過去1週間に膝痛を経験しなかった者	1) 45歳以上の者 2) 1か月のうち大半の日に膝痛を感じる者 3) 過去1年間に膝の痛みを感じた者	2つの一般病院に登録された患者への調査により募集	自宅

第13章 介護予防—運動器疾患による痛みの自己管理

方法（つづき）			結果	
運動トレーニング	アウトカム指標	測定時期	アウトカム指標	脱落率および継続率
1) 介入期間：3か月間の施設でのプログラム（週3回，1回60分）＋15か月間の自宅でのプログラム（各セッション60分） 2) 介入内容： ・有酸素運動群：ウォーミングアップ（ゆっくりウォーキング，柔軟体操），ウォーキング（HRRの50〜70％強度），クールダウン（ゆっくりウォーキング，柔軟運動）を中心とした施設プログラム ・筋力トレーニング群：施設でのダンベル，足首用の錘を利用した9種類の筋力トレーニング（各運動10〜12回を2セット） ※両群には，自宅プログラムで同様の内容を継続するよう教示，最初の4〜6か月間は指導者による4回の自宅訪問＋6回の電話コンタクト，7〜9か月間は3週間ごとに電話コンタクト ・対照群：1〜3か月間は月1回1.5時間の変形性膝関節症に関する教育セッション，4〜18か月間は月ごとの電話コンタクト	1) 主要アウトカム ・自己報告による障害（独自開発の調査票） ・身体的パフォーマンス（6分間歩行テスト，階段昇降時間，挙上課題，車の乗り降りにかかる時間） ・痛みの頻度および強度（Knee Pain Scale：KPS）	介入前 6か月後 12か月後 18か月後	1) 主要アウトカム ・有酸素運動群および筋力トレーニング群は対照群と比較して，自己報告による障害，膝の痛み，6分間歩行テスト，挙上課題，車の乗り降りにかかる時間が有意に改善 ・有酸素運動群は対照群と比べて，階段昇降時間が有意に改善	1) 継続率 ・計365名（83%）がプログラムを完遂（有酸素運動群81%，筋力トレーニング群84%，対照群83%）
1) 介入期間：16週間の自宅運動プログラム 2) 介入内容： ・自宅運動群：2種類の機能的運動（自重負荷によるスクワットおよびステップアップ）＋5種類の等張性運動（足首用の錘を利用した下肢のトレーニング）から成る漸進的筋力トレーニング（各運動を，週2回，12回を2セット），運動教材および足首用の錘が配布されるとともに，最初の3週間は週2回，4週目には1回，その後は2週間ごとに自宅訪問（全12回） ・対照群：栄養教育の実施，教材配布および2週間ごとに自宅訪問（全7回）	1) 主要アウトカム ・膝の痛みおよび機能障害（WOMAC） 2) 2次アウトカム ・臨床的な膝の検査値 ・筋力（最大膝伸展・屈曲力，レッグプレス） ・身体的パフォーマンス（椅子立ち座り時間，階段昇降時間） ・健康関連QOL（SF-36） ・セルフ・エフィカシー（Ewart's Scale of Self-Efficacy：ESSE） ・食行動（FFQのビタミンCおよびDの摂取）	介入前 介入後 (4か月時点)	1) 主要アウトカム ・WOMACの膝の痛み得点に関して，運動群（36%）は対照群（11%）よりも有意に改善 2) 2次アウトカム ・運動群は対照群に比べて，次の指標が有意に改善：膝伸展 ・屈曲力，臨床的な膝の検査値，椅子立ち座り時間，階段昇降時間，SF-36の身体機能，社会生活機能，役割機能—身体，心の健康，歩行セルフ・エフィカシー	1) 継続率 ・38名がプログラム完遂 ・平均アドヒアレンス率は，運動群が84±27%，対照群が65±32%
1) 介入期間：2年間の自宅運動プログラム 2) 介入内容：様々な強度のゴムバンドを利用し，膝周辺筋の筋力トレーニングおよび膝関節のストレッチング ・初期局面（2か月）：最初の2か月間に，指導者が自宅を4回訪問し，約30分のトレーニング ・フォローアップ局面：6か月間の間隔をおいて，指導者が自宅を訪問し，同様の指導者が月ごとに電話	1) 主要アウトカム ・膝の痛み：WOMAC 2) 2次アウトカム ・膝のこわばり，機能障害（WOMAC） ・健康関連QOL（SF-36） ・不安・抑うつ（HADS） ・等尺性大腿四頭筋筋力	介入前 6か月後 12か月後 18か月後 24か月後	1) 主要アウトカム ・運動群は対照群に比べて，6, 12, 18, 24か月後時点で，痛みが有意に改善 2) 2次アウトカム ・24か月後時点で，WOMACのこわばりおよび身体機能得点が，対照群に比べて運動群が有意に改善 ・24か月後時点で，等尺性筋力は，対照群よりも運動群が有意に高い ・24か月後時点で，健康関連QOLおよび不安・抑うつの改善に関しては，群間差なし	1) 継続率 ・600名（76.3%）が研究を完遂 2) 脱落率 ・24か月後時点で，83名（10.5%）が郵送調査票に未回答

第2部 医療心理学の実際

表 13-1 ●（続き）

文献	対象者	方法				介入場面
		スクリーニング手法	除外基準	参加基準	募集戦略	
Keefe et al., 2004 (US)	既婚している男女72名 1) 配偶者支援による対処スキルトレーニング群18名 2) 運動トレーニング群16名 3) 配偶者支援による対処スキルトレーニング＋運動トレーニング群20名 4) 対照（標準的ケア）群18名	リウマチ専門医による検査	1) プログラム実施中の健康状態に影響を及ぼすような医学的状況（急性心筋梗塞など）の者 2) 運動中の異常な循環器応答（運動誘発性心室頻拍など）を示す者 3) 安全参加の禁忌となる疾患（慢性閉塞性肺疾患、うっ血性心不全、悪性新生物など）を有する者	持続的な膝痛を有し、結婚している変形性膝関節疾患患者	リウマチ専門病院および新聞広告から募集	大学病院
McCarthy et al., 2004 (UK)	50歳以上の男女214名 1) 自宅運動群103名 2) 教室＋自宅運動群111名	研究実施者によるアセスメント	1) 腰部あるいは股関節の症候性疾患を有する者 2) 変形性膝関節症が、炎症性関節炎あるいは関節リウマチの二次的なものである者 3) 運動プログラムへの参加を阻害するような足首あるいは脚の症状を有する者 4) 膝の痛みが腰部や股関節のような基部が原因であることが検査により判明した者 5) 理学療法棟での治療へ参加ができないあるいは望まない者 6) 運動実施あるいは運動治療の必要性についての理解を不可能にするような精神医学的症状あるいは疾患を有する者 7) 3か月以内に膝関節内ステロイド注射を打った者	1) 膝痛を有する者（1か月の大半の日に膝周辺に痛みを感じる者） 2) 膝のレントゲンにより変形性膝関節症と診断された者 3) 少なくとも次の6つの特徴のうち3つ以上有する者：50歳以上、歩行時のこわばり、関節摩擦音、骨圧痛、骨肥大、触診可能な温覚	地方病院の整形外科およびリウマチ専門病院、かかりつけ医からの照会、地方新聞への研究の紹介（これにより照会率が増加）	理学療法棟 自宅

140

第13章 介護予防─運動器疾患による痛みの自己管理

方法（つづき）			結果	
運動トレーニング	アウトカム指標	測定時期	アウトカム指標	脱落率および継続率
1）介入期間：12週間 2）介入内容： ・配偶者支援による対処スキルトレーニング（SA-CST）群：心理学者による週1回，2時間の小グループ学習を実施，具体的内容は，患者の痛み対処スキルを補完・強化するよう計画された痛み対処スキルトレーニングおよびカップルスキルトレーニング ・運動トレーニング（ET）群：配偶者支援なしで，週3回，1回60分の監視下での運動を実施，具体的内容は，心肺持久系トレーニング（ウォーミングアップを含むHRRの50〜85％強度で30分）＋筋力トレーニング（週2回，1回30分）＋柔軟性・可動域トレーニング ・配偶者支援による対処スキルトレーニング＋運動トレーニング（SA-CST+ET）群：SA-CSTとETの組み合わせ，配偶者支援は痛み対処スキルを高め，カップルスキルは運動支援を強化（配偶者は1回運動セッションへ参加） ・対照（標準的ケア；SC）群：通常の治療	1）主要アウトカム ・有酸素性体力（自転車エルゴメーターでの運動負荷試験） ・筋力（脚伸展，屈曲，二等筋屈曲の最大筋力） ・痛み対処（Coping Strategies Questionnaire：CSQ） ・セルフ・エフィカシー（Arthritis Self-Efficacy Scale） ・婚姻適応度（Dyadic Adjustment scale） ・痛みおよび心理的苦痛（Arthritis Impact Measurement Scales：AIMS）	介入前 介入後	1）主要アウトカム ・有酸素性体力：SA-CST+ET群はSC群に比べてpeakVO2Kが有意に増加，SA-CST群およびET群はSA-CST+ET群と比較してpeakVO2Kが有意に増加 ・筋力：SA-CST+ET群およびET群は，SA-CST群およびSC群に比べて，脚伸展，屈曲筋力が有意に増加 ・痛み対処：SA-CST群およびSA-CST+ET群は，ET群およびSC群に比べて，CSQのCoping Attempts得点が有意に増加，SA-CST+ET群は，SA-CST群およびSC群に比べて，Pain ControlおよびRational Thinking得点が有意に増加 ・セルフ・エフィカシー：SA-CST群およびSA-CST+ET群は，SC群に比べて，セルフ・エフィカシーが有意に増加，SA-CST+ET群はSA-CST群よりも，セルフ・エフィカシーが有意に増加 ・婚姻適応度，AIMS得点は有意な介入効果の差はなし	脱落率 脱落者5名 (SA-CST群2名，SA-CST+ET群1名，SC群2名)
1）介入期間：8週間のプログラム 2）介入内容 ・自宅運動群：週2回，1回30分のプログラムで，具体的内容は，筋力トレーニング，持久トレーニング，バランス運動（中等度の強度） ・教室＋自宅運動群：自宅運動に加えて，週2回，1回45分の集団サーキットトレーニング（ウォーミングアップ＋漸進的筋力トレーニング，ウォーキング＋ストレッチング＋バランストレーニング＋クールダウン）	1）主要アウトカム ・総合的運動機能指標：8m歩行テスト，階段昇降，座り立ち移動時間の合計 2）2次アウトカム ・痛みの程度（VAS 100mm） ・膝の痛み（WOMAC） ・健康関連QOL（SF-36） ・一般的健康状態（EQ-5D） ・身体機能（等尺性筋力，動的バランス能力，膝屈曲可動域）	介入前 介入後 6か月後フォローアップ 12か月後フォローアップ	1）主要アウトカム ・教室＋自宅運動群は対照群に比べて，すべてのフォローアップ時点で，総合的運動機能指標得点が有意に増加 2）2次アウトカム ・痛みの程度：教室＋自宅運動群は対照群に比べて，すべてのフォローアップ時点で痛みが有意に減少 ・WOMACおよびSF-36：教室＋自宅運動群は対照群に比べて，すべてのフォローアップ時点で痛み得点が有意に改善，介入後にWOMACのこわばりおよび身体機能，SF-36の身体機能および体の痛み得点が改善するが，6か月後フォローアップで改善消失 ・その他：教室＋自宅運動群は介入後に身体機能指標が有意に改善するが，6か月後フォローアップ時点で効果消失	1）継続率 ・214名のうち，190名（89％）がプログラムを完遂（自宅運動群83％，教室＋自宅運動群94％） ・6か月後フォローアップ時点では85％，12か月後フォローアップ時点では71％が参加 ・6か月後フォローアップ時点で，自宅での運度実施頻度の中央値は両群とも週2回であり，12か月後フォローアップ時点では教室群は変化なしであるが，自宅運動群は週1回に減少

表 13-1 ●（続き）

文献	対象者	スクリーニング手法	方法		募集戦略	介入場面
			除外基準	参加基準		
Messier et al., 2004 (US)	60歳以上の過体重および肥満高齢男女316名 1) 運動群78名 2) 食事療法群82名 3) 運動＋食事療法群80名 4) 対照（一般的ケア）群76名	電話によるスクリーニング	1) 運動への安全な参加を阻害する重大な医学的状況（狭心症、末梢血管障害、うっ血性心不全）を有する者 2) 重度の高血圧、脳卒中、慢性閉塞性肺疾患、重度の一型糖尿病、精神疾患、腎臓病、肝臓病、がん、貧血症の者 3) 認知機能低下者（MMSE24点未満） 4) 18か月間の研究を完遂できないあるいは問題がありそうな者 5) 杖あるいは他の補助機器なしで歩くことができない者 6) 他の研究に参加している者 7) 週14回以上の飲酒習慣がある者 8) 4メッツの強度以下の運動において2mm以上のST低下がある者 9) 運動負荷試験における低血圧あるいは複雑不整脈がある者 10) プロトコルが実行できそうにない者	1) 60歳以上の者 2) BMIが28kg/m2以上の者 3) 1か月の大半の日に膝に痛みを感じる者 4) 過去6か月間に、週1回20分以上の運動を行っていない座位活動中心の者 5) 膝痛が原因で、次に示す活動のうち少なくとも1つ以上に困難を感じる者：1/4マイルの歩行、階段上り、屈伸、かがみ込む、ひざ立ち、買い物、掃除あるいは他のセルフケア活動、ベッドの出入り、椅子からの立ち上がり、雑貨・日用品の運搬、バスタブの出入り 6) レントゲンで変形性膝関節症と診断された者	ターゲット地域内での大量メール送信機能、大学および医療センター従業員への手紙、種々の高齢者グループでのプレゼンテーション、マスメディア広告、ポスター掲示を利用した募集（人種的少数派に向けて、アフリカ系アメリカ人向けの新聞広告や教会機能の利用）	施設および自宅
Cochrane et al., 2005 (UK)	60歳以上の男女312名 1) 水中運動群153名 2) 対照群159名	膝の痛み、こわばりについて調査票によるスクリーニング	1) 現在、関節置換術または他の手術の待機中の者 2) 現在、水中治療を受けている者あるいは運動に定期的に参加している者 3) 水中運動実施を阻害する医学的状況を有する者（過去3か月以内の心筋梗塞、過去6か月以内の股関節・膝関節置換手術、過去2か月以内の脳梗塞、狭心症、尿路感染あるいは尿失禁、傷口の開いた皮膚病、進行性慢性閉塞性肺疾患、麻痺、認知症）	1) 60歳以上の者 2) 1か月の大半の日に関節痛を感じている者 3) 朝起きがけや座った後に膝関節にこわばりを感じる者	病院のデータベース、マスメディアキャンペーン、病院からの照会、電話、地方新聞広告から募集	地域にある4つのスイミングプール
Brismee et al., 2007 (US)	50歳以上の男女41名 1) 太極拳群22名 2) 対照群19名	詳細な言及なし	1) 英語の読み書きができない者 2) 少なくとも7.6m歩くことができない者 3) 過去1か月以内に膝関節内ステロイド注射を含む医学的状況を有する者 4) 過去3か月以内に運動誘発性あるいは不安定狭心症を有する者 5) 安静時に呼吸困難な者 6) 末期疾患を有する者 7) 不安定高血圧症者 8) 急性および慢性腎不全患者 9) 人口膝関節置換術患者 10) 認知機能低下者（MMSEが23点未満）	膝痛を有する50歳以上の者	地方のテレビ、新聞広告およびチラシによる募集	地域

第13章　介護予防─運動器疾患による痛みの自己管理

方法（つづき）			結果	
運動トレーニング	アウトカム指標	測定時期	アウトカム指標	脱落率および継続率
1）介入期間および介入内容 ・運動群：4か月間，施設での運動プログラム（HHRの50〜75%強度での有酸素運動30分，重錘バンドおよびベストを利用した4種類の筋力トレーニング15分（1セット12回を2セット＋15分間のクールダウン）＋2か月間の移行局面（自宅および施設での運動を交互に実施）＋12か月間の自宅運動（電話コンタクト） ・食事療法群：自己調整スキルを強化し行動変容を促進させるための介入（4か月間，週ごとの16セッション，1か月は1回の個人セッション＋3回の集団セッション）＋2か月間の移行局面（2週に1回，1回の個人セッション＋3回の集団セッション）＋12か月間の維持局面（月1回のミーティング＋2週間後との電話コンタクト ・運動＋食事療法群：1）＋2）を組み合わせたプログラム ・対照群：健康教育中心，最初の3か月は月1回，1時間のミーティング，次の4〜6か月は月1回の電話コンタクト	1）主要アウトカム ・身体機能（WOMAC） 2）2次アウトカム ・痛み，こわばり（WOMAC） ・体重 ・移動能力（6分間歩行テスト，階段昇降課題） ・膝のレントゲン	介入前6か月後18か月後	1）主要アウトカム ・運動群＋食事療法群は一般的ケア群に比べて，WOMACの身体機能得点が有意に改善 ・運動群あるいは食事療法群と一般的ケア群との間には有意差なし 2）2次アウトカム ・痛み：運動＋食事療法群は一般的ケア群と比較し，WOMACの痛み得点が有意（33%）に改善 ・体重：一般的ケア群に比べて，食事療法群（体重の4.9%）および運動＋食事療法群（体重の5.7%）は有意に減少 ・移動能力：運動＋食事療法群は一般的ケア群より，2指標が有意に改善，運動群が一般的ケア群に比べて6分間歩行距離が有意に増加，食事療法群と一般的ケア群は改善に有意差なし ・膝のレントゲン：有意な群間差なし	1）継続率 ・プログラム完遂者は，一般的ケア群86%，食事療法群77%，運動群80%，運動＋食事療法群75% ・3か月時点でのアドヒアランス（セッション参加）率は，食事療法群72%，運動群60%，運動＋食事療法群64%，一般的ケア群77%
1）介入期間：1年間，少なくとも週2回（84セッション），1回1時間のプログラム 2）介入内容：集団での水中運動プログラム，具体的な内容は，ウォーミングアップ，下肢筋力強化トレーニング，下肢関節可動域トレーニング，下肢ストレッチング，心肺コンディショニング，バランス・協調性トレーニング，その他，浮輪や自主トレーニング，水泳の実施	1）主要アウトカム ・関節痛および身体機能（WOMAC，AIMS，HAQ） 2）2次アウトカム ・健康関連QOL（SF-36） ・痛みの程度（EuroQol-VAS） ・一般的健康状態（EQ-5D） ・身体機能（大腿四頭筋等尺性筋力およびハムストリング筋力，階段昇降，8歩歩行）	介入前12か月後18か月後	1）主要アウトカム ・12か月後時点において，WOMACの痛みおよび身体機能，SF-36の体の痛みおよび役割機能―身体機能の得点の改善は，対照群に比べて水中運動群が有意に大きい（18か月後時点では群間差はなし） 2）2次アウトカム ・水中運動群は階段昇降時間が有意に改善（18か月後時点では群間差はなし）	1）継続率 ・介入期間中のプログラムへのコンプライアンスは全体として59% ・12か月時点で，231名（74%）が участ 2）脱落率 ・18か月時点で，運動群42名（27%），対照群39名（25%）が脱落
1）介入期間：3か月間のプログラム 2）介入内容： ・太極拳群：23の型のYang-styleによる太極拳（5分間のウォーミングアップおよびクールダウン＋30分間の太極拳），6週間，週3回の太極拳教室＋その後6週間のビデオによる自宅での太極拳プログラム ・対照群：6週間，週3回，1回40分のグループ学習へ参加	2）主要アウトカム ・痛みの程度（VAS-100mm） ・膝関節可動域（能動的な膝伸展，屈曲） ・身体機能（WOMAC）	介入前3週間時点6週間時点9週間時点12週間時点（介入後）15週間後フォローアップ18週間後フォローアップ	1）主要アウトカム ・WOMAC身体機能指標において，介入効果に群間差なし 2）2次アウトカム ・男性の場合，太極拳群は介入前よりもWOMACにおける膝の痛みおよびこわばり得点が有意に改善 ・対照群は，すべての指標において有意な変化なし	1）脱落率 ・最後のアセスメント時点で，太極拳群で4名（18%），対照群で6名（32%）が脱落 2.6か月時点でのコンプライアンスは，太極拳群89%，対照群83% 太極拳群の自宅運動実施は15±5.0で，コンプライアンス率90%

143

表 13-1 ● (続き)

文献	対象者	スクリーニング手法	方法		募集戦略	介入場面
			除外基準	参加基準		
Fransen et al.,2007 (Australia)	59〜85歳の男女152名 1) 水中治療群55名 2) 太極拳群56名 3) 対照群41名	詳細な言及なし	1) 現在,週2回以上の余暇身体活動に参加している者 2) 補助なしで室内歩行ができない者 3) 不安定な心疾患あるいは重度の肺疾患を有する者 4) 尿失禁がある者 5) 水に対する恐怖がある者 6) 不安定なてんかんを有する者 7) 下肢に起因する腰痛がある者 8) 過去1年以内に関節置換手術を行った者 9) 過去3か月以内に関節鏡視下手術あるいは関節内注射を行った者 10) 現在,太極拳あるいは水中治療に参加している者	1) 59〜85歳の者 2) 米国リウマチ協会の基準により,股関節あるいは膝関節の変形性関節症と診断された者 3) 現在および慢性(1年以上)の股関節痛あるいは膝痛を有する者	地方新聞の広告,地域の老人クラブでのプレゼンテーション,かかりつけ医およびリウマチ専門医の照会により募集	病院

　なうさまざまな努力」を指す。慢性膝痛を抱える中高齢女性を研究対象にした野呂ら(2008)は,強い膝痛を感じている人ほど,願望思考(早く痛みがなくなるようにと願うなど),破滅思考(自分の痛みに対する絶望感やあきらめなど),医薬行動(薬に頼るなど)といった痛み対処方略を頻繁に採用し,その結果として膝痛による活動制限が強められていることを明らかにした。また,Rappら(2000)も膝痛高齢者の機能障害の悪化や運動機能の低下には,願望思考や破滅思考,思考回避(あたかも痛みの感覚がないかのように考えるなど)や無視(痛みを否定し,無視するなど)といった不適応的な対処方略の採用が関与することを報告している。最近では,痛み対処方略としての破滅思考が特に注目されている。膝痛を有する中高齢者を対象にしたこれまでの研究では,破滅思考が強いほど痛みを強く感じ(Stephens et al., 2002),痛みに対する感受性も低く(France et al., 2004),痛み行動や機能障害の問題を抱えている(Keefe et al., 2000)ことが示されている。

　認知的要因としてあげられるものに,セルフ・エフィカシーがある。セルフ・エフィカシーとは,「ある行動に対して個人が抱く遂行可能感」であり(坂野,2002),痛みに対する行動へのセルフ・エフィカシーが高い状態では,慢性疼痛患者の痛みの強さや不快感の水準は低いことが指摘されている(松岡・坂野,2006a)。Sharmaら(2003)の研究では,変形性膝関節症を有する地域住民の身体機能の悪化を防止する要因の1つとして,セルフ・エフィカシーが重要な役割を果たしていることが示されている。

方法（つづき）			結果	
運動トレーニング	アウトカム指標	測定時期	アウトカム指標	脱落率および継続率
1）介入期間：12週間，週2回，1回1時間の集団運動プログラム 2）介入内容： ・水中治療群：ウォーミングアップ，下肢筋力トレーニング，下肢関節可動域，心肺コンディショニング，バランス，協調性 ・太極拳群：10分間のウォーミングアップおよび24の型のSun Styleによる太極拳	1）主要アウトカム ・痛みおよび機能障害（WOMAC） 2）2次アウトカム ・健康関連QOL（SF-12） ・心理的安寧（Depression, Anxiety, and Stress Scale：DASS21） ・身体的パフォーマンス（50フィート歩行テスト，階段昇降テスト，TUG） ・治療効果に関する包括的調査（患者の自己報告）	介入前 介入後（12週間時点） 24週間後	1）主要アウトカム ・介入後時点で，水中治療群および太極拳群は対照群に比べて，WOMACの身体機能得点が有意に改善 ・対照群と比べて水中治療群のみ，WOMACの痛み得点が有意に改善 2）2次アウトカム ・対照群に比べて水中治療群のみ，SF-12のPCS得点および3つの身体的パフォーマンス指標が有意に改善 ・水中治療群37名，太極拳群26名，対照群6名が，介入前よりも股関節および膝関節の状態が良好であることを自己報告	1）継続率 ・介入後時点で141名（93％），24週間後フォローアップ時点では133名（88％）が参加 ・24セッションのうち12セッション以上参加したのは，水中治療群で62名（81％），太極拳群は46名（61％）

また，セルフ・エフィカシーは痛み対処方略の効果を促進する要因であるとも考えられている（Keefe et al., 2004）。

情緒的要因としては，痛みに関連する不安や恐怖があげられる。膝痛を有する40歳以上の地域在住中高齢者を対象にしたCreamerら（1999）の研究では，特に女性において痛みに関する不安が強いことが示されている。膝の痛みが伴いそうな行動（たとえば，運動すること）に対して不安や恐怖を抱くと，痛みが生じそうな場面や行動を頻繁に避けるようになる（回避行動）。この回避行動がくり返されると，実際には避けることができるにもかかわらず，そのような場面や行動は膝痛を引き起こさないということを体験することができないため，不安や恐怖が持続される。その結果，日常生活に支障が生じ，機能障害が悪化する場合がある。また，抑うつも大きな問題であり，痛みが持続することによって抑うつが生じ，さらにその抑うつによって痛みが増幅されるという悪循環に陥る。たとえば，膝痛によって抑うつが強まる原因として，以前は楽しみであった活動（たとえば，運動）が痛みを伴う罰刺激となっていたり，慢性の膝痛により何事にもやる気を失い，無力感に陥っている場合もある。

3．慢性膝痛の自己管理を促進させる心理的支援

関節症（変形性関節症，関節リウマチ）患者の痛み自己管理をうながす心理的支援の効果に関するメタ分析（Dixon et al., 2007）によると，対照群に比べて心理的支援

群は，痛み（効果サイズ ES = 0.177）や機能障害（ES = 0.152），不安（ES = 0.282）や抑うつ（ES = 0.208）などの改善効果が認められており，分析に用いた 27 研究のうち 23 研究（70％）は認知行動療法に基づく痛み対処方略トレーニングを採用していた。認知行動療法に基づいた慢性膝痛の自己管理をうながす心理的支援は，痛みが生じる生物心理社会的メカニズムを学習させるとともに，痛みに効果的に対処するスキルを豊富にするためのトレーニングを行なわせ，さらに現実の日常生活場面へ応用するための練習をするといった内容で構成される場合が多い（Keefe et al., 1992; Turk, 2002）。

これまでに頻繁に利用されてきた痛み対処方略トレーニング技法の 1 つに，痛み以外の刺激（テレビを観る，本を読むなど）に注意を向けさせるディストラクションがある。慢性膝痛を抱える中高齢者の中には，自分自身がふだんからディストラクションを用いていることに気づいていない場合がある。日常生活で実行しているディストラクションに注意を向け，新たなディストラクションの方法を増やすためにも，実際にディストラクションを行なわせ，モニタリングさせることによって痛みの変化を実感させることが重要である。また，膝痛が生じたときに「願っても痛みは改善しない。痛みを和らげるために自分に何ができるか考えよう」，「ディストラクションを使えば痛みを軽くすることができる」といった肯定的で適応的な考えをくり返す「肯定的な自己陳述」も有効な手法である。

痛みを悪化・持続させる要因となる否定的で柔軟性のない考え方を修正させるため，認知的再体制化を用いる場合もある。認知的再体制化でよく用いられる技法は，コストベネフィット分析である。コストベネフィット分析は，痛みに対して否定的な考え方を採用した場合と他の考え方を採用した場合に，それぞれどのようなメリットとデメリットがあるかを整理して比較し，他の考え方を採用した方がメリットが多く，デメリットも少ないことを確認し，否定的な考え方の変容をうながす方法である。

その他，痛みのおもな原因に緊張が含まれる場合や，緊張によって痛みの問題がひどくなっている場合，痛みによって強いストレスを感じている場合などは，呼吸法や漸進的筋弛緩法などのリラクセーションを用いる場合もある（Hurley et al., 2007）。また，痛みに対する恐怖により回避行動が頻繁にみられる場合，恐怖を感じている行動を実際に行なうエクスポージャーを適用する場合がある。具体的には，膝痛患者が恐れて実行できない行動を恐怖の程度で階層化し，恐怖の程度が低いものから順に実際に行動を行なっていく手法である。これらの諸技法は，単独で用いることも可能であるが，それらをうまく組み合わせることによって相乗的な効果が期待できる（松岡・坂野，2006b）。

Keefe ら（1996）は，変形性膝関節症患者を対象に，配偶者支援に着目した痛み対処方略トレーニングの効果を明らかにするためのランダム化比較対照試験を行なって

いる。配偶者支援による痛み対処方略トレーニング群は，配偶者支援のない痛み対処方略トレーニング群や教育（対照）群に比べて，痛みの程度や痛み行動，痛み対処方略，セルフ・エフィカシーなどの改善が大きく，その効果は長期にわたって維持されること（Keefe et al., 1999）を明らかにしている。最近では，痛み対処方略トレーニングを運動療法と組みあわせて実施し，その効果を検討するためのランダム化比較対照試験も行なわれている（Keefe et al., 2004）。結果として，配偶者支援のある痛み対処方略トレーニングと運動療法を組み合わせた群は，配偶者支援のない痛み対処方略トレーニング群や運動療法のみ群，標準的ケア群と比較して，有酸素性体力や下肢筋力に加え，痛み対処方略およびセルフ・エフィカシーに大きな改善が認められている。

　わが国では，野呂ら（2007）が膝痛を有する地域在住中高齢女性を対象に，望ましい痛み対処方略を採用させることを意図した自助教材を用いる通信型膝痛改善プログラムの効果を検討している。その結果，痛みや痛みによる活動制限，痛み対処方略の改善は，下肢筋力の強化を狙った運動プログラムとほぼ同等であったことを明らかにしている。今後は，両者を組み合わせたプログラムの効果について検討し，膝痛による痛みの自己管理を促進させるための効果的な心理的支援の方法を確立し，運動器疾患対策に役立てていく必要がある。

第14章 心身医療

第1節 心身医療が抱えているおもな医療心理学的問題

1. 心身医療とは

　心身医療とは心身医学を実践することである。石川・末松（1983）によると心身医学は，心と病の関係を研究して，その結果を多くの病気の診断と治療に活用しようとするものである。その立場はきわめて科学的であり，心身相関についての生理学的研究や心と病に関する客観的な観察結果に裏付けられているものである。

　心身医学に関する上記の定義は四半世紀過ぎた現在でも有用である。そして医学の中で心理学の知識や手法を積極的に生かす試みであることを考えると，本領域にこそ医療心理学の原点があるといえよう。

　しかし近年，医療全体に心身医学が実践されるようになってきているため，その専門性が問われている。本章では現代の医療における心身医療の実際について整理し，その中で医療心理学が果たす新しい役割について論じる。

2. 心身症の定義

　心身医学が対象とする疾患は「心身症」である。ところが各身体科の中に心身医学が浸透し発展している現在，心身医療で対象にするべき疾患はどのようなものか？という心身医療の根本的なアイデンティティにかかわる議論がなされるようになっているのが現状である。なぜならば，心身症という特定の病気があるわけではなく，同じ病名であっても心理的な影響がある場合と心理的影響がない場合があり（西村，2003），各器官における疾患の中で心身症の定義を満たすものが基本的には心身医学の対象となるからである。

　多軸評定を用いるDSM-IV-TRでは心身症は第Ⅰ軸に「一般身体疾患に影響を与えている心理的要因」を，第Ⅲ軸には身体疾患や身体症状を記載することになっている。さらに，身体疾患に影響を与えている心理的要因の関与の仕方が詳細に規定され

ているものの（久保，2007），アメリカ精神医学の診断基準では心身症（psychosomatic disease）という概念はもはや存在しない。

一方，日本心身医学会では心身症を「身体の障害であって心理社会的因子がその発症に重要な意味をもつもの」と定義していたが，1991年に再検討され，「身体疾患の中でその発症や経過に心理社会的因子が密接に関与し，器質的ないし機能的障害が認められる病態をいう。ただし神経症やうつ病など，他の精神障害に伴う身体症状は除外する」としている。すなわち，精神科疾患を鑑別診断するという前提条件として追加され，心身症は身体疾患であることが改めて強調されたといえる。

3. 心身症を臨床心理学的にアセスメントする必要性

「心身医療科」あるいは「心療内科」の一般への認知度が高くなるにつれ，「敷居の低い精神科」として典型的な心身症以外の患者が訪れることが増えていると指摘されるようになって久しい。鹿児島大学病院では，「心身医療科」が「神経科精神科」とは独立した診療科として存在しているが，心身医療科から神経科精神科に紹介された患者の診断や転帰などについて調査した結果，幻覚妄想状態を呈している症例が少なくなく，精神科受診後に精神科病院で入院治療した症例が30％近くあった。この結果からも心身医療科には精神科的に救急に対応する必要のある症例が混在していることが明らかになっている（富安ら，2007）。

つまり，心身医療として高度で質の高い医療を提供するためには，的確にアセスメントを行ない，心身医療の中で扱うべき症例かどうかを適宜判断できることが重要となってきている。さらに心身症として専門的に治療するためには，心身症に関する基礎理論がより洗練される必要がある上に，治療計画を立てるための心理学的アセスメントの精度が向上することが重要な課題となっている。

4. 心身症を実証主義的心理学の観点から説明する必要性

心身医学が誕生した当初は，精神分析理論が背景にあったため，身体的なデータとは独立して，心身症の精神力動的な解釈が行なわれていた。しかし，精神神経内分泌学，精神神経免疫学の進歩は，脳を中心とする神経系と，内分泌系，免疫系の間に密接な相互作用があることを明らかにしつつあり，心身相関の解明に向けての新しい研究方法として注目されるようになっている（中川，1997）。これに伴い心身症の心理的メカニズムを説明するためには，医学データと統合が可能な実証主義的なモデルの構築が急務になっている。

ところで，心身症患者によくみられる心理的特徴の1つで，心身相関を説明するグランド・セオリーとして30年間，現在にいたるまで最も頻繁に研究が行なわれてきたのはアレキシサイミア（alexithymia）であろう。1973年にSifneosらが提唱したこ

の概念は，感情への気づきが乏しく，その言語的表現が制約された状態を示すものであるが，その性質上，実証主義的心理学の研究においては難題であり続けている。したがって，心身医療における心理学は，実証的にアレキシサイミアを説明するという大きな課題を抱えているといえる。

5. 心身症に対する効果的な心理療法の開発の必要性

　典型的心身症患者の多くが呈するアレキシサイミア傾向をもつ患者とは治療関係を築くことが困難で，洞察や内省化を必要とする典型的な心理療法では効果がない場合が多い（Lumley et al., 2007）。また，アレキシサイミアは精神分析学的概念における防衛や否認とは異なり，自己の感情を認識する能力の欠如という情動処理能力上の特性であることが明らかになってきている。このため，神経症の患者を想定して開発されてきた内省や洞察を中心とする心理療法では，典型的な心身症患者に対応できないことが明らかになってきている。アレキシサイミアをはじめとする心身症患者の特徴に関する研究と平行して新しい心理療法の開発が望まれている。

第2節　心身医療領域における医療心理学的研究

1. 心身症に対する臨床心理学的アセスメント・ツール

　心身症のアセスメントは，心理社会的観点と医学的観点の両面から多角的に行なう必要があり，場合によっては医師と心理士がそれぞれの専門分野から個別にアプローチした結果を統合し，状態像を把握する必要がある。医学的観点からは，器質的疾患との鑑別も視野に入れ，一般臨床医も簡便に利用できる「心身症診断・治療ガイドライン　2006」（小牧ら，2006）が作成されており，13の心身症（慢性疼痛，緊張型頭痛，片頭痛，摂食障害，Functional Dyspepsia，過敏性腸症候群，アトピー性皮膚炎，成人・小児の喘息，高血圧，糖尿病，更年期障害，心身症的愁訴を有する不登校）のアセスメント方略が整備されている。一方，心理社会的観点に関しては，各心身症について，計量心理学に基づいて信頼性や妥当性のある尺度の開発も行なわれている。特に各疾患特有の認知的あるいは行動的特徴に関する尺度としては，摂食障害を対象としたEating Disorder Inventory（EDI; Garner, 1991）や疼痛認知尺度などがあげられる。また疾患をわずらっていることに対する苦痛を測定する目的で生活の質（Quality of Life: QOL）を測定する尺度の開発も進んでいる。特に皮膚科領域における代表的なQOL尺度としてはDermatology Life Quality Index（DLQI; Finlay, 1994）がある。いずれも病因に関する理解だけでなく，治療効果の測定に用いられる。

　また，日常診療ではこれら各疾患に関する尺度だけではなく，精神科領域において

一般的に用いられている各種の性格検査（質問紙法および投影法）や前述のアレキシサイミアをはじめとする心身症全般に特徴的と考えられる人格・行動傾向に関するアセスメントを並列で行なうことがある。アレキシサイミアのアセスメントについては，Beth Israel Hospital Questionnaire（BIQ; Sifneos et al., 1973）や Tronto Structured Interview for Alexithymia Scale（Bagby et al., 2006）など構造化された面接形式の尺度がある。また自己報告式の尺度としては Tronto Alexithymia Scale（TAS; Bagby et al., 1994）がよく使用されている。

2. 心身症を理解するための実証主義的心理学的モデル

　各心身症に関する心理学的モデルの研究は，各精神疾患同様，ストレス理論や認知行動モデルに基づいて行なわれるようになっている。一方，心身症全般に共通する特徴であるアレキシサイミアに関しては，情動処理能力の欠損であることが実験データから検証されつつある。たとえば，認知心理学の見地からはアレキシサイミア傾向のある人は，時間制限があると他者の表情から否定的な感情を読み取る能力が明らかに劣っていたことを示した研究がある（Parker et al., 2005）。またブレイン・イメージング研究では情動を喚起されている間の帯状皮質における脳の活動が低下していることが明らかになっている（Mantani et al., 2005）。Nemiah ら（1997）は，感情調節に関するプロセスに関する仮説を提唱し，その中でアレキシサイミアの心理学的メカニズムの説明を試みている。すなわち，①自分の中で生起した感情を「喜び」や「悲しみ」など同定可能な感情と照合させる，②その感情を説明するための単語を選ぶ，③感情の空想的表現を生み出す，④その感情を関連記憶と結びつける，という4段階のいずれかにおける欠陥や障害があると仮定されており，心身症を理解するうえで重要なモデルになっている。

3. 心身症を対象とした心理療法

　心身症患者の多くは，身体症状と心理社会的な要因との間の関連性が自覚されていないことが多く，心理療法の導入が困難であることが多い。そのため，身体面での治療と心理面での治療が密接に関連しながら行なわれることが必要である（荒木, 2007）。

　近年，心身症患者に適用され効果が検証されている心理療法は，前述したアレキシサイミア傾向など心身症患者の心理的特性に確実に取り組み，解決を援助する技法であるといえる。1つの技法が複数の機能を兼ね備えている場合がほとんどだが，①気分や身体感覚に対する気づきをうながすテクニック（ヨーガなどのリラクゼーション法やセルフ・モニタリング法），②身体症状のとらえ方を変化させるためのテクニック（ディストラクション法など）。③心理社会的問題を身体化させないためのテクニ

ック（SSTや対人関係療法），に分類することが可能である。そして，心身相関に関する心理教育に加えて，これらを組み合わせて包括的に取り扱っている心理療法として認知行動療法が各種心身症に対する治療効果を発揮している。

第3節　臨床実践の紹介

1. 心身医療科において心理士に求められていること

　心身医療科や心療内科に典型的な心身症患者のみが受診するとは限らない。したがって第1段階としてまず心理士は，①精神科との併科や紹介受診が必要であるかどうかを心理学的な観点からアセスメントする，②各身体科（産婦人科や皮膚科，整形外科など）から心身症を疑われて紹介受診してくる患者の心身症としての心理的特徴を明らかにし，患者が転科（もしくは併科）を円滑に行なえるように治療構造を整える，といったインターフェースの役割が期待されているといえよう。

　また第2段階として，心身症の治療が必要であると判断された場合は，医師や看護師とともに身体データと照合させつつ，心理社会的因子がどのように症状の発症や維持に関与しているかに関する仮説を立て，患者に適した心理療法を施行するセラピストとしての役割がある。心理療法においてターゲットとした症状の評価を定期的に行ない，医師や看護士師と情報を共有するだけでなく，心理療法以外で患者の身に起こるさまざまな出来事が患者の症状や心理状態および行動にどのような影響を与えているのか，心理学的な観点からから患者の全体像のアセスメントを行なうことも期待されている。

2. 介入プロトコル

（1）ステップ1：臨床心理学的アセスメントを行なう

　「身体科（プライマリ・ケア）→心身医療科→精神科」という受診形態を踏まざるを得ない患者が多く存在するのが現在の日本の医療の現状であろう。心理士は医師からの心理査定の依頼目的を確認し，面接によるアセスメントや心理検査から精神科診断や治療の必要性の有無を判断するデータを収集する重要な役割を担っている。また，心理検査を施行する場合は，患者に対して検査理由や目的を説明し，検査結果の使用の仕方やフィードバック法についても事前に伝える。

（2）ステップ2：身体データと合わせながら仮説を立てる

　心身症としての症状がどのように維持されているのかについて心理学的観点から仮

説を立てる。いかにドクターやコメディカル全員が理解できるわかりやすい説明ができるかどうかに，心理士としての力量が試されているといえる。また，心理士が提示する仮説はチーム全員が治療を行なうプロセスの中で「検証」していくためのたたき台であり，時間の経過とともに新しい事実やデータが提示されたら，そのつど話し合い，「仮説」を修正していくことを伝えることである。このような「仮説立案→修正」の一連の作業をマネージメント（話し合いの際の司会進行役）する役割を心理士が担うべきであろう。

(3) ステップ3：心理療法の施行
　心療内科医の行なう心身医学療法の中には，心理的アプローチも含まれている。心理士は，心理療法の専門家として各種の心理療法に習熟したうえで，上記の仮説に基づきながら，心療内科医が行なう心理的アプローチを含めた全体像の中で，他のチームメンバーではカバーできない心理アプローチ手段を行なうことが求められている。したがって，症例によっては認知的なアプローチを重点的に行なう役割を担ったり，非言語的なアプローチ（リラクゼーション法など）を使用するなどさまざまな手法を臨機応変に用いることになる。

3. 心療内科と精神科の連携を援助するインターフェースの役割を行なった症例

【症例】　21歳，女性，アルバイト
【心療内科への受診経緯】　呼吸器内科より心療内科に紹介受診。喉の痛みを訴え，薬物療法を開始したが反応が悪く，腹痛や動悸なども訴えるようになり，「心理的ストレス」による症状が悪化している可能性が疑われた。
【主訴】　咽頭痛，腹痛，下痢，動悸，めまい
【心療内科から心理士への依頼内容】　器質的疾患の有無を現在精査中だが，性格傾向も知りたい。また心理的ストレスについて知りたいので心理検査を行なってほしい。
【心療内科医の依頼目的の整理】　心理アセスメントを行なう目的を明確にし，フィードバックの方法等について話し合った。その結果，①自律神経機能障害を疑っている。しかし面接時の印象から人格障害などの精神疾患が存在していないかを査定する必要性があると感じていること，②患者自身は身体症状の改善のみを強く望んでおり，生育歴や社会的生活環境などの聴取も困難な状況である。したがって心理アセスメントへの導入や結果のフィードバック等にも十分な配慮が必要になることが明らかになった。
【心理アセスメントを行なう理由を患者に説明】　憮然とした態度で来室された。呼吸器内科から心療内科，さらには心理士に紹介された経緯についてどのように認識したかなど患者が医療機関内で置かれている状況に考慮しながら面接を開始した。すると，

「心理的ストレス」が原因で身体に症状が出ているのかもしれないといわれ,「身体の辛さが理解されず,心が弱いせいで病気になったと決めつけられた」と訴え,医療機関に対する怒りを露わにした。そこで,「心理的ストレスとは何か」に関する心理教育を行ない,これまでの治療者たちが使用してきた用語の説明を行なった。次にどのような状況下で各種の身体症状が出現するのかを詳細に調べることが心理アセスメントでの目的であり,その結果『「心理的ストレス」が症状と関連がない」ことが明らかになる可能性もあることを強調し,中立性を維持しながら患者といっしょにアセスメントを行ないたい姿勢を説明した。

【各種身体症状の出現に関する機能分析】「症状」とそれが出現した「状況」「症状が出現した際の患者の対応法」や「周囲の人の反応」などについて,患者が報告する内容を心理士が記録するという形式で開始した。

その結果,食事中などに何らかのきっかけで喉の痛みが生じると,家族に気づかれないようにするために我慢していることが明らかになった。また我慢していると,不機嫌であると受け取られ母親に不愉快だと責められ,叱責されるため,身体症状が生じると人に悟られないように我慢してやり過ごすというパターンをとっていることが明らかになった。したがって症状→表出することへの罰刺激→我慢する→症状の悪化という悪循環が想定された。

また,自分の我慢が足りないと感じて太ももをカッターで傷つけるなど自傷行為を行なったり,身体症状が治らないのであれば死んだ方がいいと考え,自殺の方法を考えることもあることなどが明かされた。身体症状さえなくなれば,上記の一連の問題が生じることはない,という患者の強い信念も同時に明らかになった。

【心理検査の施行と結果】　家族への気遣いや我慢などをねぎらい,身体症状の改善と同時に,その我慢をしている家族環境の調整が必要であることも指摘した。

また,気遣いや我慢を重ねている現在の患者自身の心理的状態を把握して,身体症状と関連性や治療の効果の有無を客観的にとらえる必要性も説明すると納得が得られた。

　　MMPI：妥当性尺度：F尺度とK尺度の上昇
　　臨床尺度：6,7,8尺度の上昇

【心療内科医とアセスメント結果のフィードバック法に関するミニ・カンファ】　多彩な身体症状を訴えており,心身症として理解することも可能ではあるが,境界性人格障害などの可能性が示唆される。したがって,精神医学的診断および治療が必要と判断し,紹介受診の方針を決定した。

【精神科医とのミニ・カンファ】　精神科外来担当医に呼吸器内科からの紹介経緯と,身体症状と家族との関係に関する患者の認識など,心理アセスメントの結果を説明しながら境界性人格障害などを視野に入れた精神医学的診断の必要性と精神療法導入の

際の留意点について指摘し，精神科への紹介受診の下準備を行なった。

このように，心理士が行なう心理アセスメントは，患者の思い込みやコンプライエンスの低さ等に対して治療的姿勢を保ちながら心理的アセスメントを行ない，心身医学的治療を主体として行なうべきか，精神科の診断や治療も平行して行なう必要があるかどうかを判断し，治療構造を決定する重要な情報源となった。

4. 心療内科内のチームの中で心理療法を担当した症例

【症例】 47歳，男性，会社役員

【心身医療科への受診経緯】 近院の内科医より紹介受診

【主訴】 疲れやすい。だるい

【心身医療科から心理士への依頼内容】 慢性疲労症候群として入院治療中。主治医によるカウンセリングではメモをとるほど熱心だが，変化がみられないため。

【身体症状出現に関する機能分析】 主治医から心理療法の依頼があったことを患者に説明し，患者自身が症状やこれまでの治療や効果についてどのように認識しているかをテーマに面接を開始した。患者は，仕事のやり方などで自分でも知らないうちにストレスを貯めていて，それが身体の症状となって現われているのではないかと主治医に言われ「ゆっくり」するように指示されていると話した。指示どおり「何もしていない」が，あいかわらずだるい。今は回復までにどのぐらい時間がかかるのか知りたい，と話した。また仕事が原因だとしても辞めるわけにはいかないし，責任のある立場だからやり方を変えることはできないと漏らした。身体症状の他は客観的事象に関して詳細な表現を行なう一方で，感情表出がほとんどなかったが，入院治療のために離職していることへの焦燥感を感じている印象であった。また面接中肩を上げ，こぶしをきつく握っており，過度の筋緊張が認められた。

【心理検査の施行と結果】

　　MMPI：妥当性尺度：K尺度がいちじるしく上昇

　　臨床尺度：転換Vパターンが顕著

　　BDI-2：23点（中等度の抑うつ状態。身体症状の項目を中心に得点が上昇）

　　TAS-20：総合得点が72点（感情同定の困難さに関する尺度が特に上昇）

【症状維持の仮説】 アレキシサイミア傾向の顕著な典型的な心身症患者であると仮定した。すなわち，仕事を中心とした生活の中では，感情の果たす役割はいちじるしく制限されるため，怒り以外の感情に対する気づきや表出のスキルが低下していると考えられた。そのため，ストレス・マネジメントが適切に行なわれず，慢性的な心身の疲労状態を招いていると考えられた。

【心理療法の施行】 Levant（2001）の開発したアレキシサイミア傾向のある男性に対する認知行動療法を施行した。すなわち患者の思考と感情，身体反応の関連性を明

らかにするために，抽象的な議論は避けて，面接室での「今・ここ」における自分の反応を観察してみることを提案し，セルフ・モニタリングの援助を行なった。また，腹式呼吸と筋弛緩法の指導をていねいに行ない，段階ごとに体感や気分を聞き取りフィードバックすることをくり返した。

【看護スタッフと仮説を共有し，対応の一貫性を図る】　他患が病棟のルールを守らないことに対して看護スタッフに抗議するなど対人交流上の問題が浮上していた。同時に患者からは「怒り」以外の感情表出がないため，他患のみならず看護スタッフとの関係が悪化していることも明らかになった。そこでアレキシサイミアの特性について看護スタッフに説明を行ない，患者の「論理的な攻撃」には中立的に接して患者が肯定的な感情を体験していると推測されるとき（好物の差し入れがあったときや入浴直後など）に「よかったですね」「気持ちよかったですか？」など感情言語を用いて声をかける対応をとるように依頼した。

【介入結果】　筋弛緩法により，たえず肩が上がり過度の緊張状態にあったことが認識されるようになると，「力を抜くのは心配。力は入れておいた方がしっくりする」などリラックスすることに対する違和感がしだいに明らかになった。過度の緊張状態を保つ必要がある理由に関するカウンセリングの必要性を患者自身が訴え，心療内科医との治療への動機が高まった。また，看護スタッフとの関係が改善するとともに他患の行動に対する言動は減少した。

このように，心療内科医のカウンセリングをサポートする形式での心理療法や看護スタッフに対するコンサルテーションなど必ずしも心理的介入の主導権を全面的に握らずに，専門性を発揮することも心身医療領域においては求められている。

第4節　心身医療における医療心理学の役割と今後の課題

心身症の科学はいまだ研究途上である。本章において概観してきたように，医療心理学は今後も心身症のアセスメント，実証科学的モデルの提供およびそれに基づいた心理療法の開発を行なっていく必要がある。

特にわが国特有の現象として，心身症に対する心理療法としてイメージ療法や芸術療法などが施行されてきており，効果があることが検証されてきているが，どのようなメカニズムによって症状が改善していくのかは必ずしも明らかではない。すなわち，心身症を理解するための心理学的モデルの構築と心理療法の開発が統合されずに，それぞれ独自に研究および施行されているのである。

また診断ガイドラインや行動科学に基づいた心理学的アセスメント・ツールが開発されているが，臨床場面で使用に耐える尺度は限られているのが現状である。本論で

特に取り上げてきたアレキシサイミアという概念を今後どのように行動科学的な説明モデルに取り入れていくのかが大きな争点となるだろう。

第15章　精神医療

第1節　精神医療における諸問題

1. はじめに

　宮脇(2004)によると，医療保健領域における心理士は4,000人か5,000人ほどであり，その半数以上は精神医療で活躍している。また精神医療における心理士の活動はすでに50年以上におよび，地道な活動を続けてきているが，他の職種からは「話をただ聴いているだけの仕事」「心理検査を行なうだけのテスター」という認識をもたれることが多いように思う。ところが，近年，精神医療における心理士の位置づけや期待される役割は少しずつ変化してきている。

　その要因の1つとして，精神医療の世界においてもエビデンス（科学的根拠）に基づいた治療（Evidence Based Medicine: EBM）が強調されはじめたことがある。心理療法も例外ではなく，心理士にも科学的根拠に裏付けされた心理療法を実施する，治療者としての役割が求められている。すでに欧米では，「エビデンスに基づく臨床心理学」「エビデンスに基づく心理療法」の動きがさかんであり，米国心理学会（APA）によって心理療法のガイドラインもつくられ，疾患ごとに有効性が認められた介入技法が明らかになっている。そして，その多くは認知行動的アプローチであり，認知行動療法に関する基礎的および臨床研究の発展はめざましい。一方，日本ではいまだに介入の理論と技法がまずありきで，対象者の状態像に関係なく，一義的な心理療法を適用していくケースも少なくない（丹野，2001）。ここに，精神医療の心理士に期待される役割と現状との乖離が生じており，問題となってきている。

　さらに精神医療では，脳科学研究のいちじるしい進歩により，精神疾患は「こころの病」ではなく「脳の病」であることが実証されてきている。わが国でも，精神疾患の病態解明や治療効果の指標としてfunction MRIやPETなどを用いた脳科学的研究が進められている（岡本ら，2007など）。そこで心理士にも，従来の精神医学の知識に加えて，脳科学などの生物学的知識が必要とされてきているが，生物学的知識以

第15章 精神医療

前に医学的知識も十分でないのが現状である。ここ数年，精神科以外の診療科からもリエゾンを依頼されることも増え，心理士はチーム医療の一員として，他の職種とコミュニケーションをとる機会も多い。しかし，心理士には医学的知識が不足していて，チームの一員として十分に機能していないこともある。本章では，以上のような精神医療における心理士の現状と問題について，精神医療の現場とそこでの心理士の役割を整理することを通して明らかにし，精神医療における医療心理学の課題について論じていきたい。

2. 精神医療の現場

(1) 精神科において治療対象となる疾患

複雑化する現代社会では，精神的・心理的問題に悩む人々が増加しており，精神科受診も特別なことではなくなってきている。そのため，精神科領域で治療対象となる疾患は，非常に広範囲に及ぶ。代表的な疾患には，統合失調症，うつ病，躁うつ病，てんかん，認知症，薬物・アルコール依存，パーソナリティ障害などがある。また最近では，パニック障害や社会不安障害などの不安障害，若年女性に発症しやすい摂食障害などの症例も増えてきている。さらに，児童・青年期の発達障害や不登校，ひきこもりの問題なども治療対象となる。

(2) 精神科で行なわれる治療

精神科での治療は，薬物療法と精神療法・心理療法が大きな柱となる。それらに加えて，作業療法や社会的スキル訓練（Social Skills Training: SST）などがある。心理士は，医師の指示のもと，心理査定，心理療法（心理面接）や集団精神療法，SSTなどを担当する。

(3) 精神科のスタッフ

精神科で治療にあたるスタッフには，心理士のほかに，精神科医，看護士，精神保健福祉士，作業療法士などがいる。心理士は，これらの職種とチームを組み，協働して治療にあたっている。

(4) 精神科の種類とその特徴

精神医療における心理士の職務内容は，その病院の特徴によっても異なる。単科の精神科病院では，入院治療も充実しているため，心理士は外来患者のほかに入院患者に対しても心理検査や心理面接を実施する。またデイケアや作業所など，付属の通院施設において業務にあたることもある。一方，総合病院の精神科や精神科クリニック

では，外来治療が中心となる。心理士は，外来通院患者を対象に心理検査や心理面接を行なう。

第2節 精神医療における心理士の役割

精神医療において心理士の大きな役割は，心理検査と心理療法である。ここでは，他の職種との協働の実際にも触れながら，それぞれにおける心理士の役割を紹介したい。

1. 心理検査

(1) 心理検査の目的と種類

心理査定は，医師からの依頼を受けて実施されることが主である。心理検査の目的は，パーソナリティの把握，病態水準の判定，鑑別診断，介入の効果評価，障害者手帳申請などである。表15-1は，精神医療に用いられる主要な心理検査と保険点数をまとめている。検査の実施時間が長く，実施が複雑なものほど，保険点数が高くなっている。精神医療で依頼される心理検査は，人格検査から神経心理学的検査まで幅広く，検査結果の解釈にあたっては，知覚心理学や認知心理学などの知識も要求される。

(2) 心理検査の手続き

心理士は，心理検査の依頼を受けると，患者さんはどのような状態か，どのような検査が必要か，どのタイミングで検査を実施するのか，ということを主治医と話し合う。そして，心理検査の実施日が決まったら，主治医を通して間接的に，または患者さん本人に直接連絡する。

心理検査の実施に際しては，多くのことに注意を向けなければならない。まず被験者となる患者さんには心理検査の目的と手続きについてきちんと説明し，同意を得なければならない。また検査実施中は，検査に対する取り組みや，検査者への応答なども観察し，検査結果の解釈に役立てる。

検査を実施した後は，心理検査の報告書を迅速に作成し，結果を主治医に報告する。検査結果は目的にそって，診断の資料として活用されたり，心理面接に導入できるかどうかの判断材料になる。必要があれば，他の職種にも結果を伝達し，患者さんへのかかわりに役立ててもらうこともある。

そして当然ながら，被験者となった患者さんにも心理検査の結果をフィードバックする義務が心理士にはある。結果のフィードバックに際しては，専門的な用語はなる

表15-1 ● 精神医療における主要な心理検査と保険点数

検査の種類	保険点数	検査名
発達および知能検査	280点	WAIS-Ⅲ成人知能検査（WAIS-Rを含む） WISC-Ⅲ知能検査 WPPISI知能診断検査 田中ビネー知能検査V 新版K式発達検査
	80点	津守式乳幼児精神発達検査 DAMグッドイナフ人物画知能検査 フロスティッグ視知覚発達検査
人格検査	450点	ロールシャッハテスト TAT絵画統覚検査
	280点	バウムテスト SCT文章完成法テスト PFスタディ MMPI
	80点	モーズレイ性格検査 Y-G矢田部ギルフォード性格検査 新版TEG
その他の心理検査	450点	WMS-R K-ABC
	280点	内田クレペリン精神検査 三宅式記名力検査 SCID構造化面接
	80点	SDSうつ病性自己評価尺度 HRSDハミルトンうつ病症状評価尺度 STAI状態・特性不安検査 MAS不安検査 CMI健康調査票

べく避け，患者さんがわかりやすいことばで説明し，その結果をどう思ったかについても話し合う。これは，心理検査のフィードバックが，自分の症状や行動への気づきにもつながり，治療的な意味をもつからである。

2. 心理療法

(1) 心理療法の目的と種類

　心理療法は，単独で行なわれることは少なく，主治医による薬物療法や精神療法と並行して行なわれる。中には，短い診察時間では患者さんの訴えを十分に聴くことがむずかしいため，「話を聴いてあげるだけでいいから」と，主治医から紹介されるケースもある。しかしながら，本来の心理療法は，患者さんがより生活しやすくなるに

はどのような問題に向き合っていくかをいっしょに考え，問題に取り組むことを援助することが目的である。

心理療法の種類は，個別の面接のほかに，集団精神（心理）療法，社会的スキル訓練（SST），プレイセラピーなどがある。

(2) 心理療法の手続き

心理療法を実施するにあたっては，初期の面接で情報収集を行ない，患者さんの問題が，いつからどのように維持されているのかについて，患者さんのパーソナリティなども含めて総合的に見立てる。主治医とは見立ての段階から連携をとり，医学的な情報を収集し，見立ての妥当性や介入方法の選択について話し合う。そして，介入後は，介入の効果があるかどうか，客観的指標によって適宜評価される。効果がないと判断された場合は，また見立てを修正し，それにあわせて次の介入方法を選択し，実施する。介入のあいだ，医師との連携は，その都度必要に応じて行なわれ，介入による効果を医師と確認し合う。また心理療法の継続にあたっては，看護師との連携も不可欠である。面接のキャンセルなどは受付に連絡が入り，看護師がその連絡を受け取ることが多い。また面接室では気づかなかった患者さんの変化を，看護師との連携を通して知ることも少なくない。さらには，入院患者への心理療法においては，病棟での生活自体が介入対象となるため，介入の一部を病棟看護師に実施してもらうこともある。

3. リエゾンにおける心理士の役割

総合病院の中には，小児科や神経科など精神科以外に心理士を配置するところも増えてきているが，一般的に精神科以外の科には心理士がおらず，そのほかの診療科から患者やその家族の心のケアをしてほしいと要請されることも少なくない。たとえば，脳外科から神経心理学検査を依頼されたり，外科からはがん患者やその家族への心理療法を依頼されることがある。

このようなリエゾン活動における心理士の役割について，町田（2001）は，①心理スペシャリストとしての役割，②精神科専門スタッフとしての役割，③コーディネーターとしての役割という3つの側面に集約されるとしている。まず①心理スペシャリストとは，各診療科に受診・入院している患者さんやその家族の心理療法に携わることであり，患者さんの心理的苦痛を和らげる効果が期待される。また②精神科専門スタッフとしての役割として，他の診療科の医療スタッフに対して精神医学・心理学の知識や技術を伝達することによって，他の診療科でも多くみられるうつ状態やせん妄などの精神疾患の診断や対処を円滑にするということが期待される。さらに③コーディネーターとしての役割としては，医療チームの一員として，各科のスタッフや患者さん，その家族のそれぞれの意向を調整する役割が期待される。

第15章　精神医療

　以上のような役割を果たすためには，精神症状を伴う身体疾患の知識や，基本的な医学的知識を習得しておくことが必要とされる。

第3節　精神医療における医療心理学的実践の紹介

1．うつ病の増加

　平成17年度の厚生労働省患者調査（厚生労働省，2005）によれば，うつ病を含む気分障害の総患者数は92万人と推定され，ここ6年間で2倍以上に増加している。また精神疾患の推計外来患者数のうち，約1/3は気分障害患者であるとも報告されている。実際，精神科で仕事をしていると，うつ病患者と接する機会は多く，避けては通れない問題である。またここ10年ほど，年間自殺者の数は3万人を超えており，交通事故者よりも多くなっている。そして，うつ病は自殺の危険因子となると指摘されており，国家レベルでさまざまなうつ病・自殺予防対策が行なわれるようになってきている（厚生労働省，2004）。このような流れを受けて，心理士がうつ病治療に携わる機会はますます増えるであろうと思われる。そこで，本節ではうつ病に対する医療心理学的実践について紹介していく。

2．うつ病の一般的症状

　うつ病のおもな症状は，「抑うつ気分の持続」と，「興味または喜びの喪失」である。樋口（2006）によると，この2症状が揃っていれば，その9割はうつ病であるとの報告もあり，この2症状について尋ねることはうつ病のスクリーニングに有用であるとされる。そのほかの症状には，やる気がなくなったり，何をするにも億劫になるという，気力や活動性の低下がある。さらには，その日に着る服や食事の献立が決められなかったり，考えがまとまらないなど，思考や判断力の低下も起こる。また必要以上に自分を責めたり，悲観的に考えるといった傾向も強くなり，重症になると，妄想に発展することもある。そして，うつ病で最も注意したいのは，死に対する念慮が強まったり，自殺を計画する可能性がある点である。したがって，心理士がうつ病患者に心理面接を実施する際は，自殺の危険性を定期的にアセスメントすることが重要である。

　またうつ病には身体的症状も出現する。睡眠障害や食欲低下，性欲低下，体重減少，頭重感，便秘，動悸などである。

3．うつ病に対する心理学的介入

　うつ病の治療は，休養と薬物療法が基本であり，それだけで順調に回復するうつ病患者も少なくない。しかしながら，その一方で，抑うつ症状が遷延化・慢性化し，復

職や社会復帰が困難になっている症例も存在する。またいったん回復しても，再発をくり返している症例も見受けられる。

　米国精神医学会の大うつ病治療ガイドライン（APA, 2000）によると，心理社会的な問題を抱えたうつ病患者には薬物療法に加えて精神療法の併用が有効であり，有効性が実証されている精神療法アプローチは認知行動療法と対人関係療法である。

　認知行動療法（Cognitive Behavioral Therapy: CBT）は，うつ病患者に特徴的な思考パターンやものの考え方（認知）を修正し，問題への対処方法を身につけることによって，抑うつ気分を和らげることを目的とした精神（心理）療法である。欧米では，CBT と薬物療法との併用治療は，抑うつ症状改善や再発予防に有効であると報告されている（Thase et al., 1997; Friedman et al., 2004）。本邦でも EBM の機運とともに，CBT に対する期待は高まっているが，CBT を実践する施設や治療者が不足しており，患者のニーズに十分対応できていないのが現状である。このような現状を改善するには，CBT を実施する施設や心理士を増やす努力も必要であるが，個別で行なう面接にも限界があるため，われわれは 2003 年 11 月より，集団形式の認知行動療法プログラム（Cognitive Behavioral Group Therapy: CBGT）を作成し，実施している。次に，その概要を紹介するとともに，CBGT による心理学的介入の実際についても述べることとする。

4. うつ病に対する心理学的介入の実際―広島大学病院精神科における集団認知行動療法プログラム

(1) 集団認知行動療法プログラム（CBGT）の概要

　1 グループは，4～6 人までとしている。対象者は主治医を通して紹介されることが多く，第 2 節の心理療法で述べたように，医師との連携が不可欠である。CBGT のスタッフは 3 人（精神科医 1 人，心理士 2 人）で，1 人がメイントレーナーとしてセッション全体のまとめ役となり，残り 2 人はサブトレーナーとして，患者のサポートを行なう形式である。プログラムは，「うつ病のグループセミナー」と名づけられている。

　プログラムの流れを図 15-1 に示す。プログラムは，心理教育セッション 2 回（各 60 分），治療セッション 10 回（1 回／週：各 90 分），計 12 回（約 3 か月間）から構成されている。心理教育セッションでは，オリジナルのパンフレットを用いて，「うつ病の症状と治療」「考え方・気分・行動の関係」「認知行動療法とは」について説明している。治療セッションの内容は，Beck ら（1979）をもとに，図 15-1 のような 4 期構成となっている。

　プログラムの詳細や効果については，木下ら（2006），松永ら（2007）を参照されたい。

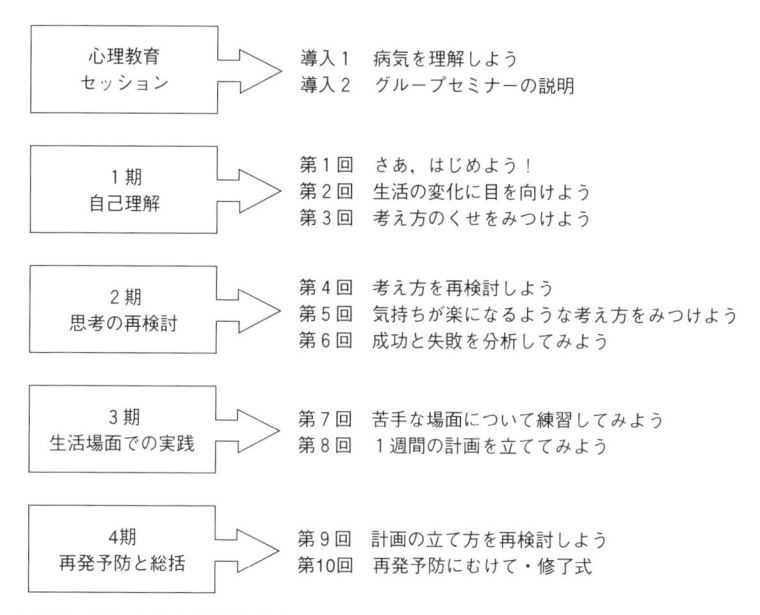

```
心理教育        導入1  病気を理解しよう
セッション  ⇒   導入2  グループセミナーの説明

1期         第1回  さあ，はじめよう！
自己理解  ⇒   第2回  生活の変化に目を向けよう
            第3回  考え方のくせをみつけよう

2期         第4回  考え方を再検討しよう
思考の再検討 ⇒ 第5回  気持ちが楽になるような考え方をみつけよう
            第6回  成功と失敗を分析してみよう

3期         第7回  苦手な場面について練習してみよう
生活場面での実践 ⇒ 第8回  1週間の計画を立ててみよう

4期         第9回  計画の立て方を再検討しよう
再発予防と総括 ⇒ 第10回 再発予防にむけて・修了式
```

図15-1 ● 広島大学病院精神科におけるうつ病の集団認知行動療法プログラム

(2) CBGTの内容と実際

CBGTの内容と実際について，症例を提示しながら，説明する。

【症例】 Aさん（40代男性，会社員）

【CBGT導入までの経緯】 X−1年1月，仕事でうまくいかないことがあると「自分はだめな人間だ」と考えるようになり，夜も熟睡できない日々が続いた。X−1年2月に他院精神科受診，うつ病と診断され，抗うつ薬と睡眠薬による薬物治療を開始した。X−1年4月より休職したが，抑うつ症状は改善しなかった。抗うつ薬を何度も変更し，X−1年12月になってようやく気分が上向きになった。しかしながら，復職への自信はなかなか高まらず，休職期間だけ長引いていたため，セカンドオピニオンを求めて，X年5月に当院精神科を受診した。その際，担当医より，症状自体は回復期にあるので復職への自信をつけることを目的にCBGTへの参加を勧められ，5月下旬から週1回CBGTに参加した。

【CBGTの内容と実際】 CBGTでは，まず，現在困っていることや問題と感じていることと，CBGTを通してどうなりたいかという目標を明確にすることから始まる。Aさんが抱えていた問題は，「朝，調子が悪くてなかなか起きられない」「集中力や判断力などの能力が落ちている」「仕事をこなせるだけの積極性や自信がない」こと

であった。また「復職への自信を高めるために，復職に向けての道筋を明らかにして，何を行なったらよいかを明らかにする」ことが目標として掲げられた。

　治療セッションの1期（第1回〜第3回）は「自己理解」をテーマに，生活リズムの改善と，否定的思考と気分との関係に気づくことが治療目標となる。まず1セッション目では，つらい気分になった状況と，そのときにどのように考え，行動していたのかをワークシートに整理して，自分の状態を客観的にみることによって，考えと，気分，行動が相互に影響し合っていることを確認する。また第1回と第2回セッションでは，1週間の活動計画を立ててその達成状況や満足度を記録することをホームワークとして，生活リズムの改善や肯定的気分を増やすことを目指す。Aさんは，午前は「7時までに起床する」，午後は「1時間以上集中して読書する」または「30分以上，体を動かす」ことを活動目標にして取り組んだ。その結果，目標は8割方達成され，達成感が得られてよい気分が増えてきたこと，生活リズムが規則正しくなってきたことが報告された。第3回セッションでは，うしろ向きな考えと気分の悪循環について理解することがテーマとなる。Aさんは，ワークシートにつらい気分になった状況とそのときに浮かんだ考えを記入してみたところ，1時間以上読書すると決めていたのに本を読むことに集中できなかったときや，夜に十分睡眠がとれなかったときに，「こんなことでは復職できないぞ」「生活リズムを崩したら，また悪い状態に戻ってしまう」といううしろ向きな考えが頻繁に浮かんで，気分が憂うつになったり，だるくなっていることに気がついた。

　そこで第4回セッション以降では「思考の再検討」をテーマに，不快な気分に影響する考えの妥当性について検討した。第4回セッションでは，うしろ向きな考えの根拠とその反証をスタッフといっしょに考えた。Aさんは，復職に向けてのリハビリが自分の思っているとおりに進んでいないことを理由にうしろ向きに考えてしまっていた。スタッフより，もしそのような考えがまちがっているとしたら，どのようなところがまちがっていると思うか反証してみるようにうながされたところ，「できていないこともあるが，ふだんできていること（家事手伝い，読書，規則正しい生活）もリハビリの一貫なのではないか」と別の考えを探すことができた。そしてAさんは，うしろ向きな考えが浮かび，つらい気分がエスカレートしそうになったときは，「できたことを日記のように書き出してみる」「リハビリとして負荷を上げているのだから，完璧にできなくて当然だ」「リハビリにくじけそうになったら，気分転換に体を動かそう」という新しい考えや取り組みを試してみることにした。その結果，生活の中でも抑うつ気分がストップでき，気分が変わったことが報告された。さらに第5回および第6回セッションでは，参加者どうしで，つらい気分にさせる考えとそれに替わる別の考えや取り組みを発表し合った。Aさんは他の参加者の考えや取り組みを聞いて，「皆，同じようなことを考えてつらくなっているのだなあ。自分だけではな

いと安心した」「自分1人では気づけなかったが，他の考え方や対処を見つけることができた」と語った。

　第7回セッション以降の3期では，今後の生活を見据えて心配なことや課題を明らかにして，それに対して取り組むべき事柄や工夫点をあらかじめ決めることによって，問題解決能力を高めることを目指した。Aさんは，「図書館に行って本を読み，その内容をプレゼンテーションするつもりで原稿をまとめてみる」「上司や友人に会いに行き，現状を話す」など，復職に必要な作業能力やのリハビリとして，より負荷の高い活動を計画した。またそれがうまく実行できるように事前準備や工夫することを決めておくことにした。その結果，計画はほぼ達成され，計画を立てて実行できたことに対して高く満足していた。

　4期（第9回と第10回）では，再発予防と治療の振り返りを目的に，今後の生活で心配なこととその対処法をワークシートに整理した。Aさんは復職したら仕事が質・量ともに増えてくると考えられるので，それに十分に対応できるかどうか心配であるが，「計画をキチンと立て，優先順位をつける」「無理だと思ったら，早めに上司，同僚に相談する」という対処法を考えることができていた。またCBGT全体を振り返って，「前半は焦りもあったが，中盤くらいから自分なりの進め方がつかめるようになり，復職に向けてどのようなことをどれくらいやっていけばいいのかがわかるようになった」「復職しても1年間は職場でのリハビリのつもりで，仕事をしていきたい」と語った。

　その後，CBGTを終了して2か月ほど過ぎたX年10月，Aさんは元の職場に復帰した。復職してからは，残業を減らしてもらい，家族との交流や趣味の時間を意識的にもつようにしている。また仕事中に気分の落ち込みがエスカレートしそうなときは，体を軽く動かしたり，できている点を積極的に探して，早めに気分を変えるように心がけているとのことである。

第4節　精神医療における医療心理学の課題

　本章では，精神医療における心理士の現場と役割について整理してきた。その結果，精神医療における心理士に求められている役割には，大きく分けて3つあると考える。それは，①診断・治療に役立つような心理検査を的確に実施し報告すること，②実証に基づいた心理療法を実施すること，③精神科内外でのチーム医療の一員として機能することである。これらの役割を果たすためには，解決していかなければならない課題がいくつかある。

　まず，精神医療の心理士を養成するシステムやカリキュラムの問題である。臨床心

理学専攻の大学院では，精神科での実習を課しているが，他の職種に比べると実習期間が短く，さまざまな症例と出会う機会も少ない。そのため，精神疾患の病態や知識に乏しい。さらには，医学的知識や生物学的知識を習得する機会も少ないがために，チーム医療における問題が生じている。このような現状を打破するためには，坂野（2004）が指摘するように，大学院レベルの教育内容を考える前に学部レベルでの心理学基礎教育の充実が必要であるのかもしれない。

　次に，すでに精神医療で働いている心理士のトレーニングや研修の問題である。これまで精神医療の心理士は，経験的に得意とするアプローチをどの疾患にも適用する傾向にあった。しかし，本来は，現状で最適のサービスを提供することが心理士に求められる社会的責務である（坂野，2004）。すでにアメリカ心理学会（APA）では，2005年に「心理学における実証に基づいた実践（Evidenced-Based Practice in Psychology: EBPP）」が提唱されている。EBPPは，患者の特徴を考慮しつつ，患者とのコミュニケーションなど臨床的技術をもって，有効性の実証された研究の中から，その患者に適した効果的な介入方法を選択・決定していくことである（APA, 2005）。そのためには実験的に有効性が支持されている，心理査定や見立ての方法，介入技法を適用することであるといわれている。日本においても，精神医療の心理士が心理学や精神医学の最新動向に触れ，スキルアップできるような研修システムを確立していく必要がある。

　精神医療の心理士は，「無資格で身分が不安定」「診療報酬がとれず経営的に採算がとれない」ことを不憫に感じる機会が多い。しかし，以上のような課題を解決し，精神医療の心理士に求められる役割を十分に果たすことが，国家資格化や診療報酬加算への追い風になると考える。

第16章 患者−医師間のコミュニケーション：SHAREとは

　本章では，がん医療においてがん患者とその家族が経験する心理的苦痛への援助として，医療者に求められる患者・家族とのコミュニケーションや，医療者間コミュニケーションについて論じる。

第1節　サイコオンコロジーとは

　Psycho-Oncology（サイコオンコロジー：精神腫瘍学）は，がんという生命の危機に直面した患者とその家族ががんの診断時から治療・終末期まであらゆる時期において経験する心理的苦痛の軽減，および生活の質（Quality of Life: QOL）の向上を目指した学問であり，1970年代後半にインフォームドコンセントが患者の権利として導入され，あらゆる情報が開示されるようになるとともに発展してきた。

　2007年4月に施行されたがん対策基本法は，「がん患者の置かれている状況に応じ，本人の意向を十分尊重してがんの治療方法等が選択されるようがん医療を提供する体制の整備がなされること」を基本理念として掲げている。がん対策基本法を受け，がん患者や遺族もともに協議し，2007年6月に策定されたがん対策推進基本計画は，「すべてのがん患者と家族の苦痛の軽減と療養生活の質の維持向上」を全体目標とし，重点的に取り組むべき事項として「治療初期段階からの緩和ケアの実施」をあげ，具体的施策として「がん医療における告知等の際には，がん患者に対する特段の配慮が必要であることから，医師のコミュニケーション技術の向上に努める」ことが謳われている。そして，「より高い緩和ケアを実施していくために，精神腫瘍医の育成」を求めている。

　また，がん医療の均てん化の礎となるがん診療拠点病院の要件では，緩和ケアチームが必須とされ，医療心理学に携わる者の配置も求めている。2002年より認められた緩和ケア加算では，加算条件として，専任の精神科医師を必須条件としている。こ

こにも，がん治療を通して常に起こりうる精神症状の評価，症状緩和の重要性が述べられている。WHO の提言のとおり，診断時期から支持・緩和療法とともに心のケアが求められる時代となり，あらゆる時期を通じて継ぎ目なく患者を支援することが求められている。

第2節　緩和ケアにおけるサイコオンコロジー

2004 年にイギリスの National Health Service の National Institute for Clinical Excellence で作成された『緩和ケアを実践するためのガイドライン』の中の心理状態のアセスメントと対応に関するガイドライン（表 16-1 参照；The National Institute for Clinical Excellence, 2004）によると，医療者は4つのレベルに分類され，それぞれの果たすべき評価と介入法が提示されている。すなわち，あらゆる医療者に求められるサイコオンコロジーの役割が専門領域ごとにまとめられている。

1. レベル1：すべての医療者
【評価】　患者や家族の心理的苦痛を評価し，必要に応じて精神保健の専門家に紹介する。また，精神保健の専門家に紹介するための基準をつくり，迅速に紹介できるようにしておく。
【介入】　以下のコミュニケーションを実践する。がんによる影響について正直に思いやりをもって伝える。また，患者，家族に対して思いやり，尊厳，尊敬の念をもって接し，サポーティブな関係を構築，維持する。また，患者，家族が利用できる緩和ケアサービスに関する情報を提供する。

レベル1の介入が適切に行なわれれば，レベル2以上の介入を必要とするような心理的苦痛を予防することも可能である。

2. レベル2：心理的知識を有する医療者（がん専門看護師，ソーシャルワーカー）
【評価】　診断時，治療中，治療終了時，再発時といった，がんの経過において重要な局面で心理的苦痛のスクリーニングを行なう。その際，がんが日常生活，気分，家族関係，仕事に及ぼす影響についても評価する。スクリーニングの際には，判断することなく積極的に傾聴し，心配や感情を引き出す。より深刻な苦痛を有する患者は心理的介入の専門家へ紹介する。
【介入】　患者が置かれたつらい状況に対処するために問題解決療法などの心理療法を含む。

表16-1 ● 心理的評価と介入の推奨モデル（National Institute for Clinical Excellence, 2004）

レベル1：全ての医療者

- ◆ 評価：心理的ニードの認識
  患者や家族の心理的苦痛を評価し，必要に応じて精神保健の専門家に紹介する。また，精神保健の専門家に紹介するための基準を作り，迅速に紹介できるようにしておく。
- ◆ 介入：基本コミュニケーション（適切な情報提供，理解の確認，共感，敬意）
  がんによる影響について正直に思いやりをもって伝える。また，患者，家族が利用できる緩和ケアサービスに関する情報を提供する。患者，家族に対して尊敬の念をもって接し，サポーティブな関係を構築，維持する。

レベル2：心理的知識を有する医療者（がん専門看護師，ソーシャルワーカー）

- ◆ 評価：心理的苦痛のスクリーニング
  診断時，治療中，治療終了時，再発時といった，がんの経過において重要な局面で行なう。その際，がんが日常生活，気分，家族関係，仕事に及ぼす影響についても評価する。その際，良い悪いといった判断をすることなく積極的に傾聴し，心配や感情を引き出す。より深刻な苦痛を有する患者は心理的介入の専門家へ紹介する。
- ◆ 介入：問題解決技法のような心理技法
  患者が置かれたつらい状況に対処するために問題解決療法などの心理療法を含む。

レベル3：訓練と認定を受けた専門家（心理士）

- ◆ 評価：心理的苦痛の評価と精神疾患の診断
  心理的苦痛の重症度（中等度～重症）を識別し，重篤な場合には精神科医に紹介する。
- ◆ 介入：系統的で理論的な枠組みに照らし合わせたカウンセリングと心理療法（不安マネジメント，解決志向的アプローチ）
  不安マネジメントや解決志向アプローチを行なう。軽度から中等度の不安，抑うつ，怒りといった心理的苦痛を扱う。がんに伴う治療，対人関係，医療者との関係，実存に関する問題に対しても適切に対応する。

レベル4：精神保健専門家（精神科医，心理士）

- ◆ 評価：精神疾患の診断
  重症の気分障害，人格障害，薬物乱用，精神病性障害を含む，複雑な精神的問題を評価する。
- ◆ 介入：薬物療法と心理療法（認知行動療法）
  抑うつ・不安，器質的脳障害，重篤な個人内の問題，アルコール・薬物関連の問題，人格障害，精神病性障害を含む中等度から重症の精神疾患に対して心理学的，精神科的介入を行なう。

3. レベル3：訓練と認定を受けた専門家（心理士）
【評価】 心理的苦痛の重症度（中等度〜重症）を識別し，重篤な場合には精神科医に紹介する。
【介入】 不安マネジメントや解決志向アプローチのような心理療法を行なう。軽症から中等度の不安，抑うつ，怒りといった心理的苦痛を扱う。がんに伴う治療，対人関係，医療者との関係，実存に関する問題に対しても適切に対応する。

4. レベル4：精神保健専門家（精神科医，心理士）
【評価】 重症の気分障害，人格障害，薬物乱用，精神病性障害を含む，複雑な精神的問題を評価する。
【介入】 抑うつ・不安，器質的脳障害，重篤な個人内の問題，アルコール・薬物関連の問題，人格障害，精神病性障害を含む中等度から重症の精神疾患に対して心理学的，精神科的介入を行なう。

　イギリスと日本では，医療システム，医療者の受ける教育や職務範囲など異なる点も多々あるが，大きな枠組みとしてみるとわが国におけるサイコオンコロジーの実践に応用可能であると思われる。以下の段落ではレベル1から4それぞれに求められるサイコオンコロジーの実際を概説する。

第3節　コミュニケーションとは

　コミュニケーションの語源はラテン語で「共有する」という意味のcommunicareであるといわれる。患者－医療者間の望ましいコミュニケーションの成立には，双方向で円滑な言語的な情報交換に加え，表情や姿勢，身振りといった非言語的なメッセージが大きな役割を果たす。たとえば，目の前の患者が苦しそうに歪めた表情で「大丈夫です」と言ったとしても，ことばどおり「大丈夫」とは判断しないだろう。患者－医療者間のコミュニケーションでは，まずは言語的情報に注意が向きがちになるが，悪い知らせを伝える面談のように，特に感情が伴う際には言語的な情報以上に非言語的な情報に十分配慮することが重要である。患者－医師間のコミュニケーションとして基本的なスキルを表16-2に示す。これらのスキルは，文脈を考慮せずに字面だけで表出するのではなく，個々のコミュニケーション行動の意味を理解したうえで，他者に認識されるように適切に表出する必要がある。

表16-2 ● SHAREを学習する前提となる基本的なコミュニケーション技術

コミュニケーションの準備

- 身だしなみを整える
- 座る位置に配慮する
- 名前を確認する
- 時間を守る
- 静かで快適な部屋を設定する
- 挨拶をする
- 礼儀正しく接する
- ことわりを入れて電話に出る

話を聞くスキル

- 目や顔を見る
- 患者に話すよう促す
- 患者の言葉を自分の言葉で反復する
- 目線は同じ高さに保つ
- 相槌を打つ

質問するスキル

- Yes/No で答えられない質問(オープン・クエスチョン)を用いる
- 病気だけではなく患者自身への関心を示す
- わかりやすい言葉を用いる

共感するスキル

- 患者の気持ちを繰り返す
  例:「死にたいぐらいつらい」のですね
- 沈黙(5-10秒)を積極的に使う
  例:患者が発言するのを待つ
- 患者の気持ちを探索し理解する
  例:どのようにお感じなっているか教えていただけますか?

応答するスキル

- 患者が言いたいことを探索し理解する
- 患者の言葉を言い換えて理解したことを伝える
- 説明的な応答をする

第4節 がん医療における悪い知らせの際の効果的なコミュニケーション

　がん医療において,コミュニケーションが特に患者の心理状態に影響を及ぼすのは悪い知らせを伝える際である。悪い知らせは「患者の将来への見通しを根底から否定的に変えてしまう知らせ」と定義されている(Buckman, 1984)。がん医療においては,患者・家族の将来を大きく揺るがす難治がんの診断や再発,抗がん治療の中止といった知らせが含まれる。

わが国のがん患者が悪い知らせを伝えられる際に医療者に対してどのようなコミュニケーションを望んでいるのか検討した結果，「支持的な環境設定（supportive environment）」「悪い知らせの伝え方（how to deliver the bad news）」「付加的情報（additional information）」「再保証と情緒的サポート（reassurance and emotional support）」という4つの要因が抽出され（表16-3を参照；Fujimori et al, 2005, 2007a, 2007b），それぞれの頭文字からSHAREとまとめた。SHAREの各要素を実際の面談でどのように使用するかに関して時間軸に沿って面談を起承転結に分けて簡単にまとめる（表16-4を参照；内富・藤森，2007）。

表16-3 ● 患者が望むコミュニケーションの4要素：SHARE
（Fujimori et al., 2005, 2007a, 2007b）

Supportive environment（指示的な環境）
・十分な時間を設定する
・プライバシーが保たれた，落ち着いた環境を設定する
・面談が中断しないように配慮する
・家族を同席を勧める

How to deliver the bad news（悪い知らせの伝え方）
・正直に，わかりやすく，丁寧に伝える
・患者の納得が得られるように説明をする
・はっきりと伝えるが「がん」という言葉を繰り返し用いない
・言葉は注意深く選択し，適切に婉曲的な表現を用いる
・質問を促し，その質問に答える

Additional information（付加的な情報）
・今後の治療方針を話し合う
・患者個人の日常生活への病気の影響について話し合う
・患者が相談や気がかりを話すよう促す
・患者の希望があれば，代替療法やセカンド・オピニオン，予命などの話題を取り上げる

Reassurance and Emotional support（安心感と情緒的サポート）
・優しさと思いやりを示す
・患者に感情表出を促し，患者が感情を表出したら受け止める
　（例：沈黙，「どのようなお気持ちですか？」，うなずく）
・家族に対しても患者同様配慮する
・患者の希望を維持する
・「一緒に取り組みましょうね」と言葉をかける

表 16-4 ● 悪い知らせを伝えるコミュニケーション技術 (内富・藤森, 2007)

起	**面談までに準備する** ・事前に重要な面談であることを伝えておく ・面談の重要性に対する患者の認識を高めるために家族の同席を促す ・プライバシーが保たれた部屋，十分な時間を確保する ・面談の中断を避けるために電話が鳴らないように配慮する ・面談中に電話に出る場合には患者や家族に一言断りを述べる ・身だしなみや時間遵守など基本的態度に留意する **面談を開始する** ・重要な面談に際して患者は緊張しているため，面談の始めからいきなり悪い知らせを伝えない ・患者の気持ちを和らげる言葉をかける ・経過を振り返り病気の認識を確認する（悪い知らせを伝えられる患者の精神的ストレスの大きさは，患者の理解や期待と医学的現実とのギャップの大きさにも影響を受ける） ・患者が使う語彙に注意を向け，現実とのギャップの埋め方や何をどの程度伝えるかという戦略を立てる ・聴くスキル（オープンクエスチョン，アイコンタクト，患者の話を遮らない，患者の言葉を繰り返すなど）を使用して患者の気がかりを聞き出す ・家族にも同様に配慮する ・他の医療者を同席させるときは患者の了承を得る
承	**悪い知らせを伝える** ・心の準備のための言葉をかける ・わかりやすく明確に伝える（がんを伝える際にはあいまいにせず「がん」という言葉を用いる） ・感情を受け止め，気持ちをいたわる言葉をかける（沈黙，探索，保証，共感の言葉） ・写真や検査データを用いる，紙に書く ・患者の理解度を確認し，速すぎないか尋ねる ・質問や相談があるかどうか尋ねる
転	**治療を含め今後のことについて話し合う** ・標準的な治療，とりうる選択肢について説明する ・推奨する治療法を伝える ・がんの治る見込みを伝える ・セカンドオピニオンについて説明する ・患者が希望をもてる情報も伝える ・患者の日常生活や仕事，利用できるサポートについて話し合う
結	**面談をまとめる** ・要点をまとめる ・説明に用いた紙を渡す ・今後も責任を持って診療にあたること，決して見捨てないことを伝える ・患者の気持ちを支える言葉をかける

※ SHARE を時系列に並べ替えたもの

第2部　医療心理学の実際

1．起―面談

(1) 面談を準備する（患者が面談室に入るまで）

　診断や治療効果の判定といった明らかにストレスとなる検査に加え，ふだんの検査の際にもその都度，がん患者，家族は緊張や不安を募らせている。そのため，検査の目的を説明するときから，悪い知らせの準備は始まっている。検査目的を明確に伝えることは何より大事なことではあるが，不必要に不安をあおることなく，基本的なコミュニケーション技術を使って，患者の不安な気持ちを受けとめながら，検査を行なうことが重要である。

　検査結果を伝える重要な面談の前には患者にとっても医療者にとっても，心構えや心の準備が必要である。少なくとも，悪い知らせを伝える（可能性のある）面談の前には，通常の面談とは異なり，次回は家族の同伴が必要なほど重要な面談であることを伝える。電話ではなく，直接会って伝えることは大前提である。面談の場の設定として，プライバシーが保たれる場所（たとえば，大部屋のベッド・サイドやカーテンで仕切られているだけの外来はできるだけ避け，面談室を使う）や十分な時間（たとえば，外来の中でも遅い時間にする）を確保する。電話が鳴らないように他の医療者に院内PHSを預けるなど面談が中断しないように配慮する。面談中に電話に出る際には，患者や家族にひと言断りを述べる。患者の医師に対する信頼感は医学的専門性だけではなく日常診療でのあいさつ，身だしなみ，時間遵守といった基本的なコミュニケーションの影響も大きいため，日ごろから心がける。

　また，悪い知らせを患者に伝えることを家族が反対する場合もある。その場合には，まず，家族が患者に悪い知らせを聞かせたくない理由（多くは悪い知らせの後の患者の気持ちを気遣って，あるいは患者への対処に自信がもてないという家族の心配や不安があると思われる）に対して十分共感を示す。そして，患者に伝えることで想定される利益と不利益について話し合う。患者の意向という点から考えると，家族といっしょに，次いで1人で聞きたいという意見が多かった。家族だけに伝えてほしいと考えている患者はきわめて少ない。もちろん難渋する場合もあるが，あきらめずに話し合いを重ね，患者と家族いっしょの場で情報を共有できるように，あらかじめ場を設定する準備をしていく努力が大切である。

　面談の準備に際しては，医師のみならず，看護師をはじめとするコメディカルも，上記コミュニケーション技術を駆使し，患者や家族の状態を把握し，連絡を密にして役割分担することによって，スムーズな面談を促進することが可能となる。

(2) 面談を開始する（患者が面談室に入ってから悪い知らせを伝えるまで）

　重要な面談に際して患者は緊張しているため，面談のはじめからいきなり悪い知ら

せを伝えるのではなく，時候のあいさつや聴くスキル（オープン・クエスチョン，アイコンタクト，患者の話を遮らない，患者のことばをくり返すなど）を使用して，患者の話を促進し，気がかりなことを聞き出す。患者の気がかりは病気そのものについてかもしれないし，病気によって変化した日常生活についてかもしれない。患者の気がかりをまず話題にすることによって，信頼関係を築く助けとなり，治療計画を立てる際にも有益な参考材料となる。

悪い知らせを伝えられる患者の精神的ストレスの大きさは知らせの内容だけで決まるのではなく，患者の理解や期待と医学的現実とのギャップの大きさにも影響を受けるため，この段階で，患者が自身の病気に関する現在の状態ついてどのように認識しているのか把握する。また，感情的に悪い知らせを聞く準備ができているのか把握し，患者が使う語彙に注意を向けることにより，現実とのギャップの埋め方，何をどの程度伝えるかという戦略を立てる。

他の医療者が同席する際には，まず，同席する理由（例：「○○さん（患者）と今後いっしょに治療に取り組む看護師の△△です。同席させていただいてもよろしいでしょうか？ 面談後にわからないことや相談があれば，どんなことでも結構ですので，私か△△にお話ください」）を患者，家族に伝え，同意が得られた後に，面談室に入室する。いったん同席したら，途中で退席することは望ましくないため，あらかじめ退席することが予想される場合には同席は控える。

2. 承—悪い知らせを伝える

悪い知らせを伝える直前には，警告（warning sign）となることばをかけることによって悪い知らせの衝撃を緩和するための心の準備を患者にうながす。不意に伝えられるとそれだけ心の衝撃は大きくなる。そのため，間を計りながら「それでは検査の結果をお伝えします。非常に残念なのですが・・・（沈黙）・・・」など十分な前置きをする。そして，悪い知らせは明確に伝えることが大切である。がんを伝える際には，はじめにきちんと「がん」ということばを用いて伝える。曖昧に伝えられることを望んでいる患者は少ない。ただし，1回の面談の中で何度も「がん」ということばをくり返すのではなく，患者がもし「病気」や「腫瘍」など「がん」以外のことばを用いていたら，2回目以降は，「あなたの病気」や「この腫瘍」などことばを置き換える。「悪性腫瘍」などのことばでは「がん」ととらえられない場合も少なからずある一方で，患者にとって「がん」ということばは，いまだに「死」を連想されることもあり，侵襲的であることから，一度明確に悪い知らせを伝えた後には，適切に婉曲的な表現を用いる。

悪い知らせを伝えられると，多くの場合ネガティブな感情が惹起されるため，気持ちをいたわることもまた重要である。悪い知らせの衝撃が強い場合には，患者は頭が

真っ白になり，その後の説明を何ひとつ覚えていないこともある。そのため，まずはしっかりと気持ちを落ち着ける時間をとることが大切である。結果的に時間の節約にもなることもある。気持ちへの配慮としては，沈黙の時間をとり，患者のことばを待つだけでも十分示すことが可能である。目の前の患者の人となりや家族構成などから患者の人生や置かれた立場を考慮し，患者の気持ちをイメージする。共感的な態度は，患者－医師間の信頼関係を促進する。信頼関係が構築されると，以降，さまざまな困難な局面に直面しても，円滑なコミュニケーションが期待できる。のちのち怒りなどの激しい感情を表出する患者の中には信頼関係の構築が不十分なことが原因であるケースもある。

3．転―今後のことを話し合う

　悪い知らせを伝えた後には，必然的に今後の方針が話し合われるが，ここで重要なことは，患者の視点で話し合うことである。病気を治すことが真のアウトカムではない。治療する最終的な目的は，自分らしく人生を全うすることであろう。その点を常に心に留め，治療について，そして，仕事などの日常生活への病気の影響について話し合う。病気の進行に伴い，ますますこの点は重要となる。

　患者は医師とさまざまな話をしたいと考えている。しかし現実にむずかしい場合には，チーム医療を説明し，適切に薬剤師や栄養士といった専門家を紹介することも有効である。その際には，紹介する専門家と十分に情報を共有しあい，患者，家族に提供される情報が食い違わないように心がける。また，患者，家族に担当医師と情報を共有していることを伝えることも重要である。可能であれば，担当医師と専門家が同席し，患者，家族と話し合える場が設定されることが期待される。

　余命について尋ねられた際に大切なことは，どれくらい生きられるかを回答するよりも，まずその質問の背景を探ることである。先の見通しが立たないことによる漠然とした不安かもしれない。そのような場合には，不安な気持ちに対応することが求められる。あるいは，娘の結婚式に出席できるかどうか，田舎に墓参りに行けるかどうか，いつまでに会社を片付けなければならないかなど，やらなければならないことができるかどうかを知りたいのかもしれない。そのような疑問への回答は，限られた体力や時間の中で目的が達成可能かどうかであろう。

4．結―面談をまとめる

　最後に，伝えた内容の要点をまとめ，伝えた内容への患者の理解を確認する。書いて説明した場合にはその用紙を患者に手渡す。そして何より責任をもって診療にあたること，患者，家族，医療者が一丸となり病気に取り組むことを伝えることが大切である。

面談後には，プライマリーナースなど患者と長く安定したかかわりを継続できる医療者が面談内容についての理解の確認や，気がかりをオープン・クエスチョンで尋ねて（例：「先生のお話を聞いて，何かご心配なことがありましたら教えていただけませんか？」），気持ちのサポートを行なうと患者や家族にとってはさらに安心感につながる。

難治がんの診断を伝える面談，再発を伝える面談，抗がん治療中止を伝える面談とそれぞれの面談で強調されるコミュニケーション・スキルは異なる。また，すべての患者が望むコミュニケーションが存在する一方で，患者ごとに意向が異なるコミュニケーションが存在するため，患者ごとの意向を把握するよう常に心がける。コミュニケーションは頭で理解できても，行動に移すにはギャップがある。初めはしっくりこないこともあるし，うまくいかないこともある。しかし，続けていくうちに，自分のことば，態度が自然に出てくるようになるため，常にコミュニケーション・スキルを念頭に置いて準備をし，患者の意向に副ったコミュニケーションを実践することが重要である。

コミュニケーションは経験や知識だけでは変容しないが，学習により変容可能であり，医療者に必須の技術としてとらえられるようになっている。学習方法としては，講義とロールプレイで構成されたコミュニケーション・スキル・トレーニングの有効性が報告されている（Fujimori et al., 2003）。知識だけでは行動に移すことはむずかしいため，ロールプレイを含む学習が望まれる。

第5節　がん患者の心理的苦痛

がん患者は治療全般を通してさまざまな精神症状が出現する。おもな症状の1つは抑うつ状態（大うつ病，適応障害）である。抑うつ状態は治療のあらゆる時期に出現し，わが国における有病率調査では，大うつ病4〜7％，適応障害5〜35％と報告されている。一般的にがんの進行に伴い，有病率は上昇する。

がん医療において，抑うつの診断・治療の重要性が強調されるのには，いくつかの理由がある。第一に，有病率が高いにもかかわらず見落とされがちなことである。がん患者の場合，身体治療中であることから，患者自身も医療者も抑うつに伴う身体症状をがんに付随する症状や治療に伴う有害事象としてとらえがちであることが指摘されている。また，医療者側の知識不足により，心理的な症状を軽視しがちであること，精神症状を評価することにためらいがあることにより，抑うつ状態が過小評価され，誤った対応をされがちである。

第二に，自殺やQOLの低下を招くことがあげられる。がん患者の自殺率は一般人

口に比べて男性 1.6 倍, 女性 2.1 倍と高く, がん診断後 3〜5 か月に限ると 4.3 倍と非常に高いことが報告されている (Tanaka et al., 1999)。がん患者が訴える自殺企図や希死念慮の背景には, 抑うつ状態や疼痛, ソーシャルサポートが乏しいことが指摘されている。特に絶望感は抑うつ状態とは独立した要因となる。自殺にいたらない場合にも, 無価値感や自責念慮により積極的抗がん治療を拒否する可能性も示唆され身体治療にも影響する。また, 患者が抑うつ状態であること自体が家族の精神的苦痛を悪化させる。

第三に, がんに伴う気質的因子関連することである。たとえば, 脳転移や腫瘍随伴症候群, 高カルシウム血症, 医原的要因 (たとえば, ステロイド, インターフェロン, 抗悪性腫瘍薬, 抗圧薬, 全脳照射), 疼痛が適切に緩和されていないことなどが抑うつ状態を引き起こすことが示唆されている。

最後に, リスク因子として加齢があげられる。加齢は発がんのリスクであるが, 同時に大うつ病や自殺のリスク因子でもある。高齢者の抑うつの場合, 若年者と異なり, 抑うつ気分を自覚することが少なく, 代わりに興味の喪失や認知機能の低下 (記憶力の低下, 集中困難), 身体不定愁訴を訴えることが多い。

第6節　抑うつのスクリーニング

前述したように抑うつ症状は有病率が高く, 過小評価されがちな点から, 診断の他にスクリーニングの有用性が指摘されている。日本語版で妥当性が示されている代表的なスクリーニングツールには Hospital Anxiety and Depression Scale (HADS: 16 項目) や Beck Depression Inventory (BDI: 20 項目) などがあるが, がん患者は身

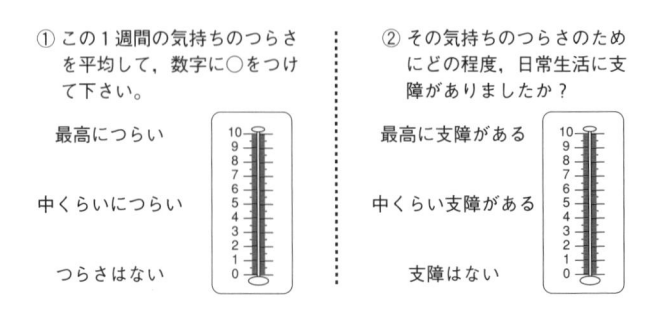

注) カットオフポイント：つらさ＝4点, 支障＝3点

図 16-1 ● つらさと支障の寒暖計 (Akizuki et al., 2005)

第16章 患者一医師間のコミュニケーション：SHARE とは

体的に重篤であることも多く、簡便なスクリーニングが望ましい。このような観点から、つらさと支障の寒暖計が開発された（図16-1; Akizuki et al., 2005）。Akizuki ら（2005）は、つらさと支障の寒暖計を用いて、看護師がスクリーニングを行ない、カットオフポイント（つらさ：4点、支障3点）を超えた患者に精神科受診を推奨するという介入を実施した方が実施しないよりも精神科受診率（介入未実施時 2.5%、実施後 11.5%）が高いことを報告している（Shimizu et al., 2005）。このような結果からも、スクリーニングが重要であることがうかがえる。スクリーニングの導入が困難な場合にも、診療中に、興味・喜びの減退（たとえば、「毎朝の日課だった新聞を読む気がしない」など）が患者から訴えられた場合には、精神保健の専門家に相談することが望まれる。精神疾患や精神医療に対して否定的な感情や心配を表出する患者や家族に対しては、表16-5のように表出された心配や否定的感情について共感を示しながら、医学的必要性を伝えることが重要である。

表16-5 ● 精神科受診の推奨例

患者の精神疾患・精神医療に対する心配、否定的感情	回答例
・「私が弱いから気持ちが落ち込むのです」	「…（沈黙）…1人でそんな思いを抱えて、おつらかったでしょう。多くの患者さんが○○さんのようなご経験をされますよ」
・「気の持ちようでどうにかなります」	「気持ちの問題に対していろいろ試してみてもうまくいかないときには、専門家に相談するのも1つの方法ですよ」
・「今はがんの治療で精一杯で精神科に相談どころではありません」	「気持ちの問題に対処することはがんの治療に取り組んでいくためにも重要なことですよ」
・「精神科に行っているなんて他の人に知られたくないです」	「カウンセリングで話したことや話した内容が他の人に伝わることはありません」
・「何を話していいかわかりません」	「今、私に話してくれたことをそのまま話してみてはいかがですか」
・「人に話したからって問題が解決するわけではありませんから」	「そうかもしれません。しかし、誰かに聞いてもらううちに気持ちが楽になったり、整理できることはありますよね」
・「薬に頼りたくない」「精神科の薬は依存症になるのではないですか」	「必ずしも薬を使うとは限りませんし、もし、お薬を勧められたら、お薬に対する心配をお話してみてはいかがでしょうか」
・「今はまだ大丈夫です」	「必要だと思われたときにいつでもご相談ください。また私からも時どき伺いますね」

第7節　抑うつの診断

　抑うつの精神科診断は，アメリカ精神医学会の精神疾患の診断・統計マニュアル（Diagnostic and Statistical Manual of Mental Disorders, Fourth Edition, Text Revision: DSM-IV-TR）によれば，大きく適応障害と大うつ病に分けられる。適応障害や大うつ病エピソードの診断基準項目には，不眠や易疲労感，食欲の減退といった身体症状が含まれる。これらはがんに伴う症状や抗がん治療に伴う有害事象としても出現しうるが，一般に抑うつが過小評価されることを考慮すると，身体症状の原因にかかわらず，診断項目に含めることが推奨される。

第8節　抑うつの治療

　抑うつに対する治療として代表的なものは薬物療法と心理療法である。薬物療法の際には身体症状をくり返し評価し，便秘，せん妄などの有害事象に注意しつつ，少量から開始・漸増することが原則である。適応障害に対しては，抗不安薬アルプラゾラムが用いられることが多く，大うつ病では，選択的セロトニン再取込阻害薬（SSRI）やセロトニン・ノルアドレナリン再取込阻害薬（SNRI）を少量から用いることが多い。希死念慮の存在など症状が重篤な場合には，三環系抗うつ薬を用いることもあり，副作用プロフィールに配慮した薬剤選択が望まれる。薬物療法は効果が表われるまでに時間を有することもあり，予後が短い場合には十分な治療が困難な場合もあるが，投与経路や予後の推定，身体状態を総合的に評価し，QOLを損ねない治療計画が必要である（Okamura et al, 2008）。

　一方，心理療法は支持的精神療法や認知行動療法がある。がん患者への抑うつ・不安に対する精神療法のレビューによると，有用性は強く支持されるとはいえないものの，その施行が考慮されうる治療であることが示されている（Newell et al., 2002）。抑うつが重篤ではなく薬物療法が必要ない場合や薬物療法を望まない場合，あるいは薬物療法が行なえない場合には心理療法単独で，あるいは抑うつが重篤な場合には薬物療法と組み合わせることにより，抑うつを軽減することが可能であると考えられる。

第9節　終わりに

　以上，がん患者が経験する心理的苦痛の評価とその基本的対応について述べた。がん患者とその家族はがんの診断時から治療・終末期まであらゆる時期において抑うつ

第 16 章　患者-医師間のコミュニケーション:SHARE とは

と不安といった心理的苦痛を経験する。そのため,あらゆる医療者にサイコオンコロジーの実践が求められる。その礎はコミュニケーションである。平成 19 年度より厚生労働省委託事業として医療研修推進財団主催,日本サイコオンコロジー学会協力によるコミュニケーション技術研修会(http://www.pmet.or.jp/)が行なわれている。1 人でも多くの医療者の研修会への参加が期待される。

第17章　心理生理学と脳科学

　多くの疾患において，患者の不安・うつなどの心理的問題を理解することは，医師，看護師，心理士などの医療従事者が患者をケアするうえで必須なことである。とりわけ，心理的問題をおもな症状としてもつ不安障害や気分障害などの精神疾患においては，患者の不適応状態に関連した心理的・行動的な問題の理解に加えて，それらの原因となる脳機能障害などの生理学的メカニズムを理解することが，より適切なアセスメントや，より効果的な治療を行なううえで重要であるといえる。本章では，心理的・行動的現象を，生理学的な側面からとらえる研究アプローチである「心理生理学（psychophysiology）」を紹介する。1980年代に，脳機能イメージング法である陽電子放射断層撮影法（Positron Emission Tomography: PET）を用いた心理学的な研究が始まり，1990年代には，機能的磁気共鳴画像法（functional Magnetic Resonance Imaging: fMRI）が登場し，脳科学の発展とあいまって心理生理学的アプローチは一層の展開をみせている。本論では，精神医療において，精神疾患の病態理解や治療機序の解明などに心理生理学的アプローチがどのような貢献ができるかを，特に脳科学的アプローチとの関連から論じる。

第1節　精神医療における心理生理学的アプローチ

1. 心理生理学とは

　Delay（1945）によると，心理生理学は，「身体と精神との間の関係を客観的に研究する学問である。これは身体—精神間と精神—身体間の相関関係および相互関係をしらべる科学である」と定義されている。研究対象とその方法論をより具体的に示すとすれば，心理生理学は，「人間の認知，行動の統御や実行にかかわる脳内のさまざまなシステムの活動が生体信号として現われることを利用して，心理現象や精神病理の生理学的機構を解明する研究領域である」（松岡，1993）といえよう。

心理生理学と同様に，心理的・行動的現象と生理的現象との関連性を研究する領域として生理心理学（physiological psychology）がある。今日では，心理生理学と生理心理学を明確に区別することは少ないが，心理的・行動的なものと生理的なもののどちらを独立変数（操作する変数）と従属変数（測定する変数）にするかで区別するという議論がある（入戸野，2005）。生理心理学では，脳破壊や脳刺激などの生理的変数が，学習やパフォーマンスなどの心理行動的変数にどのように影響を与えるかを研究し，一方で，心理生理学では，不安，うつなどの心理行動的変数が，脳波などの生理的変数にどのように影響を与えるかを研究するとされている（Stern, 1964）。心理生理学は，ヒトを対象として，実験心理学的な手法により主観的経験や顕在的行動を操作し，それに伴う生理的反応の変化を生理学（神経生理学，内分泌生理学など）の手法に基づいて測定・解析し，心理・行動—生理の関連性を検討する研究アプローチである。

2. 心理生理学で用いられる生理的指標

心理生理学的アプローチでは，さまざまな生理的反応を測定指標として用いる。心理生理学における研究対象はヒトであることから，測定技法としては，研究参加者に苦痛を与えることのない非侵襲的なものが用いられる。したがって，生理的反応を体表面あるいはその近傍から測定することとなる。表 17-1 に，心理生理学で用いられるさまざまな生理的指標と代表的な測定ツールを示す。

これらの生理的指標は，脳活動の直接的指標である中枢神経系の活動と，間接的指標である自律神経系，体性神経系，内分泌系，免疫系などの活動に大きく分類することができる。中枢神経系活動の測定ツールが発展するまで，自律神経系活動などの脳の間接的指標を用いた心理生理学的研究が数多く行なわれてきた。たとえば，精神疾患に関しては，不安障害における心拍変動，皮膚電気活動などの自律神経系活動に関する研究が行なわれ，これまでに多数の知見の蓄積がなされている。一方で，脳波（electroencephalogram: EEG），事象関連電位（event-related potential: ERP）などの中枢神経系活動の測定ツールがさかんに使用されるようになり，さらに1980年代以降，陽電子放射断層撮影法（PET）や機能的磁気共鳴画像法（fMRI）などの新たな脳機能イメージング法が登場するにいたり，高次認知機能や精神疾患における認知や行動の障害の基盤となる脳機能メカニズムを詳細に検討することが可能となった。

表 17-2 に脳機能測定法の特性を比較したものを示す。脳波（EEG）は，脳のさまざまな領域における神経細胞群の総和的な電気活動を頭皮上から記録したものである。覚醒水準の変動に伴って特徴的な波形パターンを示すことから（たとえば閉眼安静時にみられるアルファ波や，睡眠中にみられる徐波など），睡眠研究などによく用いられる。ERPは，特定の事象に関連して生じる一過性の脳電位変動である。ERPは，多数の試行で得られた脳波データを事象の生起時点にそろえて加算平均して得ること

表 17-1 ● 心理生理学で用いられる生理的指標

脳活動の直接的指標

中枢神経系
　脳の電気活動・磁場変動
　　脳波（脳電図，electroencephalogram: EEG）
　　事象関連電位（event-related potential: ERP）
　　脳磁場（脳磁図，magnetoencephalogram: MEG）
　脳の神経活動に伴う糖代謝・脳血流動態
　　陽電子放射断層撮影法（positron emission tomography: PET）
　　機能的磁気共鳴画像法（functional magnetic resonance imaging: fMRI）
　　近赤外分光法（near infrared spectroscopy: NIRS）

脳活動の間接的指標

自律神経系
　循環器系活動（心拍，脈拍，血圧など）
　　心電図（eloectrocardiogram: ECG）
　呼吸器系活動
　皮膚電気活動
　　皮膚伝導度水準（skin conductance level: SCL）
　　皮膚伝導度反応（skin conductance response: SCR）
体性神経系
　筋緊張
　　筋電図（electromyogram: EMG）
　眼球運動
　　眼電図（electrooculogram: EOG）
内分泌系
　血中ホルモン濃度（コルチゾールなど）
免疫系
　唾液中免疫指標（コルチゾール，分泌型免疫グロブリン A など）

ができる（入戸野，2005）。脳内における認知情報処理過程を反映する指標として認知研究で多く用いられている。脳磁図（magnetoencephalogram: MEG）は，脳の神経細胞群の電気活動により発生する磁場変動を記録したものである。EEG・ERP・MEG は，時間分解能が優れており，ミリ秒単位の測定が可能であるため，脳が時間軸に沿ってどのように活動しているかを詳細に検討することができる。また，EEG・ERP は，大がかりな測定装置を必要としないため測定が容易であることも長所といえる。

　PET，fMRI，近赤外分光法（Near Infrared Spectroscopy: NIRS）は，安静時や何らかの認知課題遂行時の脳の神経活動に伴う局所的な糖代謝や脳血流の動態を測定するものである。PET は，陽電子を放出して一定期間で崩壊する放射性核種により標識されたトレーサーを体内に静注し，その動態から脳機能を検討する。フッ素 18（^{18}F）

表17-2 ● 脳機能測定法の比較

	EEG/ERP	MEG	PET	fMRI	NIRS
空間分解能	△	○	△	◎	△
脳深部計測	△	△	○	○	×
時間分解能	◎	◎	×	○	○
非拘束性	○	△	△	△	○
測定の容易性	◎	○	△	○	◎

で標識されたフルオロデオキシグルコースによって糖代謝を測定し,酸素15(^{15}O)によって標識された水によって脳血流を測定する。fMRIは,脳の神経活動に伴う血管内のヘモグロビンの磁性変化を利用して,脳血流量の変化を測定する方法である。脳の神経が活動すると,対応する局所の脳血流量が大きく増加し,酸素が過剰に供給される。これによる血中の酸化ヘモグロビンと還元ヘモグロビンの割合の変化(Blood Oxygenation Level Dependent signal: BOLD信号)を測定する。NIRSは,酸化ヘモグロビンと還元ヘモグロビンの近赤外光の吸収特性が異なることを利用して,それぞれのヘモグロビン量の変化を測定する。PET・fMRIは,扁桃体や海馬などの脳深部の活動を測定することが可能であり,多くの精神疾患と関連の深い大脳辺縁系などの機能を検討することができる。特にfMRIは他の測定法と比較して高い空間分解能を有しており,脳活動の詳細な位置情報をとらえることができる。また,fMRIはevent-related designを適用することによって,時間分解能にも優れた解析が可能である。NIRSは,拘束性が少なく,多少動いても計測が可能であるため,乳幼児や発達障害児などの脳機能の検討に適用できる。

以上,心理生理学で用いられる生理的指標について,特に脳活動の直接的指標である中枢神経系活動の測定指標や測定法を中心に概要を述べたが,詳細についてはCacioppoら(2007)や宮田(1998)を参照されたい。

3. 精神医療における心理生理学の役割

精神医療において,心理生理学的アプローチによる研究は,認知や行動の障害がみられる精神疾患の病態理解,診断技術・治療技術の向上に大きく貢献できると考えられる。

現在,不安障害や気分障害などの精神疾患については,臨床心理学などの心理学的観点や精神薬理学などの医学的観点により研究が行なわれているが,それらの病態はいまだ不明な点が多い。精神疾患の病態のさらなる理解に関しては,心理的・行動的

な臨床症状とそれらの原因となる脳機能メカニズムとの関連性を明らかにすることが必要である。上述のように，心理行動的変数と生理的変数の対応づけを行なうことは心理生理学が最も得意とするところであり，脳機能測定法がいちじるしく発展している現在，心理生理学の果たす役割は大きいといえる。ここで重要なことは，「脳ありき」ではなく，「心理ありき」の観点から，患者の「心理・行動面」に焦点をあてて検討を進めていく必要があるということである。例として，ここでは，うつ病の脳機能イメージング研究を取り上げる。うつ病患者の安静時における脳の糖代謝・脳血流を検討した研究では，前頭前野の低活性（hypofrontality）が比較的一致した見解として得られている（Soares & Mann, 1997）。特に，背外側前頭前野や帯状回前部の低活性を示す研究が多い（たとえば，Drevets et al., 1997）。一方で，うつ病患者の認知課題遂行時の脳活動を調べる試みもなされている。うつ病患者では安静時におけるhypofrontalityがみられることから，前頭前野の活動性を詳細に検討するために，従来臨床で用いられている前頭葉機能検査を用いて遂行時の脳活動の変化が調べられている。Tower of London課題を用いたPET研究では，うつ病患者は，健常者と比較して課題遂行時に前頭前野の活動が低下していることが報告されている（Elliott et al., 1997）。一方で，Wisconsin card sorting課題を用いたPET研究では，うつ病患者と健常者の間で，課題遂行に伴う前頭前野の活動に有意な差は認められていない（Berman et al., 1993）。このようにいくつかの課題遂行時の脳活動を調べた研究があるがいまだ一致した見解は得られていない。うつ病の病態をより詳細に検討するためには，安静時や既存の前頭葉機能検査遂行時の脳活動だけでなく，うつ病の心理的・行動的な臨床症状に直結した新たな認知課題を用いて脳活動を調べることが必要である（筆者らが，うつ病患者の認知障害に焦点をあてて行なっているfMRI研究を第2節で紹介する）。他の精神疾患においても，それぞれに特徴的にみられる臨床症状と脳機能との関連性を心理生理学的アプローチにより明らかにするにあたって，患者の内省報告や観察された行動としっかりと結びついた検討が必要であり，精神医学的アプローチや臨床心理学的アプローチなどにより蓄積されてきた知見を活かすことが重要であるといえる。

　精神疾患の病態研究が進むことにより，心理生理学的アプローチは，臨床応用として診断技術や治療技術の向上などにも大きな役割を果たすことが期待できる。現在のところ，精神疾患において，さまざまな診断技法あるいは臨床検査を行なっても，それで診断できるほどの客観的な臨床マーカーは見つかっていない。これまで，不安障害，気分障害，統合失調症などの精神疾患を対象として，脳波やERPなどの生理的指標を用いた臨床研究が行なわれているが，疾患に特異的な生理的反応の変化を見いだすにはいたっていないのが現状である。それぞれの疾患の心理的・行動的な臨床症状に直結した認知課題と精度の高い脳機能解析が可能なfMRIなどの脳機能イメージ

第 17 章　心理生理学と脳科学

ング法を組み合わせることにより，精神疾患の客観的な鑑別診断法として用いることが期待される。また，これらの組み合わせは，薬物療法や認知行動療法などの心理療法の治療効果の客観的アセスメント法となる可能性も考えられるであろう。たとえば，認知・行動の変容といった心理学的介入による臨床症状や心理社会的機能の改善を，主観測度や行動測度によるアセスメントと併せて，脳活動という生理測度を用いてアセスメントすることによって，より客観的に治療効果を検討することができる。さらに，治療過程における心理行動的症状の変化と脳活動の変化の対応づけを詳細に検討することにより，治療機序を，症状の基盤となる脳機能メカニズムの観点から解明することができ，治療技術の向上に繋がると考えられる。

第 2 節　精神疾患に関する心理生理学的研究— fMRI を用いた研究

1. fMRI 研究の実践

　精神疾患に関する心理生理学的研究を行なうにあたって，前節で述べたようなさまざまな測定方法を取りうるが，本節では fMRI を用いた研究を取り上げる。
　fMRI は通常臨床で用いられている 1.5 テスラの MRI 装置で測定を行なうことが可能である。また，ATR 脳活動イメージングセンタ (http://www.baic.jp/) のような研究機関においても利用できる。実験参加者は MRI 装置内で認知課題を行ない，課題遂行時の脳画像を撮像する。なお，MRI 装置内部にはモニター，スピーカー，反応ボタンなどを設置する必要がある。fMRI 研究においてよく用いられる課題作成・呈示ソフトウェアとしては，Presentation（Neurobehavioral Systems, Inc.）がある。また，課題遂行時の脳の神経活動に伴う BOLD 信号変化は，通常数%程度とノイズに対する信号の比（S/N 比）が小さいため，課題の試行および脳画像撮像をくり返し，それらを統計的に処理する必要がある。脳画像処理・統計分析ソフトウェアとして Statistical Parametric Mapping（SPM, http://www.fil.ion.ucl.ac.uk/spm/）が多くの fMRI 研究で用いられている。fMRI の測定・解析などについては Friston ら（2007）や月本ら（2007）が詳しいので参照されたい。
　筆者が所属していた広島大学大学院精神神経医科学では，さまざまな精神疾患の病態解明を目的として，健常者を対象にした基礎検討や患者を対象とした検討を fMRI を用いて行なっている。以下にその一部を紹介する。

2. アレキシサイミア

　アレキシサイミア（失感情言語化症）は，自己の感情に気づいたり表現したりする

第2部 医療心理学の実際

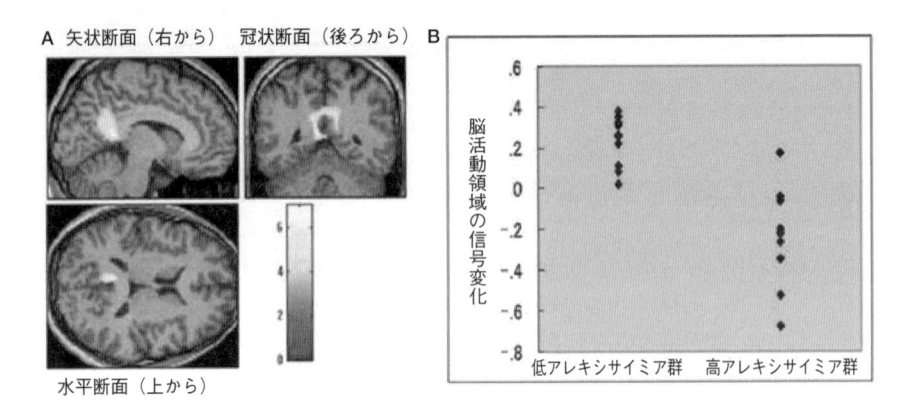

A 矢状断面（右から）　冠状断面（後ろから）　**B**

図17-1 ● 高アレキシサイミア者の将来の楽しいイメージ生成時における低活動領域（帯状回後部）（Mantani et al., 2005）

ことの困難さ，イメージ生成能力の乏しさなどの心理行動的特徴を示す概念であり，身体表現性障害，不安障害，物質依存などのさまざまな精神疾患において認められる。Mantani ら（2005）は，アレキシサイミアにおける感情の障害およびイメージ生成の障害に関する脳機能を検討する目的で，若年健常者を20項目トロント・アレキシサイミア尺度（TAS-20）により高アレキシサイミア群（10例）と低アレキシサイミア群（10例）に分け，過去および将来における楽しい・悲しい・中性的出来事のイメージ生成時の脳活動を fMRI を用いて測定している。その結果，高アレキシサイミア群では低アレキシサイミア群と比較して，特に将来の楽しいイメージ生成時において，帯状回後部の活動が有意に低下していることが示された（図17-1）。Mantani ら（2005）は，帯状回後部がエピソード記憶の想起と関連しているとする先行研究をふまえて，高アレキシサイミア者では楽しいイメージ生成時のエピソード記憶の想起が障害されている可能性を示唆しており，このことが，アレキシサイミアにおける感情制御の障害に繋がる要因の1つであろうと考察している。

3．摂食障害

　摂食障害は，若年女性に多く発症し，肥満恐怖や自己身体イメージの認知の障害，また拒食や過食，自己誘発性嘔吐などの食行動異常がみられる疾患である（白尾ら，2006）。Kurosaki ら（2006）は，摂食障害に関連して，自己身体イメージの認知に関する脳機能を性差に注目して検討している。健常な男性11例および女性11例を対象として，参加者自身の全身写真を肥満体型・痩せ体型に加工した視覚刺激を用いた課題遂行時の脳活動を fMRI を用いて測定した。その結果，女性では，肥満体型に対し

第 17 章　心理生理学と脳科学

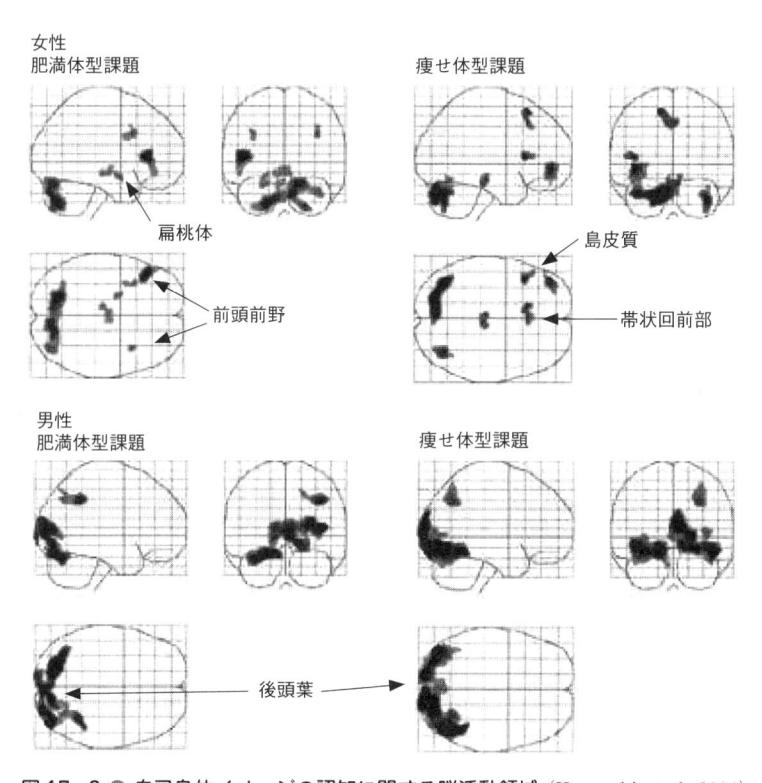

図 17-2 ● 自己身体イメージの認知に関する脳活動領域 (Kurosaki et al., 2006)

て左右の前頭前野および左扁桃体が，痩せ体型に対しては左前頭前野，左帯状回，島皮質の活動が認められた（図 17-2 上段）。一方で，男性では，どちらの体型に対しても一次・二次視覚野を含む後頭葉の活動が認められた（図 17-2 下段）。女性において活動が認められた領域（前頭前野，扁桃体，帯状回，島皮質）は情動処理に関連することが知られている。Kurosaki ら（2006）は，自己身体イメージの歪みを，女性は情動刺激としてとらえ，複雑な認知的処理を行なっているのに対し，男性では単純に視覚的処理のみを行なっている可能性を示唆している。このような自己身体イメージの認知に関する脳機能メカニズムが摂食障害発症の性差と関連することが考えられる。

4．うつ病

　うつ病は，抑うつ気分，興味または喜びの喪失などの症状がみられる精神疾患である。Beck（1976）の認知理論では，抑うつ気分をもたらす認知を，抑うつスキーマ，認知の歪み，自動思考に分けている。その中でも自動思考は，抑うつ気分を引き起こ

第2部　医療心理学の実際

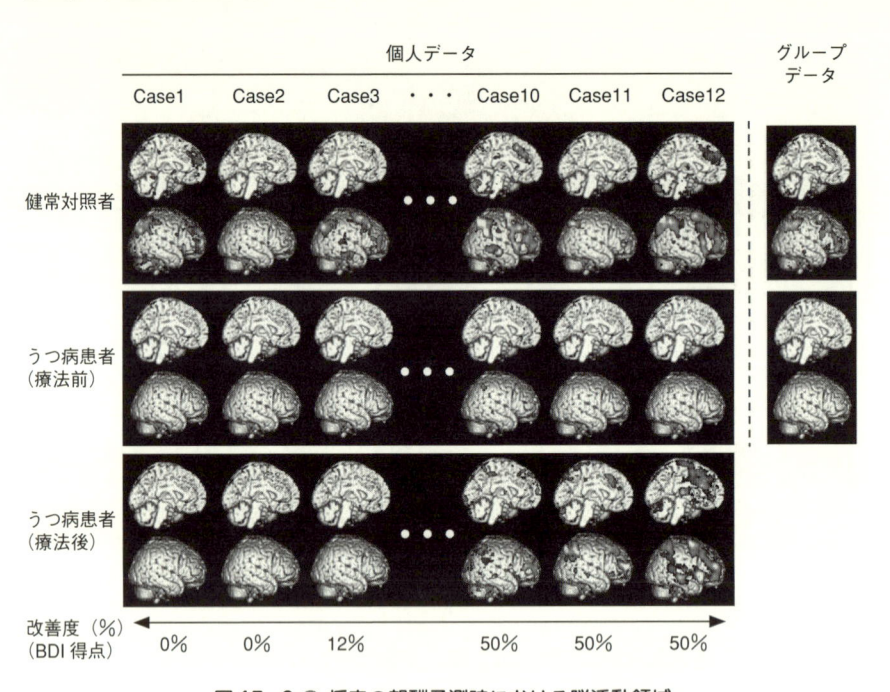

図17-3 ● 将来の報酬予測時における脳活動領域

す十分原因とされており，自己・世界・将来に関する悲観的認知が考えられている。上田ら（2005）は，これらのうつ病における認知障害のうち，将来に対する悲観的認知に着目し，その脳機能メカニズムの検討を行なっている。うつ病患者12例および健常対照者12例を対象として，将来の報酬予測を必要とする意志決定課題遂行時の脳活動をfMRIを用いて測定した。その結果，健常対照者群では，将来の報酬予測時に前頭前野，帯状回前部，頭頂葉，視床，基底核，小脳で活動が認められた。将来の報酬予測には，これらの脳内ネットワークが重要であると考えられる。一方，うつ病患者群では，上記の脳領域における有意な活動は認められなかった。うつ病患者では，前頭前野などを含む脳内ネットワークの活動性の低下により，将来の報酬予測に関する認知機能が低下していると考えられ，このことが将来に対する悲観的認知を生じさせる一因となっていることが推測できる。さらに筆者らは，うつ病患者を対象に，集団認知行動療法を実施し，療法前後における将来の報酬予測課題遂行時の脳活動を検討している（図17-3）。各うつ病患者とも，療法前では，課題遂行時における脳活動は認められないか，あるいはその活動領域は小さいものであった。一方で，療法後では，ベック抑うつ尺度（Beck Depression Inventory: BDI）得点の改善度の高いうつ病患者ほど脳活動が上昇していることが認められた。これらの結果は，うつ病患者に

おいて，認知行動療法の実施に伴い，うつ症状の改善度に対応して将来に対する悲観的認知に関連した脳領域の活動性上昇が認められたことを示唆している。このことは，本研究で用いたような認知課題と fMRI などの脳機能イメージング法の組み合わせにより，心理療法の介入効果や治療反応性を客観的に評価することが可能であること示している。

第3節　心理生理学の今後の課題

　本章では，心理生理学について，その方法論などを概観し，精神医療においてどのような貢献ができるかを脳科学との関連を中心に論じた。

　心理生理学的アプローチによる精神疾患の病態理解，診断技術・治療技術の向上への貢献はまだ途上であり，精神医療現場におけるエビデンスに基づく医療（evidence based medicine）の実践の中で活かすためには，今後もさらに実証データを蓄積していく必要があろう。精神医療チーム内の医師，看護師，心理士をはじめとする医療従事者の共通理解として，精神疾患に関する心理生理学的実証データが活用できれば，患者の心理的・行動的問題とその基盤となる生理学的メカニズムとの関連性をふまえたうえで，より良質のアセスメントや治療を行なうことができる。また，教育的観点からは，大学院における心理臨床家の養成において，神経生理学などの生理学的な知識の習得も含めた心理生理学および脳科学に関するカリキュラムを導入することが強く望まれる。

　最後に，心理生理学的アプローチを用いる研究者や医療従事者が，精神医療領域において研究や臨床応用を行なううえで考えていかなければならない問題について述べる。今後研究が進み，本章で述べたような脳機能イメージング法などを用いた客観的診断が可能となった場合，個人の脳機能を評価する必要性が生じる。このことは，まだ精神疾患は発症していないが，脳機能評価によってその脆弱性が見つかった場合などに研究者・医療従事者としてどのように対処すればよいかといった倫理的な問題に繋がる。個人のプライバシーや告知に関する倫理の尊重は，医療における基本的事項であるが，脳機能測定技術がいちじるしく発展している現在，脳から得られた知見に関する倫理的問題については，特に神経倫理学（Neuroethics）という新たな研究領域で活発に議論が行なわれている（Gazzaniga, 2005）。精神医療における心理生理学研究者や医療従事者は，脳とそこから生じる心の問題を取り扱う専門家として，この問題について慎重に議論を進めていく必要があろう。

引用文献

● 第1章
江口成美 2006 日医総研ワーキングペーパー：第2回日本の医療に関する意識調査 日本医師会総合政策研究機構
宮脇 稔 2004 国家資格はなぜ必要か 精神医学, **46**(1), 21-24.
Wise, M.G., & Rundell, J.R. 2002 *Textbook of consultation-liaison psychiatry: Psychiatry in the medically ill.* Washington DC: American Psychiatric Press.

● 第2章
Sturmey, P. 1996 *Functional analysis in clinical psychology.* New York: John Wiley & Sons. 高山 巖（監訳） 2001 心理療法と行動分析―行動科学面接の技法 金剛出版
鈴木伸一・神村栄一 2005 実践家のための認知行動療法テクニックガイド 北大路書房

● 第3章
Akechi, T., Kugaya, A., Okamura, H., Yamawaki, S., & Uchitomi, Y. 1999 Fatigue and its associated factors in ambulatory cancer patients: A preliminary study. *Journal of Pain and Symptom Management,* **17**(1), 42-48.
Akechi, T., Okamura, H., Nishiwaki, Y., & Uchitomi, Y. 2002 Predictive factors for suicidal ideation in patients with unresectable lung carcinoma. *Cancer,* **95**(5), 1085-1093.
Akechi, T., Okuyama, T., Sugawara, Y., Nakano, T., Shima, Y., & Uchitomi, Y. 2004 Major depression, adjustment disorders, and post-traumatic stress disorder in terminally ill cancer patients: Associated and predictive factors. *Journal of Clinical Oncology,* **22**(10), 1957-1965.
Akizuki, N., Akechi, T., Nakanishi, T., Yoshikawa, E., Okamura, M., Nakano, T., Murakami, Y., & Uchitomi, Y. 2003 Development of a brief screening interview for adjustment disorders and major depression in patients with cancer. *Cancer,* **97**(10), 2605-2613.
Akizuki, N., Yamawaki, S., Akechi, T., Nakano, T., & Uchitomi, Y. 2005 Development of an impact thermometer for use in combination with the distress thermometer as a brief screening tool for adjustment disorders and/or major depression in cancer patients. *Journal of Pain and Symptom Management,* **29**(1), 91-99.
Allen, S.M., Shah, A.C., Nezu, A.M., Nezu, C.M., Ciambrone, D., Hogan, J., & Mor, V. 2002 A problem-solving approach to stress reduction among younger women with breast carcinoma: A randomized controlled trial. *Cancer,* **94**(12), 3089-3100.
Breitbart, W., Rosenfeld, B., Pessin, H., Kaim, M., Funesti-Esch, J., Galietta, M., Nelson C.J., & Brescia, R. 2000 Depression, hopelessness, and desire for hastened death in terminally ill patients with cancer. *Journal of the American Medical Association,* **284**(22), 2907-2911.
Bruera, E., Miller, L., McCallion, J., Macmillan, K., Krefting, L., & Hanson, J. 1992 Cognitive failure in patients with terminal cancer: A prospective study. *Journal of Pain and Symptom Management,* **7**(4), 192-195.
Buckman, R. 1992 *How to break bad news: A guide for health care professionals.* Baltimore, MD: The Johns Hopkins University Press. 前野 宏・平井 啓・坂口幸弘（訳） 2000 真実を伝える：コミュニケーション技術と精神的援助の指針 診断と治療社
Burton, M., & Watson, M. 1998 *Counselling people with cancer.* New York: John Wiley and Sons.
Chow, E., Tsao, M.N., & Harth, T. 2004 Does psychosocial intervention improve survival in cancer? A meta-analysis. *Palliative Medicine,* **18**(1), 25-31.
Cunningham, A.J., Edmonds, C.V., Jenkins, G., & Lockwood, G.A. 1995 A randomised comparison of two forms of a brief, group, psychoeducational program for cancer patients: Weekly sessions versus a "weekend intensive". *International Journal of Psychiatry in Medicine,* **25**(2), 173-189.
Derogatis, L.R., Morrow, G., Fetting, J., Penman, D., Piasetsky, S., Schmale, A.M., Henrichs, M., & Carnicke, C.L. Jr. 1983 The prevalence of psychiatric disorders among cancer patients. *Journal of the American Medical Association,* **249**(6), 751-757.
Edelman, S., Bell, D.R., & Kidman, A.D. 1999 A group cognitive behaviour therapy programme with metastatic breast cancer patients. *Psychooncology,* **8**(4), 295-305.
Edmonds, C.V., Lockwood, G.A., & Cunningham, A.J. 1999 Psychological response to long-term group therapy: A randomized trial with metastatic breast cancer patients. *Psychooncology,* **8**(1), 74-91.
Fawzy, F.I., Fawzy, N.W., Hyun, C.S., Elashoff, R., Guthrie, D., Fahey, J.L., & Morton, D.L. 1993 Malignant melanoma. Effects of an early structured psychiatric intervention, coping, and affective state on recurrence and survival 6

引用文献

years later. *Archives of General Psychiatry*, **50**(9), 681-689.

Folstein, M.F., Folstein, S.E., & McHugh, P.R. 1975 "Mini-mental state": A practical methods for grading the cognitive state of patients for clinician. *Journal of Psychiatric Research*, **12**, 182-198.

Fukui, S., Kugaya, A., Okamura, H., Kamiya, M., Koike, M., Nakanishi, T., Imoto, S., Kanagawa, K., & Uchitomi, Y. 2000 A psychosocial group intervention for Japanese women with primary breast carcinoma. *Cancer*, **89**(5), 1026-1036.

Greer, S., & Moorey, S. 1997 Adjuvant psychological therapy for cancer patients. *Palliative Medicine*, **11**(3), 240-244.

Heinrich, R.L., & Schag, C.C. 1985 Stress and activity management: group treatment for cancer patients and spouses. *Journal of Consulting and Clinical Psychology*, **53**(4), 439-446.

Hirai, K., Suzuki, Y., Tsuneto, S., Ikenaga, M., Hosaka, T., & Kashiwagi, T. 2002 A structural model of the relationships among self-efficacy, psychological adjustment, and physical condition in Japanese advanced cancer patients. *Psychooncology*, **11**(3), 221-229.

Holland, J.C., & Rowland, J.H. 1989 *Handbook of psycho-oncology*. New York: Oxford University Press.

Hosaka, T., Sugiyama, Y., Hirai, K., Okuyama, T., Sugawara, Y., & Nakamura, Y. 2001 Effects of a modified group intervention with early-stage breast cancer patients. *General Hospital Psychiatry*, **23**(3), 145-151.

Jacobsen, P.B., Donovan, K.A., Vadaparampil, S.T., & Small, B.J. 2007 Systematic review and meta-analysis of psychological and activity-based interventions for cancer-related fatigue. *Health Psychology*, **26**(6), 660-667.

Kissane, D.W., Bloch, S., Miach, P., Smith, G.C., Seddon, A., & Keks, N. 1997 Cognitive-existential group therapy for patients with primary breast cancer-techniques and themes. *Psychooncology*, **6**(1), 25-33.

Kitamura, T. 1993 The hospital anxiety and depression scale. *Archives of Psychiatric Diagnostics and Clinical Evaluation*, **4**, 371-372 (in Japanese).

国立がんセンターがん対策情報センター 2008 最新がん統計 http://ganjoho.ncc.go.jp/public/statistics/pub/update.html（2008年7月30日閲覧）

厚生労働省 2007 「がん対策推進基本計画」の策定について http://www.mhlw.go.jp/shingi/2007/06/s0615-1.html（2008年7月30日閲覧）

Kugaya, A., Akechi, T., Okuyama, T., Okamura, H., & Uchitomi, Y. 1998 Screening for psychological distress in Japanese cancer patients. *Japanese Journal of Clinical Oncology*, **28**(5), 333-338.

Linn, M.W., Linn, B.S., & Harris, R. 1982 Effects of counseling for late stage cancer patients. *Cancer*, **49**(5), 1048-1055.

Luebbert, K., Dahme, B., & Hasenbring, M. 2001 The effectiveness of relaxation training in reducing treatment-related symptoms and improving emotional adjustment in acute non-surgical cancer treatment: A meta-analytical review. *Psychooncology*, **10**(6), 490-502.

McNair, D.M., Lorr, M., & Doppelman, L.F. 1971 *Manual for the profile of mood states*. San Diego, CA: Educational and Industrial Testing Service.

Morita, T., Tei, Y., Tsunoda, J., Inoue, S., & Chihara, S. 2001 Underlying pathologies and their associations with clinical features in terminal delirium of cancer patients. *Journal of Pain and Symptom Management*, **22**(6), 997-1006.

Morita, T., Tsunoda, J., Inoue, S., & Chihara, S. 1999 Contributing factors to physical symptoms in terminally-ill cancer patients. *Journal of Pain and Symptom Management*, **18**(5), 338-346.

Nezu, A.M., Nezu, C.M., Felgoise, S.H., McClure, K.S., & Houts, P.S. 2003 Project Genesis: Assessing the efficacy of problem-solving therapy for distressed adult cancer patients. *Journal of Consulting and Clinical Psychology*, **71**(6), 1036-1048.

NICE, N.I.f.C.E. 2004 *Guidance on cancer services: Improving supportive and palliative care for adults with cancer* http://www.nice.org.uk/guidance/index.jsp?action=download&o=28816（2008年7月30日閲覧）

日本ホスピス緩和ケア協会 2008 ホスピス緩和ケアとは http://www.hpcj.org/what/definition.html（2008年7月30日閲覧）

日本サイコオンコロジー学会 2007 第1回2007年度心理職のためのサイコオンコロジー講習会 http://www.jpos-society.org/2007/04/12007.html（2008年7月30日閲覧）

Okuyama, T., Wang, X.S., Akechi, T., Mendoza, T.R., Hosaka, T., Cleeland, C.S., & Uchitomi, Y. 2004 Adequacy of cancer pain management in a Japanese Cancer Hospital. *Japanese Journal of Clinical Oncology*, **34**(1), 37-42.

Osborn, R.L., Demoncada, A.C., & Feuerstein, M. 2006 Psychosocial interventions for depression, anxiety, and quality of life in cancer survivors: Meta-analyses. *International Journal of Psychiatry in Medicine*, **36**(1), 13-34.

Pai, A.L., Drotar, D., Zebracki, K., Moore, M., & Youngstrom, E. 2006 A meta-analysis of the effects of psychological interventions in pediatric oncology on outcomes of psychological distress and adjustment. *Journal of Pediatric Psychology*, **31**(9), 978-988.

引用文献

Rehse, B., & Pukrop, R. 2003 Effects of psychosocial interventions on quality of life in adult cancer patients: meta analysis of 37 published controlled outcome studies. *Patient Education and Counseling*, **50**(2), 179-186.

Spiegel, D., & Bloom, J.R. 1983 Group therapy and hypnosis reduce metastatic breast carcinoma pain. *Psychosomatic Medicine*, **45**(4), 333-339.

Spiegel, D., Bloom, J.R., Kraemer, H.C., & Gottheil, E. 1989 Effect of psychosocial treatment on survival of patients with metastatic breast cancer. *Lancet*, **2**(8668), 888-891.

Spiegel, D., Bloom, J.R., & Yalom, I. 1981 Group support for patients with metastatic cancer. A randomized outcome study. *Archives of General Psychiatry*, **38**(5), 527-533.

Spielberger, C.D., Gorsuch, R.L., & Lushene, R.E. 1970 *The state-trait anxiety inventory*. Palo Alto, CA: Consulting Psychologists Press.

高橋三郎・北村俊則・岡野禎治・富田拓郎・菊池安希子 2003 精神科診断面接マニュアル 日本評論社

高橋三郎・大野 裕・染矢俊幸 2006 DSM-IV-TR:精神疾患の分類と診断の手引き新訂版 医学書院

Tatrow, K., & Montgomery, G.H. 2006 Cognitive behavioral therapy techniques for distress and pain in breast cancer patients: a meta-analysis. *Journal of Behavioral Medicine*, **29**(1), 17-27.

Telch, C.F., & Telch, M.J. 1986 Group coping skills instruction and supportive group therapy for cancer patients: a comparison of strategies. *Journal of Consulting and Clinical Psychology*, **54**(6), 802-808.

Yalom, I.V. 1980 *Existential psychotherapy*. New York: Basic Books.

Zung, W.W., Richards, C.B., & Short, M.J. 1965 Self-rating depression scale in an outpatient clinic. Further validation of the SDS. *Archives of General Psychiatry*, **13**, 508-515.

● 第4章

Barsky, J. 2004 Psychiatric and behavioral aspects of cardiovascular disease. In E. Braunwald, D.P. Zipes, P. Libby (Eds.), *Heart disease: A textbook of cardiovascular medicine*. 6th ed. New York: W.B. Saunders Company.

木村 穣 2007 メタボリックシンドロームに対する具体的介入方法 *Medicina*, **44**, 2033-2041.

小林清香・鈴木伸一・谷崎剛平・松田直樹・笠貫 宏 2002 植え込み型除細動器利用者の発作・作動不安の検討 日本行動療法学会第28回大会発表論文集, 72-73.

Rosenman, R.H., Brand, R.J., & Jenkins, C.D. 1975 Coronary heart disease in Western Collaborative Group Study: Follow-up experience of 8 1/2 years. *Journal of the American Medical Association*, **233**, 872-877.

鈴木 豪・渡邊和江・志賀 剛・大森久子・小林清香・西村勝治・鈴木伸一・笠貫 宏 2007 循環器入院患者におけるうつ状態の実態 第48回日本心身医学会学術総会抄録集, 498.

鈴木伸一 2001 不整脈（心室頻拍）患者の予期不安および広場恐怖に対する認知行動療法 行動療法研究（日本行動療法学会誌）, **27**, 25-32.

鈴木伸一 2003 QOLの評価とライフスタイルの改善 笠貫 宏（編） 新しい診断と治療のABC — 15 心房細動 最新医学社

Suzuki, S., & Kasanuki, H. 2004 The influences of psychosocial aspects and anxiety symptoms on quality of life of patients with arrhythmia. *International Journal of Behavior Medicine*, **11**, 104-109.

● 第5章

Anderson, B.J., & Mansfield, A.K. 2003 Psychological issues in the treatment of diabetes. In R.S. Beaser & the staff of Joslin Diabetes Center (Eds.), *Joslin's diabetes deskbook: A guide for primary care providers*. 2nd ed. 松澤佑次（監訳）2007 ジョスリン糖尿病デスクブック 医学書院 Pp.521-528.

Boardway, R.H., Delamater, A.M., Tomakowsky, J., & Gutai, J.P. 1993 Stress management training for adolescents with diabetes. *Journal of Pediatric Psychology*, **18**, 29-45.

Funnell, M.M., Tang, T.S., & Anderson R.M. 2007 From DSME to DSMS: Developing empowerment-based eiabetes self-management support. *Diabetes Spectrum*, **20**(4), 221-226.

Glasgow, R.E., Ruggiero, L., Eakin, E.G., Dryfoos, J.M., & Chobanian, L. 1997 Quality of life and associated characteristics in a large national sample of adults with diabetes. *Diabetes Care*, **20**(4), 562-567.

Hampson, S.E., Skinner T.C., Hart, J., Storey, L., Gage, H., Foxcroft, D., Kimber, A., Shaw, K., & Walker, L. 2001 Effects of educational and psychosocial interventions for adolescents with diabetes mellitus: A systematic review. *Health Technology Assessment*, **5**(10), 27-31.

金 外淑 2002 糖尿病患者の自己管理 坂野雄二・前田基成（編）セルフ・エフィカシーの臨床心理学 北大路書房 Pp.106-118.

金 外淑 2004 糖尿病と行動療法 心療内科, **8**(5), 318-327.

金 外淑 2005 糖尿病—心理と行動のサイエンス 行動決定の認知・行動理論—患者はなぜそのように行動するのか 糖尿病診療マスター, **3**(1), 31-37.

引用文献

金　外淑　2006　認知行動療法を導入した糖尿病患者への心理的援助　石井　均・久保克彦（編）実践糖尿病の心理臨床　医歯薬出版　Pp.38-47.
金　外淑　2007　糖尿病への認知行動の介入　*Medicina*, **44**(11), 2043-2045.
金　外淑・嶋田洋徳・坂野雄二　1998　慢性疾患患者におけるソーシャルサポートと健康行動に対するセルフ・エフィカシーの心理的軽減効果　心身医学, **38**, 317-323.
金　外淑・谷口　洋　1999　糖尿病と行動医学　*Diabetes Frontier*, **10**, 315-326.
久保克彦　2006　糖尿病患者に対するエンパワーメント・カウンセリング　石井　均・久保克彦（編）実践糖尿病の心理臨床　医歯薬出版　Pp.7-20.
Polonsky, W.H. 1999 *Diabetes burnout: What to do when you can't take it anymore.* Alexandria, VA: American Diabetes Association. 石井　均（監訳）2003　糖尿病バーンアウト：燃えつきないためのセルフケアとサポート　医歯薬出版
Prochaska, J.O., & Norcross, J.C. 2006 *Systems of psychotherapy: A transtheoretical analysis.* 6th ed. Pacific Grove, CA: Brooks-Cole.
Prochaska, J.O., & Velicer, W.F. 1997 The transtheoretical model of health behavior changem, *American Journal of Health Promotion*, **12**(1), 38-48.
Prochaska, J.O., Velicer, W.F., Rossi, J.S., Goldstein, M.G., Marcus, B.H., Rakowski, W., Fiore, C., Harlow, L.L., Redding, C.A., Rosenbloom, D., & Rossi, S.R. 1994 Stages of change and decisional balance for 12 problem behaviors. *Health Psychology*, **13**, 39-46.
Rubin, R.R., & Peyrot, M. 1992 Psychological problems and interventions in diabetes mellitus. *Diabetes Care*, **15**, 1640-1647.
Ruggiero, L. 2000 Helping people with diabetes change behavior: From theory to practice. *Diabetes Spectrum*, **13**(3), 125-132.
Steed, L., Cooke, D., & Newman, S. 2003 A systmatic review of psychosocial outcomes following education, self-management and psychological interventions in diabetes mellitus. *Patient Education and Counseling*, **51**, 5-15.
Wysocki, T., Harris, M.A., Buckloh, L.M., Mertlich, D., Lochrie, A.S., Taylor, A., Sadler, M., Mauras, N., & White N.H. 2006 Effects of behavioral family systems therapy for diabetes on adolescents' family relationships, treatment adherence, and metabolic control. *Journal of Pediatric Psychology*, **31**(9), 928-938.
Wysocki, T., Harris, M.A., Greco, P., Harvey, L.M., McDonell, K., Elder, C.L., Bubb, J., & White, N.H. 1997 Social validity of support group and behavior therapy interventions for families of adolescents with insulin-dependent diabetes mellitus. *Journal of Pediatric Psychology*, **22**(5), 635-649.

● 第6章

Abbott, K.C., Agodoa, L.Y., & O'Malley, P.G. 2003 Hospitalized psychoses after renal transplantation in the United States: incidence, risk factors, and prognosis. *Journal of the American Society of Nephrology*, **14**(6), 1628-1635.
福西勇夫　1999　生体臓器移植における精神医学的問題点　*Pharma Medica*, **17**(3), 17-20.
春木繁一　2006　生体腎移植に関連するドナー，レシピエントの精神医学的問題　臨床透析, **22**(10), 1349-1358.
春木繁一　2007　生体腎移植におけるドナー候補者の腎提供の自発性を確かめる精神医学的面接の要点　移植, **42**(4), 335-341.
堀川直史　2007　透析患者にみられる精神症状および異常行動の理解と対応　臨床透析, **23**(6), 667-671.
堀川直史・小林清香　2006　腎移植患者の心理・精神症状とその対応　今日の移植, **19**(4), 363-369.
細木俊宏・高橋邦明・諸橋優子・小林真理・染矢俊幸　2002　移植医療の精神医学　最新精神医学, **7**(5), 421-429.
小林清香・堀川直史・加茂登志子・岡部　祥・田邊一成　2004　生体腎移植における家族関係と精神医学的問題の検討―半年から1年のフォローアップ調査　総合病院精神医学, **16**.
小林清香・松木秀幸・西村勝治・堀川直史　2006　腎移植　精神科治療学 (0912-1862)21巻増刊　Pp.92-93.
松木秀幸・松木麻妃・小林清香・堀川直史　2006　透析　精神科治療学 (0912-1862)21巻増刊　Pp.88-91.
中西健二・山下　仰・柏木哲夫・高原史郎　2002　腎移植後のストレッサーに対する認知評価　心身医学, **42**(8), 503-511.
日本透析医学会　2007　「図説　わが国の慢性透析療法の現況　2006年12月31日現在」　日本透析医学会，東京
日本臓器移植学会広報委員会　2007　臓器移植ファクトブック2007
高橋秀俊・工藤　喬・岩瀬真生・石井良平・池澤浩二・萩原邦子・高原史郎・武田雅俊　2008　大阪大学医学部附属病院における生体腎移植術前精神科面接について　精神医学, **50**(2), 187-196.

● 第7章

Anderson, B.J., Wolf, F.M., Burkhart, M.T., Cornell, R.G., & Bacon, G.E. 1989 Effects of peer group intervention on metabolic control of adolescents with DM1: Randomized outpatient study. *Diabetes Care*, **12**, 179-184.

引用文献

Baer, P.E., Freedom, D.A., & Garson, A., Jr. 1984 Long-term psychological follow-up of patients after corrective surgery for tetralogy of fallot. *Journal of the American Academy of Child Psychiatry*, 23, 622-625.
Brown, R.T., Kaslow, N.J., Madan-Swain, A., Doepke, K.J., Sexson, S.B.,& Hill, L.J. 1993 Parental psychopathology and children's adjustment to leukemia. *Journal of American Academy of Child and Adolescent Psychiatry*, 32, 554-561.
Brownbridge, G., & Fielding, D.M. 1994 Psychosocial adjustment and adherence to dialysis treatment regimens. *Pediatric Nephrology*, 8, 744-749.
Bullock, E.A., & Shaddy, R.E. 1993 Relaxation and imagery techniques without sedation during right ventricular endomyocardial biopsy in pediatric heart transplant patients. *Journal of Heart and Lung Transplantation*, 12, 59-62.
Cadman, D., Rosenbaum, P., Boyle, M., & Offord, D. 1991 Children with chronic illness: Family and parent demographic characteristics and psychological adjustment. *Pediatrics*, 87, 884-889.
Campbell, L.A., Kirkpatrick, S.E., Berry, C.C., & Lamberti, J.J. 1995 Preparing children with congenital heart disease for cardiac surgery. *Journal of Pediatric Psychology*, 20, 313-328.
Cohen, L.L., Blount, R. L., Cohen, R. J., Schaen, E. R., & Zaff, J. 1999 Comparative study of distraction versus topical anesthesia for pediatric pain management during immunizations. *Health Psychology*, 18, 591-598.
Colton, P.A., Roadin, G.M., Olmsted, M.P., & Daneman, D. 1999 Eating disturbances in young women with tyoe1 diatebetes mellitus: Mechanisms and consequences. *Psychiatric Annals*, 29, 213-218.
Dahlquist, L., Czyzewski, K., Copeland, K., Jones, C., Taub, E., & Vaughan, J. 1993 Parent of children newly diagnosed with cancer: Anxiety, coping, and marital distress. *Journal of Pediatric Psychology*, 18, 356-376.
Daniels, D., Moos, R.H., Billings, A.G., & Miller, J.J. 1987 Psychosocial risks and resistance factors among children with chronic illness, healthy siblings, and healthy controls. *Journal of Abnormal Child Psychology*, 15, 295-308.
Davis, C.C., Brown, R.T., Bakeman, R., & Campbell, R.D. 1998 Psychological adaptation and adjustment of mothers of children with congenital heart disease: Stress, coping, and family functioning. *Journal of Pediatric Psychology*, 23, 219-228.
Eiser, C., Havermans, T., Pancer, M., & Eiser, R. 1992 Adjustment to chronic disease in relation to age and gender: Mother's and father's reports of their children's behavior. *Journal of Pediatric Psychology*, 17, 261-275.
Epstein, L.H., Paluch, R.A., Gordy, C.C., Saelens, B.E., & Ernst, M.M. 2000 Problem solving in the treatment of childhood obesity. *Journal of Consulting and Clinical Psychology*, 68, 717-721.
Fotheringham, M.J., & Sawyer, M.G. 1995 Adherence to recommended medical regimens in childhood and adolescence. *Journal of Pediatrics and Child Health*, 31, 72-78.
Frank, N.C., Blount, R.L., & Brown, R.T. 1997 Attributions, coping, and adjustment in children with cancer. *Journal of Pediatric Psychology*, 22, 563-576.
Frank, N.C., Blout, R.L., Smith, A.J., Manimala, M.R., & Martin, J.K. 1995 Parent and staff behavior, previous child medical experience, and maternal anxiety as they relate to child procedural distress and coping. *Journal of Pediatric Psychology*, 20, 277-289.
Greco, P., Pendley, J.S., McDonell, K., & Reeves, G. 2001 A peer group intervention for adolescents with type 1 diabetes and their best friends. *Journal of Pediatric Psychology*, 26, 485-490.
Greenan-Fowler, E., Powell, C., & Varni, J.W. 1987 Behavioral treatment of adherence to therapeutic exercise by children with hemophilia. *Archives of Physical Medicine and Rehabilitation*, 68, 846-849.
Grey, M., Boland, E.A., Davidson, M., Ki, J., & Tamborlane, W.V. 2000 Coping skills training for youth with poorly controlled diabetes mellitus has long-lasting effects on metabolic control and quality of life. *Journal of Pediatrics*, 137, 107-113.
Hazzard, A., Weston, J., & Gutterres, C. 1992 After a child's death: Factors related to parental bereavement. *Developmental and Behavioral Pediatrics*, 13, 24-30.
Houtzager, B.A., Groontenhuis, M.A., & Last, B.F. 2001 Supportive groups for sibs of pediatric oncology patients: Impact on anxiety. *Psycho-Oncology*, 10, 315-324.
Ievers-Landis, C.E., & Drotar, D. 2000 Parental and child knowledge of the treatment regimen for childhood chronic illnesses: Related factors and adherence to treatment. In D. Drotar(Ed.), *Promoting adherence to medical treatment in chronic illness: Concepts, methods, and interventions*. Mahwah, NJ: Erlbaum. Pp.259-282.
Jacobsen, P., Manne, S., Gorfinkle, K., Schorr, O., Rapkin, B., & Redd, W. 1990 Analysis of child and parent activity during painful medical procedures. *Health Psychology*, 9, 559-576.
Jacobson, A.M., Hauser, S.T. Lavori, P., Wolfsdort, J.L., Herskowitz, R.D., Milley, J.E., et al. 1990 Adherence among children and adolescents with insulin-dependent ciabetes mellitus over four-year longitudinal follow-up: I. The influence of patient coping and adjustment. *Journal of Pediatric Psychology*, 15, 511-526.

引用文献

加藤忠明・柳澤正義・別所文雄・内山　聖・森川昭廣・石澤　瞭・藤枝憲二・伊藤善也・武井修治・杉原茂孝・伊藤道徳・小池健一・有賀　正・飯沼一宇・松井　陽・佐々木りか子・原田正平・西牧謙吾・及川郁子・斉藤　進・掛江直子・顧　艶紅・佐藤ゆき　2007　平成 16，17 年度小児慢性特定疾患治療研究事業の全国登録状況　平成 18 年度厚生労働科学研究「小児慢性特定疾患治療研究事業の登録・管理・評価・情報提供に関する研究」総括・分担研究報告書，11-46.

Kazak, A.E., Simms, S., Barakat, L., Hobbie, W., Foley, B. Golomb, V., & Best, M. 1999 Surviving Cancer Competently Intervention Program(SCCIP): A cognitive-behavioral and family therapy intervention for adolescent survivors of childhood cancer and their families. *Family Process*, **38**, 175-191.

Kazak, A., Stuber, M., Barakat, L., Meeske, M., Guthrie, D., & Meadows, A. 1998 Predicting posttraumatic symptoms in mothers and fathers of survivors of childhood cancer. *Journal of the American Academy of Child and Adolescent Psychiatry*, **37**, 823-831.

Kovacs, M., Goldston, D., Obrosky, D.S., & Iyengar, S. 1992 Prevalence and predictors of pervasive noncompliance with medical treatment among youths with insulin-dependent diabetes mellitus. *Journal of the American Academy of Child and Adolescent Psychiatry*, **31**, 1112-1119.

Kovacs, M., Iyengar, S., Goldston, D., Obrosky, D.S., Stewart, J., & Marsh, J. 1990 Psychological functioning among mothers of children with insulin-dependent diabetes mellitus: A longitudinal study. *Journal of Consulting and Clinical Psychology*, **58**, 189-195.

Kupst M.J. 1994 Coping with pediatric cancer: Theoretical and research perspective. In D.J. Bearison & R.K. Mulhern (Eds), *Pediatric Psychooncology: psychological perspectives on children with cancer*. New York: Oxford University Press. Pp.35-60.

La Graca, A.M., Auslander, W.F., Greco, P., Spetter, D., Fisher, E.B., Jr., & Santiago, J.V. 1995 I get by with a little help from my family and friends: Adolescents' support for diabetes care. *Journal of Pediatric Psychology*, **20**, 449-476.

Lavigne, J.V., & Faier-Routman, J. 1993 Correlates of psychological adjustment to pediatric physical disorders: A meta-analytic review and comparison with existing models. *Journal of Developmental and Behavioral Pediatrics*, **14**, 117-123.

Lobato, D., & Kao, B. 2002 Sibling-parent group intervention to improve sibling knowledge and adjustment to chronic illness and disability. *Journal of Pediatric Psychology*, **13**, 389-407.

Manne, S., & Miller, D. 1998 Social support, social conflict, and adjustment among adolescents with cancer. *Journal of Pediatric Psychology*, **21**, 25-41.

Martinson, I.M., McClowry, S.G., Davies, B., & Kuhlenkamp, E.J. 1994 Changes over time: A study of family bereavement following childhood cancer. *Journal of Palliative Care*, **10**, 19-25.

Matteo, B., & Pierluigi, B. 2008 Descriptive survey about causes of illness given by the parents of children with cancer. *European Journal of Oncology Nursing*, **12**, 134-141.

Miles, M.S., & Demi, A.S. 1992 A comparison of guilt in bereaved parents whose children died by suicide, accident, or chronic disease. *Omega*, **24**, 203-215.

Morison, P., & Masten, A.S. 1991 Peer reputation in middle childhood as a predictor of adaptation in adolescence: A seven-year follow-up. *Child Development*, **62**, 991-1007.

Mullins, L.L., Chaney, J.M., Pace, T.M., & Hartman, V.L. 1997 Illness uncertainty, attributional style, and psychological adjustment in order adolescents and young adults with asthma. *Journal of Pediatric Psychology*, **22**, 871-880.

Murch, R.L., & Cohen, L.H. 1989 Relationships among life stress, perceived family environment, and the psychological distress of spina bifida adolescents. *Journal of Pediatric Psychology*, **14**, 193-214.

Murphy, S.A., Braun, T., Tillery, L., Cain, K.C., Johnson, L.C., & Beaton, R.D. 1999 PTSD among bereaved parents following the violent deaths of their 12- to 28-year-old children: A longitudinal prospective analysis. *Journal of Traumatic Stress*, **12**, 273-291.

Nassau, J.H., & Drotar, D. 1997 Social competence among children with central nervous system-related chronic health conditions: A review. *Journal of Pediatric Psychology*, **22**, 771-793.

Noll, R.B., & Kazak, A. 1997 Standards for psychosocial care. In A.R. Ablin (Ed.), *Supportive care of children with cancer*. Baltimore: Johns Hopkins Press. Pp.263-273.

O'Byrne, K.K., Peterson, L., & Saladana, L. 1997 Survey of pediatric hospital's preparation programs: Evidence of impact of health psychology research. *Health Psychology*, **16**, 147-154.

小澤美和・細谷亮太　2002　小児がんの症状コントロール　ターミナルケア，**12**, 102-108.

Pate, J.T., Blount, R.L., Cohen, L.L., & Smith, A.J. 1996 Childhood medical experience and temperament as predictors of adult functioning in medical situation. *Children's Health Care*, **25**, 281-296.

Power, S.W. 1999 Empirically supported treatments in pediatric psychology: Procedure-related pain. *Journal of*

199

引用文献

Pediatric Psychology, 24, 131-145.
Rosen, H. 1985 Prohibitions against mourning in childhood sibling loss. Omega, 15, 307-316.
Ruda, M.A., Ling, Q., Hohmann, A., Peng, Y.B., & Tachibana, T. 2000 Altered nocioceptive neuronal circuits after neonatal peripheral inflammation. Science, 289, 628-631.
Sahler, O.J., Fairclough, D.L., Phipps, S., Mulhern, R.K., Dolgin, M. J., Noll, R.B., Katz, E.R., Varni, J.W., Copeland, D.R., Butler, R.W., Epstein, L., Paluch, R., Gordy, C., Saelens, B., & Ernst, M. 2000 Problem solving in the treatment of childhood obesity. Journal of Consulting and Clinical Psychology, 68, 717-721.
Sahler, O.J., Fairclough, D.L., Phipps, S., Mulhern, R.K., Dolgin, M.J., Noll, R.B., Katz, E.R., Varni, J.W., Copeland, D.R., & Butler, R.W. 2005 Using problem-solving skills training to reduce negative affectivity in mothers of children with newly diagnosed cancer: Report of a multisite randomized trial. Journal of Consulting and Clinical Psychology, 73, 272-283.
Sahler, O.J.Z., Varni, J.W., Fairclough, D.L., Butler, R.W., Noll, R.B., Dolgin, M.J., et al. 2002 Problem solving skills training for mothers of children with newly diagnosed cancer: A randomized trial. Journal of Developmental Behavioral Pediatrics, 23, 77-86.
Sawyer, M., Antoniou, G. Toogood, I., & Rice, M. 1997 Childhood cancer: A two-year prospective study of the psychological adjustment of children and parents. Journal of the American Academy of Child and Adolescent Psychiatry, 36, 1736-1743.
Schlundt, D.G., Flannery, M.E., Davis, D.L., Kinzer, C.K., & Pichert, J.W. 1999 Evaluation of a multicomponent, behaviorally oriented, problem-based "summer school" program for adolescents with diabetes. Behavior Modification, 23, 79-105.
Schneider, K., Delamater, A., Geith, T., Young, M., & Wolff, G. 2001 Quality of life in children with cardiac arrthythmia. Annals of Behavioral Medicine, 23, S180.
Sharpe, D., & Rossiter, L. 2002 Siblings of children with a chronic illness: A meta-analysis. Journal of Pediatric Psychology, 25, 161-169.
Spirito, A., Delawyer, D.D., & Stark, L.J. 1991 Peer relations and social adjustment of chronically ill children and adolescents. Clinical Psychology Review, 11, 539-564.
Stam, H., Grootenhuis, M.A., & Last, B.F. 2001 Social and emotional adjustment in young survivors of childhood cancer. Supportive Care in Cancer, 9, 489-513.
Thompson, R.J., Jr., Armstrong, F.D., Kronenberger, W.G., Scott, D., McCabe, M.A., Smith, B., Radcliff, J., Colangelo L., Gallangher, D., Islam, S., & Wright, E. 1999 Family functioning, neurocognitive functioning, and behavior problems in children with sickle cell disease. Journal of Pediatric Psychology, 24, 491-498.
Thompson, R.J., Jr., Gil, K.M., Burbach, D.J., Keith, B.R., & Kinny, T.R. 1993 Role of child and maternal processes in the psychological adjustment of children with sickle cell disease. Journal of Consulting and Clinical Psychology, 61, 468-474.
Thompson, R.J., Jr., Zeman, J., Fanurik, D., & Sirotkin-Roses, M. 1992 The role of parent stress and coping and family functioning in parent and child adjustment to Duchenne Muscular Dystrophy. Journal of Clinical Psychology, 48, 11-19.
Van Horn, M., DeMaso, D., Gonzalez-Heydirich, J., & Erickson, J. 2001 illness-related concerns of mothers of children with congential heart disease. Journal of the American Academy of Child and Adolescent Psychiatry, 40, 847-854.
Utens, E.M., Verhulst, F.C., Erdman, R.A., Meijboom, F.J., Duivenvoorden, H.J., & Bos, E. 1994 Psychosocial functioning of young adults after surgical correction for congenital heart disease in childhood: A follow-up study. Journal of Psychosomatic Research, 38, 745-758.
Vannatta, K., Gartstein, M.A., Short, A., & Noll, R.B. 1998a A controlled study of peer relationships of children surviving brain tumors: Teacher, peer, and self ratings. Journal of Pediatric Psychology, 27, 279-288.
Vannatta, K., Zeller, M., Noll, R.B., & Koontz, K. 1998b Social functioning of children surviving bone marrow transplantation. Journal of Pediatric Psychology, 23, 169-178.
Varni, J., Katz, E., Colegrove, R., Jr., & Dolgin, M. 1993 The impact of social skill training on the adjustment of children with newly diagnosed cancer. Journal of Pediatric Psychology, 18, 751-767.
Varni, J.W., & Setoguchi, Y. 1991 Correlates of perceived physical appearance in children with congenital/ acquired limb deficiencies. Journal of Developmental and Behavioral Pediatrics, 12, 171-176.
Walker, J., Johnson, S., Manion, I., & Cloutier, P. 1996 Emotionally focused marital intervention for couples with chronically ill children. Journal of Consulting and Clinical Psychology, 64, 1029-1036.
Williams, P.D., Williams, A.R., Hanson, S., Graff, C., Redder, C., Ridder, L., et al., 1999 Maternal mood, family functioning, and perceptions of social support, self-esteem, and mood among siblings of chronically ill children.

Children's Health Care, **28**, 297-310.
Wolfe, J., Klar, N., Grier, H.E., Duncan, J., Salem-Schatz, S., Emanuel, E.J., & Weeks, J.C. 2000 Understanding of prognosis among parents of children who died of cancer: Impact on treatment goals and integration of palliative care. *Journal of the American Medical Association*, **284**, 2469-2475.
Worchel-Prevatt, F., Heffer, R., Prevatt, B., Miner, J., Young-Saleme, T., Horgan, D., et al. 1998 A school re-entry program for chronically ill children. *Journal of School Psychology*, **36**, 261-279.
Wright, M., & Nolan, T. 1994 Impact of cyanotic heart disease in school performance. *Achieves of Disease of Children*, **71**, 64-49.
Wysocki, T., Greco, P., Harris, M.A., Bubb, J., & White, N.H. 2001 Behavior therapy for families of adolescents with diabetes: Maintenance of treatment effects. *Diabetes Care*, **24**, 441-446.
Wysocki, T., Green, L., & Huxtable, K. 1989 Blood glucose monitoring by diabetic adolescents: Compliance and metabolic control. *Health Psychology*, **8**, 267-284.

● 第8章

赤坂　徹　2006　気管支喘息（小児）心身症　診断・治療ガイドライン2006　小牧　元・久保千春・福土　審（編）協和企画　Pp.88-108.
Cohen, B.L., Noone, S., Muñoz-Furlong, A., & Sicherer, S.H. 2004 Development of a questionnaire to measure quality of life in families with a child with food allergy. *Journal of Allergy and Immunology*, **114**, 1159-1163.
Creer, T.L. 1970 The use of a time-out from positive reinforcement procedure with asthmatic children. *Journal of Psychosomatic Research*, **14**, 117-120.
羽白　誠・安藤哲也　2006　アトピー性皮膚炎　小牧　元・久保千春・福土　審（編）　心身症　診断・治療ガイドライン　協和企画 Pp.249-280.
Juniper, E.F., Guyatt, G.H., Feeny, D.H., Griffith, L.E., & Femir, P.J. 1996 Measuring quality of life in children with asthma. *Quality Life Research*, **5**, 35-46.
Khan, A.U., Bonk, C., & Gordon, Y. 1974 Non-allergic asthma and conditioning process. *Annals of Allergy*, **32**, 245-251.
近藤直実・平山耕一郎・松井永子　1999　小児気管支喘息感児と親又は保護者のQOL調査票の重要度による簡便化　アレルギー，**48**, 605-620.
Lemanske, R.F., Jr., Nayak, A., McAlary, M., Everhard, F., Fowler-Taylor, A., & Gupta, N. 2002 Omalizumab improves asthma-related quality of life in children with allergic asthma. *Pediatrics*, **110**, 55.
Mackenzie, J.N. 1886 The production of "rose asthma" by an artificial rose. *American Journal of the Medical Sciences*, **91**, 45-47.
McFadden, E.R., Jr., Luparello, T., Lyons, H.A., & Bleecker, E. 1969 The mechanism of action of suggestion in the induction of acute asthma attacks. *Psychosomatic Medicine*, **31**, 134-143.
森川昭廣・西間三馨（監）2005　小児気管支喘息　治療・管理ガイドライン2005　協和企画
永田頌史・十川　博・西間三馨・横田欣児　2006　気管支喘息（成人）心身症　診断・治療ガイドライン2006　小牧　元・久保千春・福土　審（編）協和企画　Pp.63-87.
大矢幸弘　2004　小児アトピー性皮膚炎の治療―心理・行動科学療法　皮膚の科学，**3**, 76-80.
大矢幸弘　2007a　アレルギー疾患　小児科，**48**, 1115-1122.
大矢幸弘　2007b　外来における皮膚アレルギー診療―小児アトピー性皮膚炎診療：治療の実際　小児科診療，**8**, 1297-1304.
Ohya, Y., & Futamura, M. 2006 Evaluation of QOL in childhood bronchial asthma. *International Review of Asthma*, **8**, 44-50.
大矢幸弘・益子育代・二村昌樹・小嶋なみ子　2006　アレルギー疾患と行動医学　小児科臨床別冊，**59**, 1523-1530.
Pinnock, H., Slack, R., Pagliari, C., Price, D., & Sheikh, A. 2007 Understanding the potential role of mobile phone-based monitoring on asthma self-management: qualitative study. *Clinical and Experimental Allergy*, **37**, 794-802.
斎藤博久　2008　アレルギーはなぜ起こるか―ヒトを傷つける過剰な免疫反応のしくみ　講談社
Young, N.L., Foster, A.M., Parkin, P.C., Reisman, J., MacLusky, I., Gold, M., & Feldman, W. 2001 Assessing the efficacy of a school-based asthma education program for children: a pilot study. *Canadian Journal of Public Health*, **92**, 30-34.

● 第9章

Anson, K., & Ponsford, J. 2006 Who benefits? Outcome following a coping skills group intervention for traumatically brain injured individuals. *Brain Injury*, **20**, 1-13.

引用文献

橋本優花里　2006　神経心理学的リハビリテーション　利島　保（編）脳神経心理学　朝倉書店　Pp.173-185.
橋本優花里　2007　高次脳機能障害に対する心理学的支援の展望　福山大学こころの健康相談室紀要, **1**, 59-67.
橋本優花里・澤田　梢　2008　認知リハビリテーションの現状と課題　福山大学人間文化学部紀要, **8**, 117-127.
橋本優花里・澤田　梢・鈴木伸一　2006　高次脳機能障害における認知行動療法の適用について　福山大学人間文化学部紀要, **6**, 23-29.
本田哲三　2005　高次脳機能障害のリハビリテーション—実践的アプローチ　医学書院
Johnston, B., & Stonnington, H.H. 2001 *Rehabilitation of neuropsychological disorder: A practical guide for rehabilitation professionals.* Philadelphia, PA: Psychology press. 松岡恵子・藤田久美子・藤井正子（訳）2004　高次脳機能障害のリハビリテーション—リハビリテーション専門家のための実践ガイド　新興医学出版社
鎌倉矩子　2006　介入の視点および今後必要になること　鈴木孝治・早川裕子・種村留美・種村　純（編）高次脳機能障害マエストロシリーズ　リハビリテーション介入　医歯薬出版株式会社　Pp.144-145.
丸石正治　2006　高次脳機能障害診断基準　広島医学, **59**(9), 683-688.
長野友里　2007　認知リハビリテーション最前線　神経心理学, **23**(2), 15-23.
中島八十一・寺島　彰　2006　高次脳機能障害ハンドブック—診断・評価から自立支援まで　医学書院
鈴木孝治・早川裕子・種村留美・種村　純　2006　高次脳機能障害マエストロシリーズ　リハビリテーション介入　医歯薬出版株式会社
利島　保　2006　神経心理学の潮流　利島　保（編）脳神経心理学　朝倉書店　Pp.1-19.
利島　保・鈴木伸一　2006　情動の神経心理学　利島　保（編）脳神経心理学　朝倉書店　Pp.139-152.
Williams, W.H., & Evans, J.J. 2003 Brain injury and emotion: An overview to a special issue on biopsychosocial approaches in neurorehabilitation. *Neuropsychological Rehabilitation*, **13**, 1-11.

● 第10章

Abramson, L.Y., Seligman, M.E.P., & Teasdale, J.D. 1978 Learned helplessness in humans. *Journal of Abnormal Psychology*, **87**, 49-74.
Alloy, L.B., Abramson, L.Y., Metalsky, G.I., & Hartlage, S. 1988 The hopelessness theory of depression: Attributional aspects. *British Journal of Clinical Psychology*, **27**, 5-21.
Conley, C.S., Haines, B.A., Hilt, L.M., & Metalsky, G.I. 2001 The Children's attributional style interview: Developmental tests of cognitive diathesis-stress theories of depression. *Journal of Abnormal Child Psychology*, **29**, 445-463.
de Jonge, P., Hoogervorst, E.L.J., Huyse, F.J., & Polman, C.H. 2004 INTERMED: A measure of biopsychosocial case complexity: One year stability in multiple sclerosis patients. *General Hospital Psychiatry*, **26**,147-152.
Derubeis, R.J., & Hollon, S.D. 1995 Explanatory style in the treatment of depression. In G.M. Buchanan & M.E.P. Seligman (Eds.), *Explanatory style*. Hillsdale, NJ: Lawrence Erlbaum.
Gilbody, S.M., House, A.O., & Sheldon, T. 2002 Routine administration of Health Related Quality of Life (HRQoL) and needs assessment instruments to improve psychologist outcome? A systematic review. *Psychological Medicine*, **32**(8), 1345-1356.
Goldberg, D., & Huxley, P. 1992 *Common mental disorders.* 中根充文（訳）2000　一般診療科における不安と抑うつ—コモン・メンタル・ディスオーダーの生物・社会的モデル　創造出版
Hilsman, R., & Garner, J. 1995 A test of the cognitive diathesis-stress model of depression in children: Academic stressors, attributional style, perceived competence and control. *Journal of Personality and Social Psychology*, **69**, 370-380.
Huyse, F.J., Lyons, J.S., Stiefel, F., de Jonge, P., & Latour, C. 2001 Operationalizing the biopsychosocial model. *Psychosomatics*, **42**(1), 5-13.
笠原　1964　軽症うつ病　講談社
川上憲人　2003　厚生労働省厚生労働科学研究費補助金厚生労働科学特別研究事業「心の問題と対策基盤の実態に関する研究」平成14年度総括・分担研究報告書
岸　泰宏　2007　身体疾患患者の自殺　医学のあゆみ, **221**(3), 225-228.
Kishi, Y., Robinson, R.G., & Kosier, J.T. 2001 Suicidal ideation among patients with acute life-threatening physical illness. *Psychosomatics*, **42**(5), 382-390.
Lepine, J.P., Gastpar, M., Mendlewicz, J., & Tylee, A. 1997 Depression in the community: The first pan-European study DEPRES (Depression Research in European Society). *International Clinical Psychopharmacology*, **12**(1), 19-30.
Malone, R., Shilliday, B.B., Ives, T.J., & Pignone, M. 2007 Development and ezolution of primary care-based diabetes disease management program. *Clinical Diabetes*, **25**(1), 31-35.

松岡　豊・中島聡美・金　吉晴　2004　かかりつけ医におけるうつ病スクリーニング介入の有用性―系統的レビューによる検討　日本医事新報，**4195**, 62-68.

Metalsky, G.T., Halberstsdt, L.J., & Abramson, L.Y.　1987　Vulnerability to depressive mood reactions: Toward a more powerful test of the diathesis-stress and causal mediation components of the reformulated theory of depression. *Journal of Personality and Social Psychology*, **52**, 386-393.

Metalsky, G.I., Joiner, T.E., Jr., Hardin, T.S., & Abramson, L.Y.　1993　Depressive reactions to failure in a naturalistic setting: A test of the hopelessness and self-esteem theories of depression. *Journal of Abnormal Psychology*, **102**, 101-109.

村松公美子　2006　プライマリケア医に有用な精神疾患の認識および診断方法　医学のあゆみ，**219**(13), 905-910.

村山賢一　2006　プライマリ・ケアにおけるうつ病の診断および治療状況　プライマリ・ケア，**29**(3), 176-179.

西岡和郎・尾崎紀夫　2005　うつ病治療におけるプライマリケア医と精神科医との連携　総合臨床，**54**(12), 3119-3122.

Pignone, M.P.　2008　Organized care for depression improves outcomes and reduces costs. *Clinical diabetes*, **26**(1), 15-16.

Pignone, M.P., Gaynes, B.N., Rushton, J.L., Burchell, C.M., Orleans, C.T., Mulrow, C.D., & Lohr, K.N.　2002　Screening for depression in adults: A summary of the evidence for the U.S. preventive services task force. *Annals of Internal Medicine*, **136**(10), 765-776.

坂元　薫　2005　軽症うつ病の診断と治療　総合臨床，**12**(54), 3112-3118.

シーハン・ルクルビュ　大坪大平・宮岡　等・上島国利（訳）　2003　M.I.N.I. 精神疾患簡易構造化面接法 5.0.0　星和書店

Simon, G.E., Katon, W.J., Lin, E.H., Rutter, G., Manning, W.G., Von Koff, M., Ciechanowski, P., Ludman, E.J., & Young, B.A.　2007　Cost-effectiveness of systematic depression treatment among people with diabetes mellitus. *Archives of General Psychiatry*, **64**(1), 65-72.

Seligman, M.E.P.　1975　*Helplessness: On depression, development, and death*. W.H. Freeman.

Seligman, M.E.P., Abramson, L.Y., Semmel, A., & von Baeyer, C.　1979　Depressive attributional style. *Journal of Abnormal Psychology*, **88**, 242-247.

高比良美詠子　1998　拡張版ホープレスネス尺度（日本語版）の信頼性および妥当性の検討　性格心理学研究，**7**(1), 1-10.

高比良美詠子　2003　ネガティブ思考と抑うつ―絶望感の臨床社会心理学　学文社

藤南佳代・園田明人・詫摩武俊　1993　楽観性とストレス研究：BDIとASQ-Eの項目分析　日本性格心理学会第2回大会発表論文集, 28.

Turner, J.E., Jr., & Cole, D.A.　1994　Developmental differences in cognitive diatheses for child depression. *Journal of Abnormal Child Psychology*, **22**, 15-32.

● 第11章

Adachi, Y., Sato, C., Yamatsu, K., Ito, S., Adachi, K., & Yamagami, T.　2007　A randomized controlled trial on the long-term effects of a one-month behavioral weight control program assisted by computer tailored advice. *Behavior Research and Therapy*, **45**(3), 459-470.

Ajzen, I.　1985　From intentions to actions: A theory of planned behavior. In J. Kuhl & J. Beckman (Eds.), *Action-control: From cognition to behavior*. Berlin: Springer-Verlag. Pp.11-39.

Bandura, A.　1977　Self-efficacy: Toward a unifying theory of behavioral change. *Psychological Review*, **84**(2), 191-215.

Bandura, A.　1986　*Social foundations of thought and action: A social cognitive theory*. Englewood Cliffs, NJ: Prentice Hall.

Becker, M.H., & Maiman, L.A.　1975　Sociobehavioral determinants of compliance with health and medical care recommendations. *Medical Care*, **13**, 10-24.

江川賢一・種田行男・荒尾　孝・松月弘恵・白子みゆき・葛西和可子　2007　過体重・肥満成人における運動と食習慣の改善による体重減少を目的とした地域保健プログラムの有効性　日本公衆衛生雑誌，**54**(12), 847-856.

Fishbein, M., & Ajzen, I.　1975　*Belief, attitude, intention, and behavior: An introduction to theory and research*. Reading, MA: Addison-Wesley.

Gordon, R., McDermott, L., Stead, M., & Angus, K.　2006　The effectiveness of social marketing interventions for health improvement: What's the evidence? *Public Health*, **120**, 1133-1139.

Inoue, S., Odagiri, Y., Wakui, S., Kato, R., Moriguchi, T., Ohya, Y., & Shimomitsu, T.　2003　Randomized controlled trial to evaluate the effects of a physical activtiy intervention program based on behavioral medicine. *Journal of Tokyo Medicine University*, **61**(2), 154-165.

引用文献

板倉正弥・岡 浩一朗・武田典子・古一眞未・酒井健介・中村好男 2005 運動ソーシャルサポートおよびウォーキング環境認知と身体活動・運動の促進との関係 体力科学, **54**, 219-227.

甲斐裕子・山口幸生・徳島 了・中根明美・中田三千代・岩藤尚美・南 智恵・徳山浩子・瀬古由美子 2006 ITと郵便を組み合わせた非対面型生活習慣改善プログラムの地域保健における実践と予備的評価 日本健康教育学会誌, **14**(1), 16-27.

King, A.C., Friedman, R., Marcus, B., Castro, C., Napolitano, M., Ahn, D., & Baker, L. 2007 Ongoing physical activity advice by humans versus computers: The Community Health Advice by Telephone (CHAT) trial. *Health Psychology*, **26**(6), 718-727.

厚生労働省 2000 21世紀における国民健康づくり運動（健康日本21） http://www.kenkounippon21.gr.jp/（2008年7月30日閲覧）

厚生労働省・農林水産省 2005 食事バランスガイド http://www.j-balanceguide.com/（2008年7月30日閲覧）

厚生労働省・運動所要量・運動基準の策定検討会 2006 健康づくりのための運動指針2006―エクササイズガイド2006 http://www.mhlw.go.jp/bunya/kenkou/undou01/pdf/data.pdf（2008年7月30日閲覧）

Marcus, B.H., Napolitano, M.A., King, A.C., Lewis, B.A., Whiteley, J.A., Albrecht, A., Parisi, A., Bock, B., Pinto, B., Sciamanna, C., Jakicic, J., & Papandonatos, G.D. 2007 Telephone versus print delivery of an individualized motivationally tailored physical activity intervention: Project STRIDE. *Health Psychology*, **26**(4), 401-409.

Marcus, B.H., Rossi, J.S., Selby, V.C., Niaura, R.S., & Abrams, D.B. 1992 The stages and processes of exercise adoption and maintenance in a worksite sample. *Health Psychology*, **11**, 386-395.

中村正和 2000 日常生活習慣と健康教育 保健の科学, **42**, 530-535.

岡 浩一朗 2003 身体活動・運動の増進に対する行動科学的アプローチ 運動疫学研究, **5**, 32-39.

Prochaska, J.O., & DiClemente, C.C. 1983 Stages and processes of self-change in smoking: Towards and integrative model of change. *Journal of Consulting and Clinical Psychology*, **51**, 390-395.

Prochaska, J.J., Zabinski, M.F., Calfas, K.J., Sallis, J.F., & Patrick, K. 2000 PACE+: Interactive communication technology for behavior change in clinical settings. *American Journal of Preventive Medicine*, **19**(2), 127-31.

Rosenstock, I.M. 1974 Historical origins of the health belief model. *Health Education Monographs*, **2**, 328-335.

Sallis, J.F., & Owen, N. 1999 Ecological model. In K. Glanz, F.M. Lewis, & B.K. Rimer (Eds.), *Health behavior and health education*. 2nd ed. San Francisco: Jossey Bass.

Skinner, B.F. 1953 *Science and human behavior*. New York: Macmillan.

武田典子・岡 浩一朗・酒井健介・板倉正弥・中村好男 2003 行動科学に基づいたグループ型ウォーキングプログラムの開発 運動疫学研究, **5**, 58-65.

Yamaguchi, Y., Miura, S., Urata, H., Himeshima, Y., Yamatsu, K., Otsuka, N., Nishida, S., & Saku, K. 2003 The effectiveness of a multicomponent program for nutrition and physical activity change in clinical setting: Short-term effects of PACE+Japan. *International Journal of Sport and Health Science*, **1**(2), 229-237.

山脇加菜子・岡 浩一朗・中村好男 2007 携帯電話のメール機能を活用したウォーキングプログラムの開発 ウォーキング研究, **11**, 231-238.

● 第12章

阿部庸子・藍 真澄・金子美智子・佐原まち子・長野浩一朗・下門顕太郎 2007 大学病院における高齢者早期退院の阻害要因に関する検討 日本老年医学雑誌, **44**, 641-647.

Aldwin, C.M., Spiro, A., III & Park, C.L. 2006 Health, behavior, and optimal aging: A life span developmental perspective. In J.E. Birren, K.W. Schaie, R.P. Abeles, M. Gatz, & T.A. Salthouse (Eds.), *Handbook of the psychology of aging*. 6th ed. New York: Academic Press. Pp.85-104.

浅井幹一・櫻井洋一 2006 我が国の高齢者医療・介護の行方を決めるものは医療環境の動向である―チーム医療推進について 日本老年医学雑誌, **43**, 726-729.

Birren, J.E., Schaie, K.W., Ables, R.P., Garz, M., & Salthouse, T.A. (Eds.) 2006 *Handbook of the psychology of aging*. 6th ed. New York: Academic Press.

Burns, A., Lawlor, B., & Craig, S. 1999 *Assessment scales in old age psychiatry*. London: Martin Dunitz Ltd.

陳 峻雯・高橋 史・貝谷久宣 2008 高齢者うつ病に対する認知行動療法の一例 行動療法研究, **34**(1), 67-79.

江花昭一 2005 医師が心理士に求めるものは何か：チーム医療の観点より 心身医学, **45**(9), 655-661.

Emery, C.F. 1994 Effects of age on physiological and psychological functioning among COPD patients in an exercise program. *Journal of Aging and Health*, **6**, 3-16.

Emery, C.F., Schein, R.L., Hauck, E.R., & MacIntyre, N.R. 1998 Psychological and cognitive outcomes of a randomized trial of exercise among patients with chronic obstructive pulmonary disease. *Health Psychology*, **17**, 232-240.

藤巻 博・粕谷 豊・川口祥子・原 志野・古賀史郎・高橋忠雄・水野正一 2008 慢性腎不全高齢者における

引用文献

透析導入家庭の諸現象の規定要因：初期事象の段階で後続事象の帰結を見通すために　日本老年医学会雑誌，**45**, 81-89.
藤澤智巳・荻原俊男　2007　高齢者高血圧治療のQOL：生活習慣病のマネージメント　日本老年医学会雑誌，**44**, 452-455.
蒲生美智子　2003　レポートファイル　行動変容に必要な支援—高齢の糖尿病患者への指導を通して　クリニカルスタディ，**24**(1), 32-36.
Geriatrics Interdisciplinary Advisory Group　2006　Interdisciplinary care for older adults with complex needs: American geriatrics society position statement. *Journal of American Geriatrics Society*, **54**, 849-852.
権藤恭之　2008　高齢者心理学　朝倉書店
春木繁一　2006　透析：高齢者の身体疾患とサイコエデュケーション　老年精神医学雑誌，**17**(3).
堀田俊二・徳本和哉・要田万代・川上恵子・只佐宣子・磯貝明彦・竹増まゆみ・伊東明彦　2007　高齢者糖尿病患者における高齢者総合的機能評価と薬剤自己管理能力との関係　薬学雑誌，**127**(12), 2091-2095.
石川　晃　2007　1章　人口　三浦文夫（編）　2007　図説高齢者白書（2006年度版）　全国福祉協議会　Pp.36-49.
介護予防に係る市町村介護予防事業計画についての研究班　2006　介護予防事業に係る市町村介護保険事業計画に関するマニュアル　厚生労働省
河野直子・梅垣宏行・茂木七香・山本さやか・鈴木裕介・井口昭久　2007　老年科における外来認知症診療の現状と展望：名古屋大学医学部附属老年科「外来もの忘れ検査」の利用統計から　日本老年医学会雑誌，**44**, 611-618.
Knight, B.G., Kaskie, B., Shurgot, G.R., & Dave, J.　2006　Improving the mental health of older adults. In J.E. Birren, K.W. Schaie, R.P. Abeles, M. Gatz, & T.A. Salthouse (Eds.), *Handbook of the psychology of aging*. 6th ed. New York: Academic Press. Pp.408-425.
Kostis, J.B., Rosen, R.C., Cosgrove, N.M., Shindler, D.M., & Wilson, A.C.　1994　Nonpharmacologic therapy improves functional and emotional status in congestive heart failure. *Chest*, **106**, 996-1001.
厚生労働大臣官房統計情報部　2006　平成17年「簡易生命表」　厚生労働省
厚生労働省　2007　厚生労働白書：平成19年度版　ぎょうせい
古谷野　亘　2004　社会老年学におけるQOL研究の現状と課題　保健医療科学（国立保健医療科学院），**53**(3), 204-208.
黒田由紀子・斎藤正彦・松田　修　2005　老年臨床心理学：老いの心に寄りそう技術　有斐閣
日下葉穂子　2008　認知行動療法的な援助　小林芳郎（編）　高齢者のための心理学　保育出版社　Pp.153-155.
Marzillier, J., & Hall, J.　1999　*What is clinical psychology?* 3rd ed. London: Oxford University Press.　下山晴彦（監訳）　2003　専門職としての臨床心理士　東京大学出版会
松林　直・椋田稔朗・阪中明人・宮川眞一・佐土原道人・岡本文宏・筋浦立成　2002　高齢者内科急性期疾患患者の特徴：心身医学的治療を行うための予備的研究　心身医学，**42**(5), 309-313.
McDougall, J., Litzau, K., Haver, E., Saunders, V., & Spiller, G.A.　1995　Rapid reduction of serum cholesterol and blood pressure by a twelve-day, very low fat, strictly vegetarian diet. *Journal of the American College of Nutrition*, **14**, 491-496.
森山知子・土屋真奈美・岡　美智代　2005　行動変容プログラムを用いた高齢者への介入の実際　看護学雑誌，**69**(6), 583-589.
長岡正範　2004　リハビリテーション医学の考え方　順天堂医学，**50**(2), 133-146.
西永正典　2003　前期高齢者・後期高齢者を診る：心不全のケアは再入院を減らす　*Medicina*, **40**(10), 1726-1728.
西永正典　2000　高齢慢性心不全患者の再入院の検討：CGA・チーム医療病棟と一般病棟との比較　*Geriatric Medicine*, **38**, 1048-1050.
大隈和喜・江頭政和・衛藤　宏・加藤真樹子　2006　脳卒中リハビリテーション病棟における心理的諸問題と心身医学の役割　心身医学，**46**(7), 645-653.
Phelan, E.A., Balderson, B., Levine, M., Erro, J.H., Jordan, L., Grothaus, L., Sandhu, N., Parrault, P.J., LoGerfo, J.P., & Wagner, E.H.　2007　Delivering effective primary care to older adults: A randomized, controlled trial of the senior resource team at group health cooperative. *Journal of American Geriatric Society*, **55**, 1748-1756.
Pinquart, M., & Sorensen, S.　2001　How effective are psychotherapeutic and other psychosocial interventions with older adults?: A meta-analysis. *Journal of Mental Health & Aging*, **7**, 207-243.
Rausch, M., & Turkoski, B.　1999　Developing realistic treatment standards in today's economic climate: stroke survivor education. *Journal of Advanced Nursing*, **30**, 329-334.
Rosen, R.C., Kostis, J.B., & Brondolo, E.　1989　Nondrug treatment approaches for hypertension. *Clinics in Geriatric Medicine*, **5**, 791-802.
Rybarczyk, B.D., & Auerbach, S.M.　1990　Reminiscence interviews as stress management interventions for older patients undergoing surgery. *The Gerontologist*, **30**, 522-528.

引用文献

Rybarczyk, B., Lopez, M., Alsten, C., Benson, R., & Stepanski, E. 2002 Efficacy of two behavioral treatment programs for comorbid geriatric insomnia. *Psychology and Aging*, **17**, 288-298.
Shephard, R.J. 1997 *Aging, physical activity, and health*. Champaign, IL: Human Kinetics. 柴田　博・青柳幸利・新開省二（監訳）2005　シェパード老年学　大修館書店
島内哲志（編）1997　健康心理学　培風館
Smarr, K.L., Parker, J.C., Wright, G.E., Stucky-Ropp, R.C., Buckelew, S.P., Hoffman, R.W., O'Sullivan, F.X., & Hewett, J.E. 1997 The importance of enhancing self-efficacy in rheumatoid arthritis. *Arthritis Care and Research*, **10**, 18-26.
Speer, D.C., & Schneider, M.G. 2003 Mental health needs of older adults and primary care: Opportunity for interdisciplinary geriatric team practice. *Clinical Psychology: Science and Practice*, **10**(1), 85-101.
竹内孝仁　2008　リハビリテーション：第25回日本老年医学会総会記録　日本老年医学会雑誌，**45**(1), 43-45.
Trzcieniecka-Green, A., & Steptoe, A. 1996 The effects of stress management on the quality of life of patients following acute myocardial infarction or coronary bypass surgery. *European Heart Journal*, **17**, 1663-1670.
筒井裕之　2007　高齢者心不全の実態からみた治療のあり方　日本老年医学会雑誌，**44**, 704-707.
氏原　寛・成田善弘・山中康裕・亀口憲治・東山紘久（編）2004　心理臨床大辞典　培風館
山本明郎　2002　高齢者とその家族の心理ケア：高齢者ケアシステムにおける臨床心理士の位置づけ：現状と課題　ジェロントロジー，**15**(2), 141-145.
柳澤信夫　2003　日本の老年医学に望む：第45回日本老年医学会学術集会記録（特別講演）　日本老年医学会雑誌，**40**(5), 445-451.
吉成伸夫・村上　弘・佐久間重人・佐藤是孝・浅井昭博・岩田敏男・山本茂美・稲垣幸司・伊藤　裕・中村　洋・後藤滋巳・野口俊英　1999　高齢者に対するチームアプローチの可能性―歯周病を主訴とした91歳の事例から　老年歯科医学，**14**, 7-17.

● 第13章

Baker, K.R., Nelson, M.E., Felson, D.T., Layne, J.E., Sarno, R., & Roubenoff, R. 2001 The efficacy of home based progressive strength training in older adults with knee osteoarthritis: A randomized controlled trial. *The Journal of rheumatology*, **28**, 1655-1665.
Brismée, J.M., Paige, R.L., Chyu, M.C., Boatright, J.D., Hagar, J.M., McCaleb, J.A., Quintela, M.M., Feng, D., Xu, K.T., & Shen, C.L. 2007 Group and home-based tai chi in elderly subjects with knee osteoarthritis: A randomized controlled trial. *Clinical Rehabilitation*, **21**, 99-111.
Cochrane, T., Davey, R.C., & Matthes Edwards, S.M. 2005 Randomised controlled trial of the cost-effectiveness of water-based therapy for lower limb osteoarthritis. *Health Technology Assessment*, **9**, iii-iv, ix-xi, 1-114.
Creamer, P., Lethbridge-Cejku, M., Costa, P., Tobin, J.D., Herbst, J.H., & Hochberg, M.C. 1999 The relationship of anxiety and depression with self-reported knee pain in the community: Data from the Baltimore longitudinal study of aging. *Arthritis Care Research*, **12**, 3-7.
Dixon, K.E., Keefe, F.J., Scipio, C.D., Perri, L.M., & Abernethy, A.P. 2007 Psychological interventions for arthritis pain management in adults: A meta-analysis. *Health Psychology*, **26**, 241-250.
Doi, T., Akai, M., Fujino, K., Iwaya, T., Kurosawa, H., Hayashi, K., & Marui, E. 2008 Effect of home exercise of quadriceps on knee osteoarthritis compared with nonsteroidal antiinflammatory drugs: A randomized controlled trial. *American Journal of Physical Medicine & Rehabilitation*, **87**, 258-269.
France, C.R., Keefe, F.J., Emery, C.F., Affleck, G., France, J.L., Waters, S., Caldwell, D.S., Stainbrook, D., Hackshaw, K.V., & Edwards, C. 2004 Laboratory pain perception and clinical pain in post-menopausal women and age-matched men with osteoarthritis: Relationship to pain coping and hormonal status. *Pain*, **112**, 274-281.
Fransen, M., Nairn, L., Winstanley, J., Lam, P., & Edmonds, J. 2007 Physical activity for osteoarthritis management: A randomized controlled clinical trial evaluating hydrotherapy or Tai Chi classes. *Arthritis & Rheumatism*, **57**, 407-414.
Hurley, M.V., Walsh, N.E., Mitchell, H.L., Pimm, T.J., Patel, A., Williamson, E., Jones, R.H., Dieppe, P.A., & Reeves, B.C. 2007 Clinical effectiveness of a rehabilitation program integrating exercise, self-management, and active coping strategies for chronic knee pain: A cluster randomized trial. *Arthritis & Rheumatism*, **57**, 1211-1219.
IASP Subcommittee on taxonomy. 1986 Classification of chronic pain. *Pain*, (Suppl. 3), S215-S221.
Keefe, F.J., Blumenthal, J., Baucom, D., Affleck, G., Waugh, R., Caldwell, D.S., Beaupre, P., Kashikar-Zuck, S., Wright, K., Egert, J., & Lefebvre, J. 2004 Effects of spouse-assisted coping skills training and exercise training in patients with osteoarthritic knee pain: A randomized controlled study. *Pain*, **110**, 539-549.
Keefe, F.J., Caldwell, D.S., Baucom, D., Salley, A., Robinson, E., Timmons, K., Beaupre, P., Weisberg, J., & Helms, M. 1996 Spouse-assisted coping skills training in the management of osteoarthritic knee pain. *Arthritis Care*

Research, **9**, 279-291.
Keefe, F.J., Caldwell, D.S., Baucom, D., Salley, A., Robinson, E., Timmons, K., Beaupre, P., Weisberg, J., & Helms, M. 1999 Spouse-assisted coping skills training in the management of knee pain in osteoarthritis: Long-term followup results. *Arthritis Care Research*, **12**, 101-111.
Keefe, F.J., Dunsmore, J., & Burnett, R. 1992 Behavioral and cognitive-behavioral approaches to chronic pain: Recent advances and future directions. *Journal of Consulting and Clinical Psychology*, **60**, 528-536.
Keefe, F.J., Lefebvre, J.C., Egert, J.R., Affleck, G., Sullivan, M.J., & Caldwell, D.S. 2000 The relationship of gender to pain, pain behavior, and disability in osteoarthritis patients: The role of catastrophizing. *Pain*, **87**, 325-334.
Keefe, F.J., Rumble, M.E., Scipio, C.D., Giordano, L.A., & Perri, L.M. 2004 Psychological aspects of persistent pain: Current state of the science. *The Journal of Pain*, **5**, 195-211.
厚生労働省 2004 平成16年国民生活基礎調査
厚生労働省 2007 新健康フロンティア戦略 http://www.mhlw.go.jp/topics/bukyoku/seisaku/shinkenkou/index.html（2008年7月30日閲覧）
厚生労働省 2008 第4回介護予防の推進に向けた運動器疾患対策に関する検討会資料 http://www.mhlw.go.jp/shingi/2008/03/s0307-7.html（2008年7月30日閲覧）
松岡紘史・坂野雄二 2006a 認知行動療法① 痛みをどう理解するか 痛みと臨床, **6**, 130-134.
松岡紘史・坂野雄二 2006b 認知行動療法② 痛みをどのように扱うか 痛みと臨床, **6**, 241-246.
McCarthy, C.J., Mills, P.M., Pullen, R., Richardson, G., Hawkins, N., Roberts, C.R., Silman, A.J., & Oldham, J.A. 2004 Supplementation of a home-based exercise programme with a class-based programme for people with osteoarthritis of the knees: A randomised controlled trial and health economic analysis. *Health technology assessment*, **8**, iii-iv, 1-61.
Messier, S.P., Loeser, R.F., Miller, G.D., Morgan, T.M., Rejeski, W.J., Sevick, M.A., Ettinger, W.H., Jr., Pahor, M., & Williamson, J.D. 2004 Exercise and dietary weight loss in overweight and obese older adults with knee osteoarthritis: The arthritis, diet, and activity promotion trial. *Arthritis & Rheumatism*, **50**, 1501-1510.
野呂美文・内藤健二・鳥居 俊・岡 浩一朗・中村好男 2007 膝痛を有する中高齢女性を対象とした膝痛改善プログラムの効果 体力科学, **56**, 501-508.
野呂美文・岡 浩一朗・柴田 愛・中村好男 2008 膝痛を有する中高齢女性の痛み対処方略と痛みの程度，活動制限の関係 日本老年医学会雑誌, **45**（印刷中）.
種田行男・諸角一記・中村信義・北畠義典・塩澤伸一郎・佐藤慎一郎・三浦久実子・西 朗夫・板倉正弥 2008 変形性膝関節症を有する高齢者を対象とした運動介入による地域保健プログラムの効果—無作為化比較試験による検討 日本公衆衛生雑誌, **55**, 228-237.
Rapp, S.R., Rejeski, W.J., & Miller, M.E. 2000 Physical function among older adults with knee pain: The role of pain coping skills. *Arthritis Care Research*, **13**, 270-279.
坂野雄二 1995 認知行動療法 日本評論社
坂野雄二 2005 認知行動療法の基本的発想を学ぶ こころの科学, **121**, 26-30.
坂野雄二・前田基成 2002 セルフ・エフィカシーの臨床心理学 北大路書房
Sevick, M.A., Bradham, D.D., Muender, M., Chen, G.J., Enarson, C., Dailey, M., & Ettinger, W.H., Jr. 2000 Cost-effectiveness of aerobic and resistance exercise in seniors with knee osteoarthritis. *Medicine & Science in Sports & Exercise*, **32**, 1534-1540.
Sharma, L., Cahue, S., Song, J., Hayes, K., Pai, Y.C., & Dunlop, D. 2003 Physical functioning over three years in knee osteoarthritis: role of psychosocial, local mechanical, and neuromuscular factors. *Arthritis & Rheumatism*, **48**, 3359-3370.
Stephens, M.A., Druley, J.A., & Zautra, A.J. 2002 Older adults' recovery from surgery for osteoarthritis of the knee: Psychosocial resources and constraints as predictors of outcomes. *Health Psychology*, **21**, 377-383.
Thomas, K.S., Muir, K.R., Doherty, M., Jones, A.C., O'Reilly, S.C., & Bassey, E.J. 2002 Home based exercise programme for knee pain and knee osteoarthritis: Randomised controlled trial. *British Medical Journal*, **325**, 752.
辻 一郎 2006 介護予防のねらいと戦略 社会保険研究所
Turk, D. 2002 A cognitive-behavioral perspective on treatment of chronic pain patients. In D.C. Turk & R.J. Gatchel (Eds.), *Psychological approaches to pain management: A practitioner's handbook*. 2nd ed. New York: Guilford Press. Pp.138-158.
Vuori, I.M. 2001 Dose-response of physical activity and low back pain, osteoarthritis, and osteoporosis. *Medicine & Science in Sports & Exercise*, **33** (Suppl.), S551-S586.

引用文献

● 第14章

荒木登茂子　2007　心身症の心理療法　永田勝太郎（編）　心身症の診断と治療　心療内科　新ガイドラインの読み方　診断と治療社　Pp.36-37.
Bagby, R.M., Parker, J.D., & Taylor, G.J. 1994 The Twenty-item Tronto Alexithymia Scale-I: Item selection and cross-validation of the factor structure. *Journal of Psychosomatic Research*, **38**, 23-32.
Bagby, R.M., Taylor, G.J., Parker, J.D., & Dickens, W.E. 2006 The development of the Tronto Structured Interview for Alexithymia: Item selection, factor structure, reliability and concurrent validity. *Psychotherapy & Psychosomatics*, **75**, 25-39.
Finlay, A.Y., & Kuhan, G.K. 1994 Dermatology Life Quality Index (DLQI): A simple practical measure for routine clinical use. *Clinical and Experimental Dermatology*, **19**, 210-216.
Garner, D.M. 1991 Eating Disorder Inventory-2 Manual. Odessa, FL: Psychological Assessment Resources.
Gatchel , R.J., Peng , Y.B., Peters , M.L., Fuchs ,P.N., & Turk, D.C. 2007 The Biopsychosocial approach to chronic pain: Scientific advances future directions. *Psychological Bulletin*. **133**(4), 581-624.
石川　中・末松弘行　1983　心身症　日本文化科学社
小牧　元・久碍千春・福土　審（編）心身症　診断・治療ガイドライン 2006　協和企画
久保千春　2007　心身症とは　永田勝太郎（編）　心身症の診断と治療　心療内科　新ガイドラインの読み方　診断と治療社　Pp.14-15.
Levant, R.F. 2001 Desperately seeking language: Understanding, assessing and treating normative male alexithymia. In G.R. Brooks & G.E. Goods (Eds.), *The new handbook of psychotherapy and counseling with men: A comprehensive guide to settings, problems, and treatment approaches*. San Francisco: Lossey-Bass/Pfeiffer. Pp.424-443.
Lumley, M.A., Neely, L.C., & Burger, A.J. 2007 The assessment of alexithymia in medical settings: Implications for understanding and treating health problems. *Journal of Personality Assessment*, **89**(3), 230-246.
Mantani, T., Okamoto, Y., Shirao, N., Okada, G., & Yamawaki, S. 2005 Reduced activation of posterior cingulated cortex during imagery in subjects with high degrees of alexithymia: A functional magnetic resonance imaging study. *Biological Psychiatry*, **57**, 982-990.
中川哲也　1997　心身医学の歴史と現状　桂　戴作・山岡昌之（編）　よくわかる心療内科　金原出版　Pp.6-15.
Nemiah, J.C. 1997 Alexithymia: Theoretical considerations. *Psychotherapy and Psychosomatics*, **28**, 199-206.
西村良二　2003　よくわかる医療系の心理学（2）　ナカニシヤ出版
Parker, P.D., Prkachin, K.M., & Prkachin, G.C. 2005 Processing of facial expressions of negative emotion in alexithymia: The influence of temporal constraint. *Journal of Personality*, **73**, 1087-1107.
Sifneos, P.E. 1973 The prevalence of "alexithymic" characteristics in psychosomatic patients. *Psychotherapy & Psychosomatics*, **22**, 255-262.
富安昭弘・赤碕安昭・伊地知ström・神田英介・児玉　圭・平田　裕・小玉哲史・赤池浩一・中村雅之・室屋真二・堀切　靖・竹之内　薫・乾　明夫・佐野　輝　2007　鹿児島大学病院における心身医療科と神経科精神科の連携（第2報）　第46回日本心身医学会九州地方会抄録集, 35.

● 第15章

American Psychiatric Association (APA) 2000 Practice guideline for the treatment of patients with major depressive disorder(Revision). *American Journal of Psychiatry*, **7**(Suppl. 4), 1-45.
American Psychological Association (APA) 2005 *Policy statement on evidence-based practice in psychology.* http://www2.apa.org/practice/ebpstatement.pdf（2008年7月30日閲覧）
Beck A.T., Rush, J., Shaw, B.F., & Emery, G. 1979 *Cognitive Therapy of Depression*. New York: Guilford Press.
Friedman, M.A., Detweiler-Bedell, J.B., Leventhal, H.E., Horne, R., Keitner, G.I., & Miller, I.W. 2004 Combined psychotherapy and pharmacotherapy for the treatment of major depressive disorder. *Clinical Psychology: Science and Practice*, **11**, 47-68.
樋口輝彦　2006　うつ病のすべて　医学のあゆみ, **219**(13), 883-889.
木下亜紀子・鈴木伸一・松永美希・上田一貴・岡本泰昌・山脇成人　2006　うつ病を対象とした集団認知行動療法プログラムの有用性　精神神経学雑誌, **108**(2), 166-171.
厚生労働省　2004　うつ対策推進方策マニュアル—都道府県・市町村職員のために　http://www.mhlw.go.jp/shingi/2004/01/s0126-5.html（2008年7月30日閲覧）
厚生労働省　2005　患者調査の概況　http://www.mhlw.go.jp/toukei/saikin/hw/kanja/05/dl/data.pdf（2008年7月30日閲覧）
町田いずみ　2001　リエゾン心理士の理念　保坂隆監修　リエゾン心理士—臨床心理士の新しい役割　星和書店　Pp.1-27.

引用文献

松永美希・岡本泰昌・鈴木伸一・木下亜紀子・吉村晋平・吉野敦雄・山脇成人　2007　大学病院精神科における取り組み―集団認知行動療法プログラムによる復職・社会復帰支援　精神科，**11**(6), 468-474.
宮脇　稔　2004　国家資格はなぜ必要か　精神医学，**46**(1), 21-24.
岡本泰昌・木下亜紀子・小野田慶一・吉村晋平・松永美希・高見　浩・山下英尚・上田一貴・鈴木伸一・山脇成人　2007　うつ病の認知に関する脳機能局在　基礎心理学研究，**25**(2), 237-243.
坂野雄二　2004　医療における心理士国家資格の実現に向けて　精神医学，**46**(1), 25-28.
丹野義彦　2001　実証にもとづく臨床心理学　下山晴彦・丹野義彦（編）講座臨床心理学　1　臨床心理学とは何か　東京大学出版会　Pp.135-153.
Thase, M.E., Greenhouse, J.B., Frank, E., Reynolds, C.F., Ⅲ, Pilkonis, P.A., Hurley, K., Grochocinski, V., & Kupfer, D.J. 1997　Treatment of major depression with psychotherapy or psychotherapy-pharmacotherapy combinations. *Archives of General Psychiatry*, **54**, 1009-1015.

● 第16章

Akizuki, N., Yamawaki, S., Akechi, T., Nakano, T., & Uchitomi, Y. 2005　Development of an Impact Thermometer for use in combination with the Distress Thermometer as a brief screening tool for adjustment disorders and/or major depression in cancer patients. *Journal of Pain and Symptom Management*, **29**, 91-99.
Buckman, R. 1984　Breaking Bad News: Why is it still so difficult? *British Medical Journal*, **288**, 1597-1599.
Fujimori, M., Akechi, T., Akizuki, N., Okamura, M., Oba, A., Sakano, Y., & Uchitomi, Y. 2005　Good communication with patients receiving bad news about cancer in Japan. *Psychooncology*, **14**, 1043-1051.
Fujimori, M., Akechi, T., Akizuki, N., Okamura, M., Oba, A., Sakano, Y., & Uchitomi, Y. 2007a　Preferences of cancer patients regarding the disclosure of bad news. *Psychooncology*, **16**, 573-581.
Fujimori, M., Oba, A., Koike, M., Akizuki, N., Kamiya, M., Akechi, T., Sakano, Y., & Uchitomi, Y. 2003　Communication skills training for Japanese oncologists on how to break bad news. *Journal of Cancer Education*, **18**, 194-201.
Fujimori, M., Parker, P.A., Akechi, T., Sakano, Y., Baile, W.F., & Uchitomi, Y. 2007b　Japanese cancer patients' communication style preferences when receiving bad news. *Psychooncology*, **16**, 617-625.
National Institute for Clinical Excellence 2004　*Guidance on cancer services: Improving supportive and palliative care for adults with cancer—The manual*.
Newell, S.A., Sanson-Fisher, R.W., & Savolainen, N.J. 2002　Systematic review of psychological therapies for cancer patients: Overview and recommendations for future. *Journal of the National Cancer Institute*, **94**, 558-584.
Okamura, M., Akizuki, N., Nakano, T., Shimizu, K., Ito, T., Akechi, T., & Uchitomi, Y. 2008　Clinical experience of the use of a pharmacological treatment algorithm for major depressive disorder in patients with advanced cancer. *Psychooncology*, **17**(2), 154-160.
Shimizu, K., Akechi, T., Okamura, M., Oba, A., Fujimori, M., Akizuki, N., & Uchitomi, Y. 2005　Usefulness of the nurse-assisted screening and psychiatric referral program. *Cancer*, **103**, 1949-1956.
Tanaka, H., Tsukuma, H., Masaoka, T., Ajiki, W., Koyama, Y., Kinoshita, N., Hasuo, S., & Oshima, A. 1999　Suicide risk among cancer patients: experience at one medical center in Japan, 1978-1994. *Japanese Journal of Cancer Research*, **90**, 812-817.
内富庸介・藤森麻衣子（編）　2007　がん医療におけるコミュニケーション・スキル　悪い知らせをどう伝えるか　医学書院

● 第17章

Beck, A.T. 1976　*Cognitive therapy and the emotional disorders*. Madison, CT: International Universities Press.
Berman, K.F., Doran, A.R., Pickar, D., & Weinberger, D.R. 1993　Is the mechanism of prefrontal hypofunction in depression the same as in schizophrenia? Regional cerebral blood flow during cognitive activation. *British Journal of Psychiatry*, **162**, 183-192.
Cacioppo, J.T., Tassinary, L.G., & Berntson, G.G. (Eds.) 2007　*Handbook of psychophysiology*. 3rd ed. New York: Cambridge University.
Delay, J. 1945　*La psycho-physiologie humaine* (Que sais-je? 188). Paris: Presses Universitaires de France.　三浦岱栄（訳）　1970　人間の精神生理〈改訂新版〉（文庫クセジュ39）　白水社
Drevets, W.C., Price, J.L., Simpson, J.R., Jr., Todd, R.D., Reich, T., Vannier, M., & Raichle, M.E. 1997　Subgenual prefrontal cortex abnormalities in mood disorders. *Nature*, **386**, 824-827.
Elliott, R., Baker, S.C., Rogers, R.D., O'Leary, D.A., Paykel, E.S., Frith, C.D., Dolan, R.J., & Sahakian, B.J. 1997　Prefrontal dysfunction in depressed patients performing a complex planning task: A study using positron emission tomography. *Psychological Medicine*, **27**, 931-942.

引用文献

Friston, K.J., Ashburner, J., Kiebel, S., Nichols, T., & Penny, W. (Eds.) 2006 *Statistical parametric mapping: The analysis of functional brain images.* London: Academic Press.
Gazzaniga, M.S. 2005 *The ethical brain.* New York: Dana Press. 梶山あゆみ（訳）2006 脳のなかの倫理 紀伊國屋書店
Kurosaki, M., Shirao, N., Yamashita, H., Okamoto, Y., & Yamawaki, S. 2006 Distorted images of one's own body activates the prefrontal cortex and limbic/paralimbic system in young women: A functional magnetic resonance imaging study. *Biological Psychiatry,* **59**, 380-386.
Mantani, T., Okamoto, Y., Shirao, N., Okada, G., & Yamawaki, S. 2005 Reduced activation of posterior cingulate cortex during imagery in subjects with high degrees of alexithymia: A functional magnetic resonance imaging study. *Biological Psychiatry,* **57**, 982-990.
松岡洋夫　1993　精神生理学的アプローチ　佐藤光源・松岡洋夫（編）　最新臨床脳波学　朝倉書店　Pp.234-243.
宮田　洋（監修）　1998　新生理心理学1巻　北大路書房
入戸野　宏　2005　心理学のための事象関連電位ガイドブック　北大路書房
白尾直子・三宅典恵・岡本泰昌　2006　摂食障害の脳機能画像　精神科, **9**, 227-231.
Soares, J.C., & Mann, J.J. 1997 The functional neuroanatomy of mood disorders. *Journal of Psychiatric Research,* **31**, 393-432.
Stern, J.A. 1964 Toward a definition of psychophysiology. *Psychophysiology,* **1**, 90-91.
月本　洋・菊池吉晃・妹尾淳史・安保雅博・渡邉　修・米本恭三　2007　脳機能画像解析入門　医歯薬出版
上田一貴・鈴木伸一・岡本泰昌・山脇成人・利島　保　2005　うつ病患者への医学―心理学統合的アプローチに関する研究　広島大学大学院心理臨床教育研究センター紀要, **4**, 158-165.

人名索引

●A
Ajzen, I.　114
Akechi, T.　25
Anderson, B.J.　42, 44

●B
Bandura, A.　113
Barsky, J.　35
Beck, A.T.　164, 191

●C
Cacioppo, J.T.　187

●D
Delay, J.　184
DiClemente, C.C.　116

●F
Fishbein, M.　114
藤森麻衣子　174, 179
Friston, K.J.　189

●G
Glasgow, R.E　44

●H
Hampson, S.E.　47
春木繁一　61
橋本優花里　96-98
Hirai, K.　25
堀川直史　60
堀川俊二　123
細谷亮太　75

●K
神村栄一　8
川上憲人　103
金　外淑　43, 44, 47, 48
木村　穣　37
小林清香　36, 60
久保克彦　47

●M
丸石正治　92
松岡洋夫　184
宮田　洋　187

●O
大矢幸弘　83
岡本泰昌　158
Owen, N.　117
小澤美和　75

●P
Prochaska, J.O.　46, 116

●R
Rosenman, R.H.　34
Rosenstock, I.M.　114
Ruggiero, L.　56

●S
坂野雄二　137
Sallis, J.F.　117
Skinner, B.F.　112
Stern, J.A.　185
鈴木孝治　97
鈴木伸一　8, 35

●T
月本　洋　189

●U
内富庸介　174
上田一貴　192

●V
Velicer, W.F.　46

●W
Wysocki, T.　44

事項索引

●あ
アドヒアランス　9, 72, 83, 84
アトピー性皮膚炎　86
アナフィラキシー　87
アルツハイマー型認知症　129, 130
アレキシサイミア（alexithymia）　149, 189

●い
ERP（Even-Related Potential）　185
EEG（Electroencephalogram）　185
EDI（Eating Disorder Inventory）　150
EBM（Evidence Based Medicine）　158
移植　78
移植コーディネーター　64
医療心理学　4
医療ソーシャルワーカー　11
インフォームドコンセント　12

●う
うつ病　22, 35, 62, 103, 159, 191

●え
ASQ →帰属スタイル質問用紙
HADS（Hospital Anxiety and Depression Scale）　24, 180
ADHD（注意欠陥多動性障害）　88
SHARE　174
SST →社会的スキル訓練
SCID　105
STAI（State Trate Anxiety Inventory）　24
SDS（Self-Rating Depression Scale）　24
NIRS →近赤外分光法
fMRI →機能的磁気共鳴画像法
M.I.N.I. →精神疾患簡易構造化面接法
MEG →脳磁図
MMSE（Mini-Mental State Examination）　25
エンパワーメント（empowerment）　47

●お
オープン・クエスチョン　177

●か
介護保険制度　134
学習理論（learning theory）　112
家族支援　10
がん診療連携拠点病院　21, 31
がん対策基本計画　21
がん対策基本法　21, 169
冠動脈疾患　33
カンファレンス　7

緩和ケア　21, 169

●き
記憶障害　100
気管支喘息　86
帰属スタイル質問用紙（Additional Style Questionnaire: ASQ）　108
機能的磁気共鳴画像法（fMRI）　185
QOL →生活の質
近赤外分光法（Near Infrared Spectroscopy: NIRS）　186

●け
計画的行動理論（theory of planned behavior）　114
血糖コレステロール　53
健康行動　44, 111
健康信念モデル（health belief model）　114
健康日本21　111
言語聴覚士　92

●こ
高次脳機能障害　91
行動変容ステージモデル（transtheoretical model）　46, 116
コミュニケーション　172
コメディカルスタッフ　11
コンサルテーション　13, 38

●さ
サイコオンコロジー（Psycho-Oncology：精神腫瘍学）　20
作業療法士　92

●し
支援コーディネーター　92, 94
自己教示　72
自殺念慮　104
自殺予防対策　163
社会的スキル訓練（Social Skills Training: SST）　159
社会的認知理論（social cognitive theory）　113
社会復帰　92
集団精神療法　159
集団認知行動療法　98, 164
受療行動　9
小児がん　74
小児糖尿病　75
褥瘡　124
心筋疾患　33
神経心理学的検査　95

212

● し

心身症（psychosomatic disease） 149
心身相関 149
心理アセスメント 8
心理教育 39, 42, 51

● す

スクリーニング 180
ステロイドフォビア 90
ストレスマネジメント 72

● せ

生活の質（Quality of Life: QOL） 5, 29
精神疾患簡易構造化面接法（Mini-International Neuropsychiatric Interview: M.I.N.I.） 106
生命予後 35
摂食障害 190
セルフ・エフィカシー（自己効力感） 44
セルフケア 44, 67
セルフケア行動 9
セルフ・モニタリング 39, 73
全人的医療 2
先端医療 2, 36
前頭葉機能検査 188
せん妄 22

● た

対人関係療法 164
タイプA行動パターン 34
WOMAC（Western Ontario and McMaster Universities index） 136

● ち

チーム医療 3, 14, 39

● て

TAS（Tronto Alexithymia Scale） 151
DLQI（Dermatology Life Quality Index） 150
ディストラクション 72
適応障害 22, 62

● と

統合失調症 159
透析 57, 58
疼痛 29
糖尿病合併症 43
トークンエコノミー法 79
特定健診・特定保健指導 120
ドナー 57, 60, 63

● に

認知行動療法 9, 28, 38, 164
認知症 127
認知リハビリテーション 92

● の

脳機能イメージング法 184
脳磁図（magnetoencephalogram: MEG） 186

● ひ

ピアサポート 99
BIQ（Beth Israel Hospital Questionnaire） 151
PET→陽電子放射断層撮影法
PAQLQ（The Pediatric Asthma Quality of Life Questionnaire） 82
POMS（Profiles of Mood Status） 24
BDI（Beck Depression Inventory） 180
ビジュアルアナログスケール 72

● ふ

不安障害 35, 36
不整脈 33

● へ

弁膜症 33

● ほ

ホスピス 21

● ま

慢性腎不全 57

● め

メタボリックシンドローム 120
メモリーノート 93

● も

モデリング 72, 113
問題解決療法（problem-solving therapy） 55

● よ

陽電子放射断層撮影法（PET） 185

● り

リエゾン・コンサルテーション 57, 63
理学療法士 92
リラクセーション 72

● れ

レシピエント 57, 60, 63

● ろ

老人保健福祉計画 134
ロールプレイ 179

【執筆者一覧（執筆順）】

鈴木　伸一	早稲田大学人間科学学術院	1, 2, 4, 15
平井　啓	大阪大学大学院人間科学研究科	3
金　外淑	兵庫県立大学看護学部心理学系	5
小林　清香	東京女子医科大学病院神経精神科	6
尾形　明子	宮崎大学教育文化学部	7
小嶋　なみ子	国立成育医療センターアレルギー科	8
橋本　優花里	福山大学人間文化学部心理学科	9
富家　直明	北海道医療大学心理科学部	10
原田　和弘	早稲田大学大学院スポーツ科学研究科	11
岡　浩一朗	早稲田大学スポーツ科学学術院	11, 13
中村　菜々子	兵庫教育大学発達心理臨床研究センター	12
鈴木　貴子	早稲田大学保健センター学生相談室	12
柴田　愛	早稲田大学エルダリーヘルス研究所	13
筒井　順子	横浜相原病院心理療法科	14
松永　美希	比治山大学現代文化学部社会臨床心理学科	15
藤森　麻衣子	国立がんセンター東病院臨床開発センター	16
上田　一貴	東京大学先端科学技術研究センター	17

【編者紹介】

鈴木　伸一（すずき　しんいち）

1969 年　東京都に生まれる
2000 年　早稲田大学大学院人間科学研究科博士後期課程修了
現　在　早稲田大学人間科学学術院　教授（博士　人間科学）
　　　　これまで，東京女子医科大学病院，広島大学病院，綾瀬駅前診療所，赤坂クリニックにて心理士として勤務。身体疾患ならびに精神疾患患者に対するチーム医療を基盤とした新しいメンタルケアシステムの構築をライフワークとしている。

主著・論文
　　ストレス対処の心理・生理的反応に及ぼす影響に関する研究（単著）　風間書房　2002 年
　　学校，職場，地域におけるストレスマネジメント実践マニュアル（共編著）　北大路書房　2003 年
　　実践家のための認知行動療法テクニックガイド（共著）　北大路書房　2005 年
　　慢性うつ病の精神療法：CBASP の理論と技法（共監訳）　医学書院　2005 年

医療心理学の新展開
―チーム医療に活かす心理学の最前線―

2008年11月30日　初版第1刷発行　　定価はカバーに表示
2010年 6月20日　初版第2刷発行　　してあります。

　　　　　編著者　　鈴　木　伸　一
　　　　　発行所　　㈱北 大 路 書 房

〒603-8303　京都市北区紫野十二坊町12-8
　　　　　　電　話　(075) 431-0361㈹
　　　　　　Ｆ Ａ Ｘ　(075) 431-9393
　　　　　　振　替　01050-4-2083

© 2008　　制作／T. M. H.　印刷・製本／創栄図書印刷㈱
検印省略　落丁・乱丁本はお取り替えいたします。
ISBN 978-4-7628-2626-9　　Printed in Japan